AF503636

SYPHILIS HÉRÉDITAIRE
DE L'AGE ADULTE

DU MÊME AUTEUR

———————

Stigmates dystrophiques de l'Hérédo-Syphilis. — RUEFF et Cⁱᵉ, éditeurs. Paris, 1898.

A quel âge se prend la Syphilis? — CARRÉ et NAUD, éditeurs. Paris, 1900.

Contribution à l'étude des Dystrophies de l'Hérédo-Syphilis de seconde génération. — *Comptes rendus du VIIIᵉ Congrès International*. Paris, 1900.

Les dystrophies veineuses de l'Hérédo-Syphilis. *Revue d'Hygiène et de Médecine infantile*. Tome Iᵉʳ, 1902.

Hérédo-syphilis de seconde génération. J. RUEFF, éditeur. Paris, 1905.

Onychomalacie syphilitique. — *Annales des maladies vénériennes*. Paris, 1906.

Recherche et diagnostic de l'Hérédo-Syphilis tardive. MASSON et Cⁱᵉ, éditeurs. Paris, 1907.

Les Stigmates de l'Hérédo-Syphilis. — Extrait des *Actualités Médico-Chirurgicales*. — DOIN et FILS. éditeurs. Paris. 1911.

69698. — Imprimerie LAHURE, 9, rue de Fleurus, a Paris.

Dʳ EDMOND FOURNIER

LICENCIÉ ÈS SCIENCES
EX-CHEF DE CLINIQUE A LA FACULTÉ

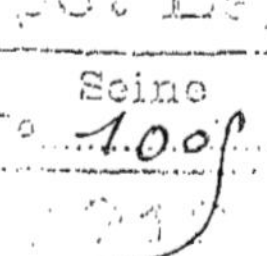

SYPHILIS HÉRÉDITAIRE
DE L'AGE ADULTE

avec 24 planches hors texte, dont 10 en couleurs.

MASSON ET Cⁱᴱ, ÉDITEURS

LIBRAIRES DE L'ACADÉMIE DE MÉDECINE

120, BOULEVARD SAINT-GERMAIN, PARIS-VIⁱ

1912

A MON PÈRE

LE PROFESSEUR ALFRED FOURNIER,

je dédie ce livre qui n'est qu'une émanation de sa longue et si savante expérience.

J'ai pu l'édifier en mettant au pillage ses notes, ses dossiers, et ce n'est que justice de placer ici, en vedette, comme témoignage de reconnaissance, son nom si cher et si respecté.

D' Edmond FOURNIER.

Janvier 1912.

SYPHILIS HÉRÉDITAIRE
DE L'AGE ADULTE

I

Je me propose d'établir dans ce livre l'authenticité d'un fait clinique très curieux et très intéressant en soi, mais important bien plus encore par ses conséquences pratiques, à savoir : la possibilité pour l'hérédo-syphilis de manifestations d'ÉCHÉANCES TARDIVES, infiniment plus tardives que celles où la restreint encore, même de nos jours, l'opinion presque générale.

Je crois, en effet, et je vais essayer de démontrer que l'hérédo-syphilis peut produire nombre des accidents qui lui sont propres, non seulement dans les premières périodes de la vie (enfance et adolescence), mais à des étapes bien autrement avancées, c'est-à-dire dans l'*âge adulte*[1], qui débute pour l'homme au delà de la vingtième année environ, et un peu plus tôt pour la femme (de dix-huit à vingt ans); — voire parfois aussi dans l'*âge mûr*; — voire encore, mais bien plus rarement, exceptionnellement, dans la *vieillesse*.

Je crois, de plus, que ces manifestations d'invasion tardive peuvent frapper les systèmes organiques les plus divers, ainsi que le démontrera la revue qui va suivre, revue dans laquelle je me suis imposé de rechercher en tous points les traces de l'hérédo-syphilis, et cela, dans les étapes avancées de son évolution.

---

1. L'âge adulte, d'après la définition la plus généralement admise, est la période de la vie comprise entre l'adolescence et la vieillesse ; — période où le développement de l'organisme est complet ; — où la taille est arrivée à son maximum ; — où les proportions du corps sont devenues définitives, etc. — Cette période débuterait, ajoutent en général les auteurs, vers la 22ᵉ ou 23ᵉ année pour l'homme, vers la 19ᵉ ou 20ᵉ pour la femme, en se prolongeant jusqu'à la soixantaine environ, âge où débute la vieillesse.

Mais, besoin est de m'expliquer tout d'abord sur un point préalable.

Deux ordres de cas vont composer mon programme d'études, à savoir :

I. — Un premier ordre, constitué par les cas où l'hérédo-syphilis s'accuse à la période adulte de la vie par tels ou tels accidents, après avoir été précédés par d'autres de même origine survenus dans les âges antérieurs, notamment dans l'enfance ou l'adolescence. — Sur ce premier ordre de cas, pas de discussion.

II. — Un second, relatif aux cas beaucoup plus rares où l'hérédo-syphilis se manifeste *pour la première fois à l'âge adulte*, c'est-à-dire entre en scène à cette échéance pour la première fois, sous forme d'accidents qui lui sont propres.

Je précise.

Comme exemple du premier ordre de cas, je ne saurais mieux faire que de citer l'observation suivante qui fut suivie pendant 20 ans par le Dr Hochsinger.

Obs. I (Dr Hochsinger).

Cette observation est relative à un homme dont le père avait contracté la syphilis quatre ans avant son mariage, et dont la mère paraît être restée indemne. Les premiers enfants issus de ce couple vinrent au monde mort-nés ou bien succombèrent dans les premiers jours de leur vie. — Le suivant naquit avec des symptômes d'hérédo-syphilis. Il guérit de cette première atteinte de la maladie grâce à un traitement spécifique.

Puis, se fit sur lui une seconde invasion morbide : à l'âge de 4 ans, hémoglobinurie paroxystique, avec tuméfaction syphilitique du foie. Guérison par une cure antisyphilitique.

Puis, troisième atteinte : six ans plus tard, crises de céphalée, avec troubles de la marche, paralysie d'un moteur oculaire commun, et incontinence diurne des urines.

Puis, quatrièmement : trois ans plus tard, signes d'une sclérose de l'aorte et des artères périphériques. — Nouvelle guérison, toujours sous l'influence du traitement spécifique.

Enfin, cinquièmement : à l'âge de 17 ans, invasion d'une ataxie locomotrice, qui persiste encore aujourd'hui.

Le second ordre de cas dont j'ai à parler (celui qui débute *pour la première fois* dans l'âge adulte par des symptômes d'hérédité spécifique) devrait être le seul, ont dit quelques auteurs, à constituer ce qu'on appelle l'hérédité tardive, si cette hérédité tardive existait véritablement, — *mais*, disent-ils, *elle n'existe pas*.

« On ne peut avoir d'accidents de syphilis héréditaire dans un âge avancé de la vie, professait Neumann, sans en avoir eu plus tôt, dans l'enfance notamment. La syphilis dite héréditaire tardive n'est donc en réalité qu'une syphilis *récidivante*, dont les symptômes succèdent aux symptômes d'une syphilis antérieure. »

Double erreur à mon sens.

Et d'abord, si un accident de syphilis héréditaire se manifeste par exemple à 3o ans, a-t-il besoin, pour constituer un accident de syphilis tardive, de n'avoir été précédé d'aucun autre accident ? En quoi et pourquoi des accidents de syphilis héréditaire précoce pourraient-ils l'empêcher de constituer un symptôme de syphilis héréditaire tardive ? Par le fait même de son échéance, c'est un accident de cet ordre. Dire le contraire n'est que soulever une querelle de mots.

D'autre part, prétendre qu'il n'existe pas d'exemples de syphilis héréditaire tardive, c'est-à-dire ne s'étant manifestée pour la première fois que dans un âge avancé de la vie, n'est qu'une doctrine insoutenable aujourd'hui. De vieille date cette erreur a été réfutée par mon père, et je crois superflu, vraiment, de reproduire sur ce point une argumentation que l'on retrouvera dans ses ouvrages.

La vérité est qu'il existe d'innombrables exemples de syphilis héréditaire tardive, exemples recueillis dans des conditions absolues d'authenticité, à savoir : dans des familles qui, se sachant syphilitiques, averties des dangers que pourraient courir leurs enfants, ont surveillé ces enfants jour par jour, en vue de surprendre sur eux la moindre éclosion suspecte, et n'ont absolument rien découvert d'anormal sur eux, jusqu'à une période plus ou moins avancée de la vie, telle que l'adolescence, la jeunesse, voire l'âge adulte.

Des exemples de cet ordre, je n'en citerai pas ici, parce que j'aurai à en produire un grand nombre au cours de cet ouvrage, soit empruntés à la littérature médicale, soit de mon observation personnelle.

Il est vrai que les cas de ce second ordre sont beaucoup moins fréquents que ceux où l'hérédo-syphilis adulte est précédée d'une hérédo-syphilis de l'enfance et de l'adolescence. Mais, pour être moins fréquents, ils n'en sont pas moins authentiques, absolument authentiques, et, je l'affirme, irréfutables.

Qu'importe d'ailleurs, répéterai-je finalement, qu'un cas de syphilis héréditaire développée à l'âge adulte ait été ou n'ait pas été précédé d'accidents de même ordre? Là n'est pas l'intérêt clinique. Le seul intérêt clinique est qu'il soit reconnu pour ce qu'il est et traité comme tel.

Ces prémisses établies, peut-être ne serait-il pas sans intérêt, avant d'entrer dans les détails du sujet actuel, de montrer par quelques exemples les avantages qui peuvent, en l'espèce, dériver de la notion d'hérédité spécifique tardive, pour le diagnostic et le traitement d'une foule d'accidents les plus divers. Les quelques cas suivants arriveront à leur place ici, significatifs qu'ils sont à cet égard.

Obs. II (Professeur Fournier). — Une jeune femme de 26 ans, exempte de tout accident spécifique, et mariée à un homme sain, vint un jour consulter mon père à propos d'une maladie véritablement énigmatique, sur laquelle on avait déjà porté des diagnostics de divers genres. Cette maladie consistait en une infiltration de toute la lèvre inférieure, avec téguments rouges et érythémateux, voire presque érysipélateux d'aspect. Qualifiée par plusieurs éminents dermatologistes de « lupus érythémateux » d'origine scrofuleuse, elle avait été soumise sans succès depuis quatre ans à tout l'arsenal du traitement antiscrofuleux, et l'on se disposait à l'attaquer chirurgicalement, quand survint l'incidence inopinée d'une ophtalmie subaiguë. Une heureuse inspiration conduisit alors la malade chez un ophtalmologiste ami de la famille, qui avait autrefois soigné le père de la malade, et qui, par bonheur, se souvint de l'avoir traité pour la syphilis. L'ophtalmie, qui consistait en une irido-kératite, fut immédiatement rapportée par lui à un principe hérédo-syphilitique et combattue par une médication spécifique intense. En quelques jours, alors, double coup de théâtre, car ce traitement fit coup double, si je puis ainsi parler, en guérissant simultanément et à bref délai l'affection oculaire et la localisation labiale. Celle-ci fut même guérie avant celle-là. C'est assez dire que le prétendu lupus érythémateux n'était qu'une hérédo-syphilide tertiaire, du genre de ces syphilides tertiaires *superficielles* sur lesquelles a longuement insisté mon père(¹).

1. *Traité de la syphilis*, t. II. p. 174 et suivantes.

Voici encore une observation similaire que je tiens à produire en ce préambule, parce qu'elle se présentera au lecteur avec la garantie de quatre maîtres de la science.

Un homme de 30 ans se présente à la consultation de mon père qui, après mûr examen, diagnostique sur lui des *ulcères gommeux de la verge symptomatiques de syphilis héréditaire*. Sur ce, dénégations formelles, absolues, du malade qui proteste contre un tel diagnostic. Alors, enquête et réunion d'une nombreuse consultation, à laquelle est convoqué un vieux confrère, médecin de la famille depuis longtemps. Or, de la déclaration de ce confrère, qui avait vu le malade à sa naissance, résulte ceci : qu'en effet le malade était né avec la syphilis, et que cette syphilis, comme celle de ses père et mère, avait été vue, reconnue et diagnostiquée par plusieurs autorités médicales de l'époque, à savoir : MM. Ricord, Nélaton, Michon et A. Guérin. Ce cas à coup sûr, en raison d'un si multiple et si brillant parrainage, mérite bien d'être relaté avec détails; le voici, relaté par mon père :

Obs. III (Professeur Fournier).

« M. X..., âgé de 30 ans, se présente à mon cabinet le 10 juin dernier, pour me consulter au sujet de lésions qu'il porte à la verge. Il est d'autant plus étonné du fait, dit-il, qu'il n'a eu rapport depuis longtemps qu'avec une seule femme « dont la conduite lui paraît sûre », et que cette femme, s'étant fait examiner ces derniers jours, a été « trouvée saine ».

J'examine ces lésions, dont le début remonte à trois semaines, et du premier coup d'œil je les reconnais pour des *ulcérations gommeuses*. L'aspect qu'elles présentent est, en effet, je puis le dire, étonnamment caractéristique. Deux occupent la rainure glando-préputiale. Elles sont arrondies de contour, profondes de 3 à 4 millimètres, et larges d'un centimètre environ. Leurs bords sont taillés à pic dans une auréole de tissus durs et d'un rouge sombre. Leur fond offre l'*aspect bourbillonneux*, qui est si éminemment caractéristique de la gomme ulcérée, et j'en détache avec un pinceau d'ouate de petits lambeaux sphacélés, etc. — Une lésion de même aspect occupe le méat uréthral, qui est gonflé et présente, dans l'étendue d'un centimètre environ, une dureté véritablement cartilagineuse. Cette lésion offre également une auréole sombre, des bords à pic et un fond jaunâtre, putrilagineux. — Absence absolue de ganglions dans les aines. Nulle autre manifestation actuelle.

Sans hésitation, je déclare au malade que les lésions au sujet desquelles il me fait l'honneur de me consulter sont des manifestations tertiaires d'une syphilis déjà plus ou moins ancienne. Tout aussitôt dénégations formelles. « Jamais, me dit mon client, je n'ai eu la syphilis, ni même le moindre accident vénérien. » — Je l'interroge alors avec insistance, lui énumérant un à un les nombreux et divers symptômes par lesquels la syphilis se traduit le plus habituellement. Derechef et sur tous les points, dénégations absolues.

Je procède enfin à un examen complet de la personne du malade, et, faisant grâce au lecteur de mes tâtonnements diagnostiques, j'aboutis, en fin de compte, à *suspecter* chez mon client une infection syphilitique *héréditaire*, d'après les trois signes suivants, les seuls d'ailleurs que m'ait révélés une longue et patiente investigation :

1° *Cophose bilatérale.* — Le malade a l'oreille dure, et cela, affirme-t-il, depuis son enfance. « Il s'est toujours connu comme cela », dit-il, et cependant il ne croit pas avoir jamais présenté d'écoulement par l'oreille. — Anticipant sur l'ordre chronologique des choses, je mentionnerai immédiatement qu'un examen complet des oreilles a été pratiqué plus tard par M. le D' Hermet, qui a bien voulu me transmettre la note suivante : « L'oreille droite ne perçoit la montre qu'à 10 centimètres. De ce côté, le tympan est déformé, épaissi, et présente des brides fibreuses disséminées à sa surface. Il est exempt de perforations, mais des perforations linéaires y ont sûrement existé à une époque quelconque et se sont cicatrisées. — Chaîne des osselets paraissant à demi ankylosée. — L'oreille gauche ne perçoit la montre qu'au contact. — Le tympan gauche offre une perforation dans son segment supérieur, au niveau du manche du marteau. — Les lésions qui ont altéré de la sorte les deux tympans se sont manifestées dans la première enfance, comme c'est la règle dans la syphilis héréditaire. Il est donc probable qu'elles ont eu pour origine une infection spécifique héréditaire. »

2° *Antécédents de kératite.* — Vers l'âge de 14 ans, le malade a été affecté d'une « kératite double ». Cette maladie a été grave et fort longue : pendant plusieurs mois, elle a déterminé une cécité presque complète. — Il n'en reste pas de traces bien appréciables aujourd'hui.

3° *Antécédents de lésions osseuses et cutanées.* — Un des genoux a été le siège, dans l'enfance, d'une lésion des plus graves qui se traduit actuellement par une déformation notable de la région, avec brides cicatricielles. raccourcissement léger du membre, limitation des mouvements, et claudication accentuée. Tout le pourtour de l'article est le siège de cicatrices nombreuses et variables d'étendue, les unes petites, les autres très larges, conséquences manifestes ou d'abcès péri-articulaires ou d'ulcérations cutanées, probablement spécifiques.

Ces trois signes étaient plus que suffisants pour légitimer le soupçon d'une syphilis héréditaire et autoriser pratiquement la prescription d'un traitement anti-syphilitique, traitement que d'ailleurs eût justifié à elle seule la qualité manifestement spécifique des lésions actuelles. Donc, sans faire part au malade. par un sentiment de convenance bien naturel, de mon opinion intime sur l'origine réelle de ses accidents, j'avais déjà la plume en main pour lui formuler ma prescription, lorsque spontanément il me dit : « Au total, docteur, j'ai la syphilis, n'est-il pas vrai ? Cette syphilis, si je ne l'ai pas gagnée par mes œuvres, je vois bien que, dans votre conviction, je la tiens de mes parents. Eh bien ! j'ai moyen d'être fixé sur ce point, car le médecin qui m'a traité tout enfant existe encore. et je saurai par lui, pas plus tard qu'aujourd'hui même, ce dont il m'a traité. »

Et, en effet, le lendemain de notre entrevue, ce monsieur m'apportait une note écrite de son médecin, note de laquelle il résultait ceci, sommairement :

1° Que la mère de ce malade, au moment où elle était enceinte de lui, avait été affectée de syphilis. syphilis qu'elle avait reçue de son mari, et qui fut constatée par une pléiade de médecins illustres (MM. Ricord, Nélaton, Michon, Alp. Guérin, etc.);

2° Que mon malade avait été de même, peu de temps après sa naissance, affecté de divers accidents syphilitiques, accidents jugés et traités comme tels par ces mêmes médecins; — qu'il avait été singulièrement chétif pendant toute son enfance; — qu'il s'était développé aussi péniblement que possible, et à force de soins, de traitements; — qu'à l'âge de 2 ans, il avait présenté une lésion du genou gauche, lésion chronique et excessivement grave (exostoses, caries, abcès multiples, décollements, fusées, ulcérations périphériques, etc., tous accidents dont avait fini par triompher un traitement ioduré très longtemps poursuivi);

3° Enfin, que la nourrice à laquelle on avait confié l'enfant (mon client actuel) avait été, de par lui, infectée de syphilis.

Inutile de dire si de tels renseignements confirmaient mon diagnostic sur les lésions actuelles et légitimaient le traitement spécifique. Ce traitement fut donc institué. Ses résultats furent, je puis le dire, démonstratifs, car les ulcérations gommeuses de la verge, qui le 10 juin étaient étendues, extensives et menaçantes, se modifièrent sous l'influence de la médication spécifique avec une rapidité significative. En l'espace de quelques jours, elles changèrent absolument d'aspect, se détergèrent, s'amoindrirent, et entrèrent en résolution. — Le 21, elles étaient en pleine voie de réparation cicatricielle. — Le 2 juillet, deux étaient cicatrisées; enfin, la troisième se fermait quelques jours plus tard.

Donc et au-dessus de toute contestation possible, l'observation qu'on vient de lire est un exemple d'*ulcérations gommeuses développées sur un sujet âgé de trente ans par le fait d'une syphilis héréditaire*. Et rien ne manque à cette observation. D'une part, nature syphilitique de ces lésions démontrée à la fois et par leurs caractères objectifs, et par l'action curative du traitement spécifique; — et, d'autre part, infection héréditaire triplement démontrée : 1° par la constatation authentique de la syphilis sur les parents du malade; 2° par la constatation sur le malade de plusieurs manifestations hérédo-syphilitiques survenues à divers âges; 3° enfin, dernier témoignage, à la vérité bien superflu, par l'infection transmise à la nourrice.

Certes les faits qui précèdent suffiraient amplement à la démonstration de la thèse que je poursuis. J'insisterai cependant en raison de l'intérêt *pratique* qui les rattache à cette notion de l'hérédité *tardive*, et, comme confirmation, je ne craindrai pas de citer encore les quelques faits qui vont suivre, faits empruntés d'ailleurs, comme on en jugera, aux meilleures sources. Ainsi :

Obs. IV (Professeur Gaucher et Dr Lacapère).

Une très intéressante observation de MM. Gaucher et Lacapère concerne une malade de 47 ans qui était affectée depuis trente et un ans (*depuis trente et un ans*, je répète à dessein) d'une vaste *lésion nasale* rappelant par son aspect objectif, non moins que par son évolution et sa durée, tous les caractères du lupus et d'ailleurs jusqu'alors diagnostiquée lupus par tout le monde, notamment par plusieurs dermatologistes de l'hôpital Saint-Louis. Cette lésion néanmoins s'était toujours montrée rebelle, absolument rebelle à la médication anti-scrofuleuse. En raison même de ces insuccès M. Gaucher résolut de mettre en œuvre un autre traitement et prescrivit des injections au benzoate mercuriel associées à l'iodure de potassium. Ce fut un véritable coup de théâtre. Un mois ne s'était pas écoulé que déjà cette lésion ultra-chronique s'était absolument modifiée d'aspect et que le doute sur la nature syphilitique n'en était plus permis. — Quelques mois plus tard elle était complètement guérie. — La spécificité syphilitique se trouvait donc démontrée. — Restait à établir le caractère héréditaire. L'enquête sur la famille ne put être faite. Mais quelques stigmates oculaires (déformation de la pupille par vestige d'anciennes iritis et phénomène d'Argyll Robertson) ne laissaient pas de doutes sur ce second point [1].

Obs. V (Dr Mannino).

De même le Dr L. Mannino a relaté la curieuse histoire d'un jeune homme de 27 ans qui, *pendant huit ans*, a présenté une longue kyrielle d'accidents toujours imputés à la scrofule, à savoir : ulcérations multiples, criblant le corps et les membres ; — ulcérations frontales dénudant le crâne sur plusieurs points ; — phagédénisme serpigineux à l'un des avant-bras ; — arthropathies d'un coude et d'un genou terminées par ankylose ; — cophose ; — rétino-choroïdite ; — détérioration de l'état général, amaigrissement, atrophies musculaires, etc., etc. « Tous les médecins de Palerme, dit l'observation, avaient traité ce pauvre être comme scrofuleux ; mais tous les traitements l'avaient laissé dans le même état, si bien qu'à la fin il était devenu un vrai *tissu de plaies*, objet de dégoût pour tous, etc. ». — Or, une enquête faite sur les ascendants révéla que le père de ce malade était affecté de syphilis, que sa mère avait souffert du même mal, qu'elle avait eu cinq ou six avortements avant la naissance de ce fils, et qu'elle était probablement morte du fait de la syphilis, etc.

Sur cette indication, institution d'un traitement spécifique mixte (injections de sublimé et iodure de potassium). Tout aussitôt, comme dans le cas précédent, changement à vue, amélioration rapide et guérison en trois mois de ce qui était ncore susceptible de guérison [2].

Tous les cas qui précèdent sont des exemples de lésions hérédo-syphilitiques confondues avec des lésions de scrofulo-tuberculose. J'en aurais encore nombre d'autres analogues ou semblables à produire, notamment les trois suivants dont je me bornerai toutefois (pour ne pas excéder la patience de mes lecteurs) à présenter les photographies.

1. *Annales de Dermatologie et de Syphiligraphie*, 1901, p. 558.
2. *Revista clinica di Bologna*, nov. 1885.

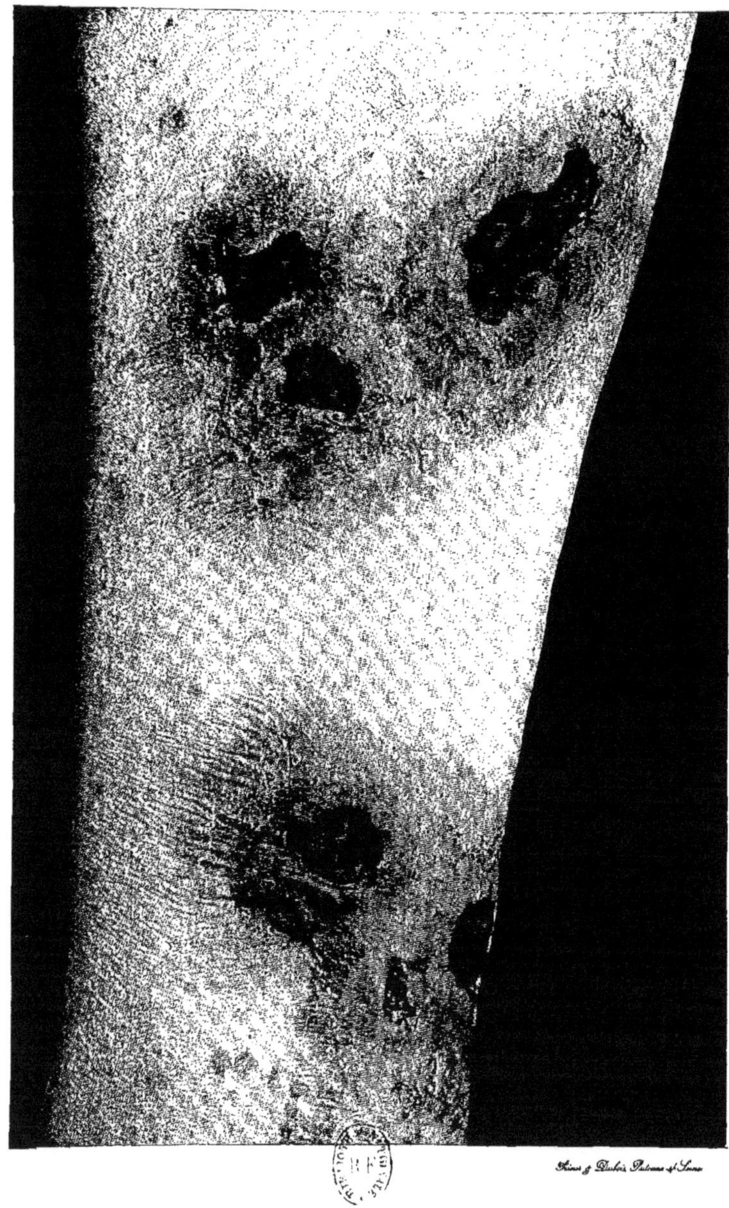

Gommes ulcérées simulant l'ulcère strumeux. — Apparition à l'âge de 24 ans.
(V. page 9).

MASSON et Cie, Editeurs.

De ces photographies l'une est relative à une syphilide tuber-culo-ulcéreuse du nez qui fut longtemps prise pour un lupus (voir pl. n° 6, page 24); — la seconde, à une kyrielle de gommes ulcérées, simulant des ulcères strumeux (voir pl. n° 1, page 8); — la troi-sième, à un cas plus insidieux encore et de diagnostic plus difficile, constitué par une ulcération gommeuse qui encadrait le maxillaire inférieur et rappelait tout à fait d'aspect les *écrouelles* tubercu-leuses, les *humeurs froides* de nos pères (voir pl. n° 24, page 140).

Ces trois photographies ont été prises dans le service de mon père, alors que j'étais son chef de clinique, et sont toutes trois, je le répète à dessein, des exemples de lésions hérédo-syphilitiques tardives. Toutes trois, longtemps méconnues et prises pour des lésions scrofuleuses, restèrent de longues années en évolution, rebelles à tout traitement, et ne guérirent que le jour où, reconnues comme nature, elles furent soumises à un traitement antisyphili-tique. Dans le cours de cet ouvrage j'aurai l'occasion de revenir *in extenso* sur ces trois curieuses observations.

Mais ce n'est pas avec la scrofulo-tuberculose seule que les lésions de l'hérédo-syphilis risquent d'être confondues, c'est avec une foule d'autres affections et des plus diverses, comme on en jugera par cet ouvrage. Exemple : Dans le cas suivant (le dernier que je citerai, car j'en ai dit assez pour montrer les immenses services que la notion d'hérédité spécifique peut rendre au diagnostic et au traitement), une *gomme pelvienne* développée sur un hérédo-syphilitique âgé de 34 ans faillit donner le change pour une tumeur maligne, ou sarcome. Le premier éveil sur la possibilité d'une erreur fut donné dans ce cas par la particularité d'une polymortalité singulière parmi les collatéraux du malade (*sur quinze frères ou sœurs, douze morts, et la plupart en bas âge*). On se mit alors à la recherche des stigmates d'hérédité spécifique; on en trouva, non pas sur le malade même, mais (qu'on remarque bien ceci) sur l'*un de ses frères*. D'après cette indication seule et tout *indirecte* qu'elle fût, un traitement mixte fut institué aussitôt, et moins de trois mois plus tard il ne restait plus trace de la tumeur! Il va sans dire qu'en temps et lieu je reviendrai sur cette observation réellement stupéfiante.

ÉCHÉANCES TARDIVES DE L'HÉRÉDO-SYPHILIS

Donc, c'est un fait acquis, indéniable : l'hérédo-syphilis est susceptible d'échéances tardives, très tardives. Mais qu'est-ce que cela veut dire ? Il s'agit maintenant de préciser, de donner des chiffres, de déterminer en un mot *quelles sont ces échéances tardives*, à quelles époques exactement elles se produisent ou peuvent se produire, etc. C'est là ce que je vais essayer de faire.

Dépouillant à ce point de vue deux lots d'observations dont je dispose, à savoir : 1° Un lot d'observations personnelles à mon père et à moi ; 2° Un lot d'observations soit dues à de bienveillantes communications, soit empruntées à la littérature médicale, je suis arrivé à déterminer d'une façon précise l'échéance d'invasion de 449 manifestations tardives d'hérédo-syphilis. Ces manifestations se sont produites très exactement aux âges que voici :

	1ᵉʳ LOT.	2ᵉ LOT.	TOTAL.
A l'âge de 18 ans.	6	11	17
— 19 —	6	13	19
— 20 —	11	17	28
— 21 —	5	10	15
— 22 —	8	15	23
— 23 —	3	21	24
— 24 —	16	14	30
— 25 —	19	15	34
— 26 —	6	17	23
— 27 —	7	15	22
— 28 —	12	11	23
— 29 —	9	11	20
— 30 —	13	14	27
— 31 —	9	7	16
— 32 —	6	5	11
— 33 —	5	4	9
— 34 —	3	5	8
— 35 —	6	7	13
— 36 —	5	1	6
— 37 —	1	3	4

	1ʳᵉ LOT.	2ᵉ LOT.	TOTAL.
A l'âge de 38 ans.	3	6	9
—　39　—	2	2	4
—　40　—	3	2	5
—　41　—	1	»	1
—　42　—	6	1	7
—　43　—	5	1	6
—　44　—	2	1	3
—　45　—	3	3	6
—　46　—	1	»	1
—　47　—	2	1	3
—　48　—	5	1	6
—　49　—	3	1	4
—　50　—	1	2	3
—　51　—	»	1	1
—　52　—	4	1	5
—　53　—	2	1	3
—　54　—	1	»	1
—　55　—	1	1	2
—　56　—	1	»	1
—　57　—	»	»	»
—　58　—	»	»	»
—　59　—	1	»	1
—　60　—	2	»	2
—　61　—	»	»	»
—　62　—	»	»	»
—　63　—	1	»	1
—　64　—	»	»	»
—　65　—	1	»	1
—　66　—	1	»	1
	208	**241**	**449**

Que déduire de ces chiffres ? — Très rigoureusement les propositions suivantes :

1° Que *les manifestations tardives de l'hérédo-syphilis sont susceptibles d'entrer en scène,* je ne dirai pas à tout âge de la vie, mais du moins *à des étapes avancées, fort avancées de l'existence.* On étonnerait encore aujourd'hui nombre de médecins en leur parlant d'accidents de syphilis héréditaire survenus aux âges de cinquante ans, de soixante ans, et au delà. Eh bien, de tels accidents sont des plus authentiques. La statistique qui précède en fait foi en nous montrant 16 cas d'hérédo-syphilis ayant produit des manifestations *de 51 à 60 ans, voire 3 cas ayant dépassé la soixantaine.* Je reviendrai sur ces derniers dans un instant.

2° Que *ces dites manifestations, bien qu'ayant la faculté de se produire à tout âge, sont loin de se produire indifféremment à tout âge avec une fréquence égale.*

Elles ont une fréquence qu'on peut qualifier de *moyenne* dans la jeunesse et les jeunes années de l'âge adulte;

Puis, notamment réduites de nombre dans l'âge mûr, elles deviennent bien plus rares encore passé la cinquantaine;

Et finalement tout à fait exceptionnelles plus avant dans la vie.

C'est là du moins ce qui ressort de la statistique suivante :

	OBS. DU 1ᵉʳ LOT	OBS. DU 2ᵉ LOT	TOTAL
Cas observés de 21 ans à 30 ans. .	98	143	241
— de 31 — 40 — . .	43	42	85
— de 41 — 50 — . .	29	11	40
— de 51 — 60 — . .	12	4	16
— au delà de 60 — . .	3	»	3

3° Il est à croire que les diverses manifestations qui composent le bilan clinique de l'hérédo-syphilis ne se produisent pas indifféremment à tel ou tel âge. Certaines ont sans doute, à l'instar de la plupart des symptômes des diathèses héréditaires, des *échéances de prédilection*, des échéances en relation avec des *âges propices.* Cela toutefois n'est encore bien établi que pour certaines d'entre elles, comme la kératite d'Hutchinson par exemple, qui, d'après Hutchinson lui-même, a un maximum très marqué de fréquence de 10 à 15 ans, et qui devient au contraire relativement *rare* dans l'âge adulte.

III

ENSEIGNEMENT QUI S'EN DÉDUIT

Ce qui précède m'autorise à déduire sans plus tarder un gros enseignement pour la pratique. Cet enseignement peut se formuler ainsi :

Quel que soit l'âge de la vie où le médecin constate un accident pouvant être rapporté à une affection syphilitique, il a l'obligation de rechercher la cause possible, l'origine possible de cet accident, non pas seulement dans une infection acquise, mais dans une infection héréditaire.

C'est là une vérité patente aujourd'hui et devenue indiscutable. Et ce n'est d'ailleurs que justice d'ajouter : cette vérité, ce n'est pas d'aujourd'hui qu'elle se produit dans la science. Elle ne date même pas du xx° siècle. Des esprits clairvoyants l'avaient entrevue, devinée, énoncée de vieille date.

De cela voici la preuve :

I. — Biett avait dans son service un malade de 27 ans affecté d'une éruption tuberculeuse qui occupait tout le visage. Considérée comme lupus et traitée comme tel, cette éruption se montrait absolument rebelle depuis longtemps aux médications anti-scrofuleuses. Un jour Biett apprend que le père du malade a été affecté de syphilis ; sur cette indication il modifie le traitement et prescrit le protoiodure mercuriel. Tout aussitôt l'éruption change de physionomie et *s'efface en un mois*. Ainsi, sans connaître la syphilis héréditaire, le grand clinicien l'avait pressentie ; il avait compris que le prétendu lupus de son malade pouvait bien n'être qu'un dérivé de la syphilis paternelle et devait conséquemment être traité comme tel ([1]).

II. — Ricord, lors d'une leçon qu'il fit en 1862 dans le service du Dr Bouchut, relatait le cas de « deux frères qui présentèrent des accidents syphilitiques semblables sur la voûte et le voile du

1. CAZENAVE, *Traité des syphilides*, 1843, p. 556.

palais, l'un à 40 et l'autre à 44 ans, cela sous l'influence très probable d'une syphilis héréditaire», et concluait en disant : « Il faut donc admettre comme chose bien avérée la possibilité de *manifestations héréditaires tardives*, voire *non précédées d'accidents plus précoces.* »

III. — De même, son élève Melchior Robert rapportait à l'hérédité syphilitique un cas de « lésion du voile du palais, avec perforation », observé sur une femme de 42 ans.

Pour cet observateur, « la syphilis héréditaire pouvait rester latente, disait-il, *jusqu'aux périodes les plus reculées de la vie* ». Il citait même, à ce propos, le cas d'une femme de 65 ans qui était affectée « de lésions osseuses d'un genou et d'une tumeur de la région costale donnant lieu à d'horribles douleurs nocturnes ». Ces deux manifestations, précisait-il, cédèrent avec une rapidité significative au traitement spécifique.

IV. — Leudet (de Rouen) a raconté l'histoire de deux sœurs âgées de 43 et 46 ans qui étaient affectées : l'une, d'une lésion hépatique et l'autre, d'une lésion cérébrale, et qui, toutes deux, guérirent d'une façon significative par le traitement spécifique. Comme ni l'une ni l'autre ne présentaient d'antécédents suspects, comme l'une d'elles même était vierge, l'auteur s'était cru autorisé à rattacher à une origine héréditaire les accidents, d'ailleurs incontestablement spécifiques, qu'elles présentaient.

V. — Le Dr Lancereaux, enfin, publiait quelque temps plus tard un cas relatif à une femme de 41 ans qui, après un passé indéniable de syphilis héréditaire, succomba à des accidents de phtisie syphilitique.

IV

QUELS SYMPTÔMES
SERVENT D'EXPRESSIONS A L'HÉRÉDO-SYPHILIS
D'ÉCHÉANCE TARDIVE?

La statistique seule peut répondre à cette question ; je vais donc lui faire appel, non toutefois sans placer ici une remarque préalable, pour dire que *toujours les statistiques de cet ordre spécial sont sujettes à caution*, et cela en raison des multiples causes d'erreur qu'elles comportent. Naturellement, forcément, leurs résultats varient suivant des conditions très diverses : avec le milieu auquel elles sont empruntées; — avec la personnalité de l'observateur; — avec la spécialisation des hôpitaux, des cliniques, où elles ont été recueillies; — avec le hasard des préoccupations scientifiques du moment, etc.

La statistique qui va suivre n'échappera pas aux reproches et suspicions de ce genre. Elle se recommandera toutefois par la diversité de ses origines que je signalais dans le chapitre précédent, à savoir : clinique de Saint-Louis, consultation privée de mon père, littérature médicale, comprenant les observations de tout le monde. A ce titre elle doit se rapprocher de la vérité des choses, surtout si l'on s'en tient aux seules différences bien tranchées, aux différences s'affirmant par de gros écarts numériques.

La voici :

Le dépouillement de mon dossier d'observations m'a appris ceci : que 681 accidents d'hérédo-syphilis à échéance prorogée dans l'âge adulte ont affecté les localisations suivantes :

	OBSERV. DU Iᵉʳ LOT	OBSERV. DU 2ᵉ LOT	TOTAL
Système tégumentaire.	74	40	114
Système nerveux	55	170	225
Système osseux.	30	44	74

	OBSERV. DU 1ᵉʳ LOT	OBSERV. DU 2ᵉ LOT	TOTAL
Œil.	19	36	55
Région de la gorge	17	14	31
Trame cellulaire (Tumeurs gommeuses, infiltrats gommeux)	11	10	21
Système articulaire	9	13	22
Foie	3	20	23
Téguments génitaux.	7	8	15
Rate	1	9	10
Reins.	1	19	20
Oreille..	1	9	10
Testicule	5	2	7
Langue.	4	3	7
Larynx	2	3	5
Système circulatoire.	4	9	13
Poumons	2	6	8
Muscles..		4	4
Ganglions.	1	1	2
Rectum.	1	1	2
Système génital.	2	2	4
Sein	3	2	5
Corps thyroïde.		1	1
Divers	3		3
			681

De cette statistique il résulte donc (sous le bénéfice des réserves
précédemment signalées) que, sous le rapport de leur fréquence
relative, les divers accidents qui composent la symptomatologie
de l'hérédo-syphilis tardive peuvent être rangés à peu près
dans l'ordre suivant (à ne parler pour l'instant que des groupes
principaux.

I. — Le premier rang comme fréquence appartient sans
conteste aux accidents du **système nerveux** (225 cas sur 681). Et
ce résultat n'est plus fait pour surprendre, car on sait l'importance qu'ont prise depuis une trentaine d'années les affections
syphilitiques du système nerveux, surtout depuis la pénétration
de la parasyphilis dans le cadre nosologique. Mon père n'a-t-il pas
dit : « Si la syphilis est une maladie de tout l'être, elle est avant
tout et surtout une maladie du système nerveux »? Un de mes
autres maîtres, M. le professeur Raymond, n'a-t-il pas écrit de
même que la syphilis est l' « étiologie la plus commune des mala-

dies du système nerveux? » Nul doute cependant que l'énorme disproportion de fréquence que je viens de signaler entre les affections cérébrales et les autres localisations de l'hérédo-syphilis tardive ne soit due, pour une bonne part, aux discussions ardentes qu'a soulevées depuis une vingtaine d'années la paralysie générale et, récemment, la paralysie générale *juvénile* de l'hérédo-syphilis.

II. — De temps immémorial les **affections cutanées** étaient considérées comme constituant par excellence l'ordre de manifestations les plus habituelles de toute syphilis, acquise ou héréditaire. Les voici, de par une connaissance plus exacte des localisations de la diathèse sur le système nerveux, cédant le premier rang de fréquence aux manifestations nerveuses et passant au second (114 contre 225).

III. — Le troisième rang est occupé pour un chiffre de 96 par les localisations du **système locomoteur** (squelette et articulations).

IV. — Le quatrième revient au **système oculaire**; mais quelle déchéance pour le système qui, dans les jeunes étapes de l'hérédo-syphilis, figurait sans conteste au tout premier rang des organes affectés par la maladie. Le voici, dans les périodes adultes, relégué au quatrième rang (55 cas seulement).

V. — Au cinquième rang se placent les **lésions naso-gutturales**.

La mode s'est introduite de représenter le naso-pharynx, le cavum, comme le « gîte préféré, l'antre de la scrofule »; on en a fait même « le nid, la porte d'entrée de la scrofule (¹) ». Rien de plus vrai; ce qui n'empêche que, d'autre part aussi, ce soit là par excellence un siège aimé, préféré, de la vérole, mais plus spécialement de la vérole héréditaire. « A propos d'une lésion nasale, a écrit mon père, pensez toujours à la possibilité d'une origine hérédo-spécifique. »

VI. — Et finalement, mais à longue distance, viennent les **lésions viscérales**.

Ainsi donc : système nerveux; — peau; — système locomoteur; — œil; — naso-pharynx, et viscères, voilà, par ordre de fréquence, les localisations sur lesquelles sévit l'hérédo-syphilis dans ses périodes adultes.

---

1. V.-P. Gallois, *La scrofule et les infections adénoïdiennes*, 1900.

V

AFFECTIONS CUTANÉES — ULCÈRES GOMMEUX

Les affections cutanées vont nous occuper tout d'abord. Après les affections nerveuses, ce sont, ai-je dit, les manifestations les plus fréquentes de l'hérédo-syphilis tardive. J'en compte 114 cas dans mes notes.

I. — Les manifestations de ce groupe s'observent *à tout âge* de l'hérédo-syphilis. A ne parler ici que de ce qui concerne notre sujet, elles sont assez communes de 20 à 30 ans ; — deviennent de moins en moins fréquentes de 3o à 5o ; — puis tout à fait rares au delà ; — et, enfin, absolument exceptionnelles passé la soixantaine. Je n'en connais que deux cas au delà de ce terme. Ces quelques résultats sont déduits de la statistique suivante :

ÉCHÉANCES DES MANIFESTATIONS CUTANÉES DE L'HÉRÉDO-SYPHILIS TARDIVE
(Sur 115 cas).

	HOMMES.	FEMMES.	TOTAL.
De 21 à 3o ans . .	26 cas	35 cas	61 cas
De 31 à 40 — . .	11 —	11 —	22 —
De 41 à 5o — . .	8 —	15 —	23 —
De 51 à 60 — . .	1 —	6 —	7 —
Au delà de 60 — . .	»	2 —	2 —
			115 cas

II. — Elles paraissent notablement plus communes chez la femme que chez l'homme (remarque que j'aurai à faire pour plusieurs ordres de manifestations d'hérédo-syphilis tardive et qui reste encore inexpliquée). Ici la différence est de 69 à 46.

Type usuel. Ulcère gommeux. — Elles consistent toujours en des syphilides de *type tertiaire*. — Précisant, on peut dire :

Le type usuel, le type par excellence des syphilides héréditaires tardives est la ***syphilide gommeuse ulcérée***, ***l'ulcère gommeux***.

Sur 20 cas, c'est là le type clinique que l'on rencontre 17 à 18 fois; — les 2 ou 3 autres cas étant réservés pour la syphilide tuberculeuse de type sec ou pour des formes *atténuées* du type tertiaire.

Je ne prendrai pas prétexte du sujet actuel pour décrire à nouveau ici des lésions déjà décrites et bien connues. Je ne ferai qu'en rappeler les caractères fondamentaux, ceux sur lesquels se base le diagnostic.

La syphilide gommeuse ulcérée de l'hérédo-syphilis tardive n'est autre que ce qu'elle est dans la syphilide acquise. C'est dire que, sommairement, elle consiste en une *infiltration tertiaire de la peau*, plus ou moins étendue, plus ou moins épaisse, ayant subi la fonte gommeuse, donc à *surface ulcérée*. Et, alors de deux choses l'une :

Ou bien elle est recouverte par une croûte qui forme en quelque sorte un masque sur elle et la dissimule ; — croûte généralement épaisse, compacte, dure, enchâssée dans la peau, souvent remarquable par quelques détails ou de coloration (teinte foncée, teinte verdâtre) ou de configuration (croûtes proéminentes, dites ostréacées, en patelle) ;

Ou bien cette surface ulcérée se présente à découvert, dénudée, en offrant alors l'objectivité bien connue de l'*ulcère gommeux* avec l'ensemble de ses caractères classiques, à savoir : ceux d'un ulcère notablement creux, excavé ; — à bords adhérents et verticalement entaillés (entaillés *à pic*, dit-on en langage technique) ; — à fond crémeux ou bourbillonneux ; — à contours volontiers circinés, arciformes.

III. — *L'évolution* de cet ulcère gommeux de l'hérédo-syphilis tardive n'offre rien de spécial. Comme toujours, comme à tout âge, elle est lente, torpide, *chronique*, à cela près toutefois de certains cas où se produit incidemment une poussée phagédénique de modalité relativement aiguë.

De même pour la *durée* qui est indéfinie, illimitée. On a vu de ces ulcères qui, méconnus comme nature, persistaient depuis des années. J'en citerai plusieurs dans ce volume qui dataient de cinq ans, de sept ans, de huit ans, de neuf ans. MM. Gaucher et Lacapère ont relaté un cas d'hérédo-syphilide lupiforme du nez qui datait de *trente et un ans*!

D'autre part, cette évolution est susceptible de *recrudescences,* voire de *récidives.*

Une malade de Bartels, par exemple, a eu des récidives multiples de syphilides gommeuses ulcérées de 22 à 37 ans.

L'une de mes observations est relative à une femme qui présenta *quatre poussées* bien distinctes d'accidents de ce genre à 24 ans, 31 ans, 40 ans et 43 ans. En voici l'exposé succint :

Obs. VI (Personnelle). — Issue d'un père qu'elle sait avoir été affecté de syphilis, elle est la dernière survivante d'une famille de onze enfants dont les 6 premiers sont morts en bas âge, dont le dernier est mort à 5 ans d'une affection restée indéterminée et dont trois autres seulement survivent.

Affectée dans l'enfance de maux d'yeux dont elle a conservé des vestiges cornéens très prononcés, de maux d'oreilles qui ont laissé l'ouïe fort imparfaite, elle présente encore, comme stigmates d'hérédo-syphilis, des cicatrices dénonciatrices sur le voile du palais et des érosions dentaires tout à fait significatives.

Mariée à 21 ans, elle a eu deux enfants qui, tous deux, sont morts en bas âge.

A quatre reprises, elle a été affectée de lésions cutanées pour lesquelles elle a dû faire chaque fois de longs séjours à l'hôpital. Ainsi :

A 24 ans, elle entre à l'Antiquaille pour des syphilides cutanées au niveau des jambes.

A 31 ans, elle entre à Saint-Louis pour des syphilides tuberculeuses du dos et des lésions nasales du même ordre.

A 40 ans, elle revient à Saint-Louis pour des syphilides ulcéreuses de la partie supéro-interne de la cuisse.

Enfin, à l'âge de 43 ans, elle entre à Saint-Louis dans le service de mon père pour une récidive de syphilides gommeuses multiples, siégeant tant à la face interne des cuisses qu'aux plis inguino-cruraux, au pubis, à la vulve, à l'anus et aux régions péri-vulvaires et péri-anales.

Je puis fournir ici trois photographies de telles lésions observées sur une même malade à des âges différents, à savoir : 36, 47 et 48 ans.

Ces trois photographies n° 2, n° 3 et n° 4 ont été prises dans le service de mon père sur une malade qui vint à 3 reprises à l'hôpital en 88, 98 et 99, pour de vastes syphilides gommeuses récidivantes des jambes. Ces lésions, dont l'aspect objectif accusait si formellement la spécificité, durent en raison de l'absence de tout antécédent de syphilis acquise et sur la foi de divers stigmates d'hérédité, être rattachées à l'hérédo-syphilis. Et toujours une guérison rapide des accidents confirma ce diagnostic.

Enfin, il est question, dans plusieurs observations, de malades

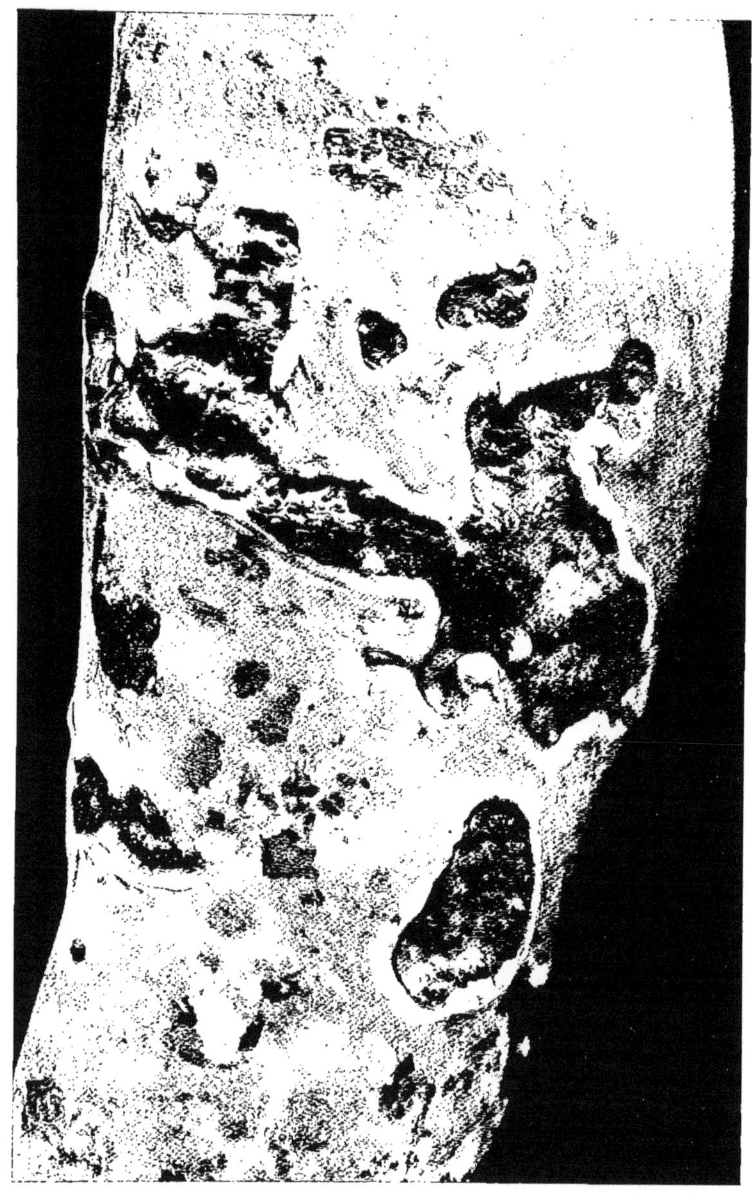

Ulcères gommeux multiples faisant une première invasion à 36 ans.

Masson et Cie, Éditeurs.

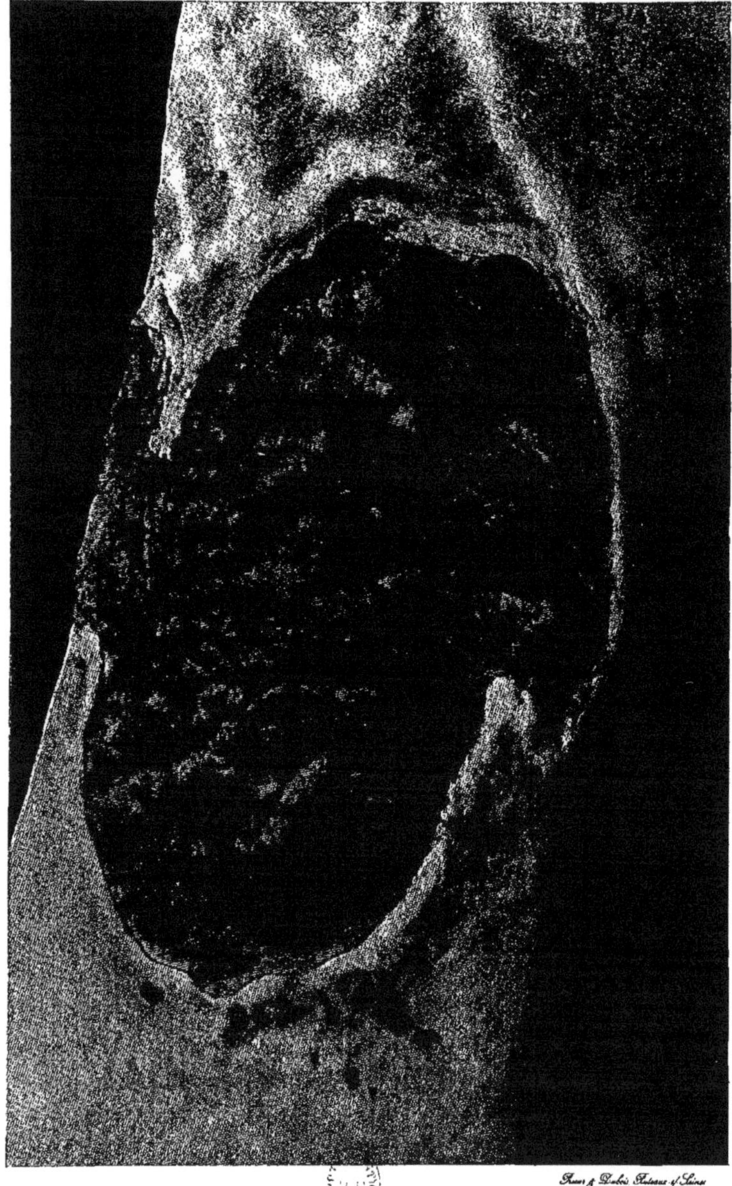

Gomme en nappe ulcérée simulant l'ulcère variqueux. — Deuxième invasion à
47 ans. (même malade que sur la photographie précédente).

MASSON et Cie, Éditeurs.

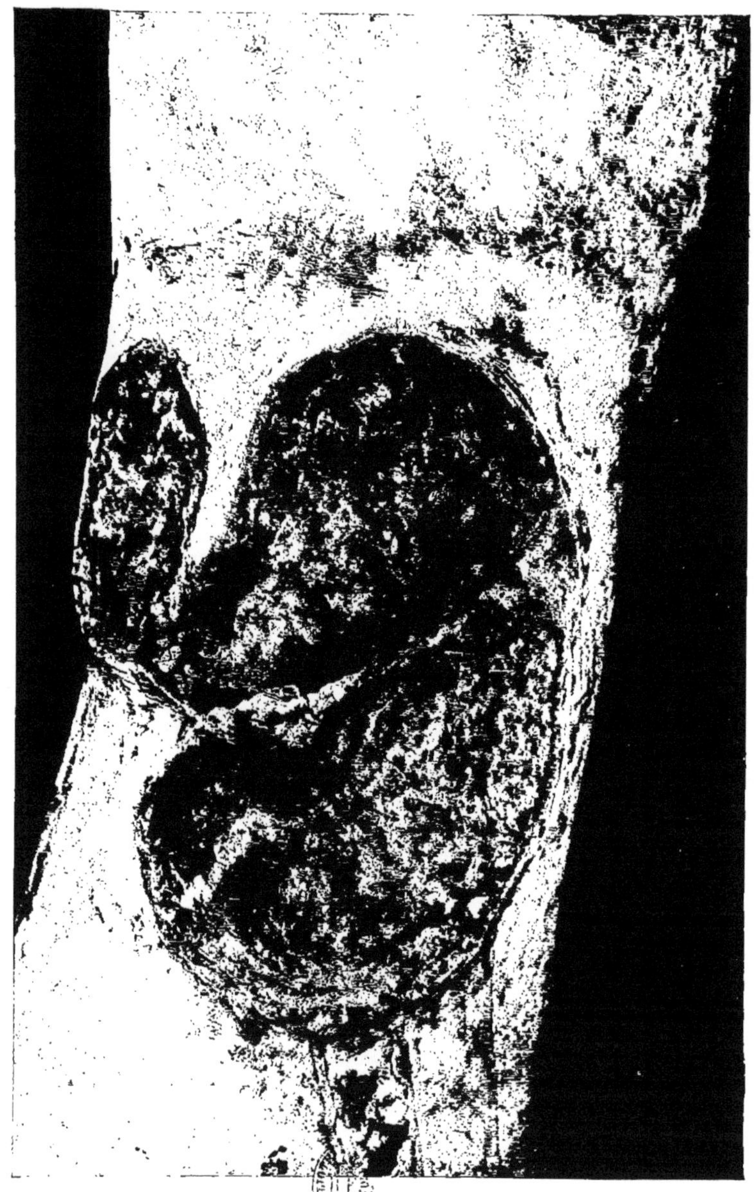

Gomme en nappe ulcérée simulant l'ulcère variqueux.
Troisième invasion à 48 ans.
(Même malade que sur les deux photographies précédentes.)

Masson et Cⁱᵉ, Éditeurs.

ayant présenté des récidives multiples, voire « *incessantes* » de ces mêmes lésions.

IV. — Un fait qui, pour n'avoir rien de nouveau, n'en laisse pas moins de surprendre chaque fois qu'on le constate, c'est l'action modificatrice et curative exercée par le traitement spécifique sur les lésions dont nous parlons actuellement. Cette action, comme on l'a dit, *tient du prodige*; elle est véritablement *magique*, a dit le Dr Hutchinson, tant elle est puissante et rapide. D'abord, elle est pour ainsi dire immédiate. Puis, dès qu'elle s'est annoncée, elle se continue, s'accentue, se confirme, pour aboutir à une guérison qui le plus souvent étonne par sa rapidité.

Ce résultat paraît en certains cas d'autant plus merveilleux qu'il y a un contraste plus grand entre le long temps qu'a duré le mal sans se modifier avant l'intervention du traitement spécifique et la courte durée qu'a demandée ce traitement pour le guérir. Exemples :

Une syphilide gommeuse, prise pour un ulcère variqueux, résistait à la thérapeutique *depuis huit ans.* Soumis au traitement spécifique, elle se modifia *dès le 8ᵉ jour* et guérit en quelques semaines (Prof. A. Fournier).

Une lésion de même ordre qui datait de l'enfance et que l'on traitait comme tuberculeuse avec un plein insuccès, se cicatrisa en 6 semaines sous l'influence du traitement.

Puis vient l'étonnante, la stupéfiante observation de MM. Gaucher et Lacapère, relative à une hérédo-syphilide du nez *datant de trente et un ans,* qui guérit en quelques mois sous l'influence d'injections mercurielles.

V. **Diagnostic.** — De tels exemples sont donc bien faits pour montrer qu'en l'espèce (et ici même plus qu'ailleurs) *tout est dans le diagnostic pour le succès du traitement.* Je ne craindrai donc pas d'insister sur un tel point en raison de son intérêt pratique.

Or, ce diagnostic est ou facile ou difficile, quelquefois même impossible, cela suivant les cas. Il repose sur tout un ensemble de considérations et de signes dont je ne parlerai pas ici parce qu'en parler comme il convient serait reproduire un long article de mon père sur le sujet([1]).

1. V. *Syphilis héréditaire tardive.*

Il est véritablement *facile* en certains cas où, à s'en tenir aux seules données de l'objectivité, la lésion répond d'ensemble, c'est-à-dire par toute une série de caractères, au type classique de la syphilide tuberculo-ulcéreuse ou tuberculo-croûteuse. Tel était, par exemple, le cas reproduit ici (planche 5), dans lequel la lésion nasale, de par sa localisation, de par la couleur rouge sombre des téguments, de par les caractères des croûtes à la fois compactes, dures, foncées et solidement enchâssées dans le derme, de par aussi l'orbicularité et l'excavation profonde des ulcérations sous-nasales, s'imposait à première vue pour une syphilide tuberculo-ulcéreuse typique, ce que d'ailleurs confirma à brève échéance l'action du traitement.

Quelquefois aussi le diagnostic pourra ressortir de telle ou telle particularité objective, accentuée au point de devenir caractéristique, comme une *couleur noire* ou *verte des croûtes*; — un *contour régulièrement orbiculaire*; — une *entaillure à pic* de l'ulcération; — un fond absolument *crémeux* et *bourbillonneux*, etc., etc. Quelques exemples ne seront pas inutiles à citer ici, je crois.

Sur une jeune fille de 27 ans, qui avait déjà séjourné à Saint-Louis pour un prétendu lupus ulcéro-croûteux ayant envahi tout le nez, le diagnostic fut modifié à propos d'une récidive et rétabli sur sa véritable base de par deux caractères nouveaux de la lésion, *couleur des croûtes* et *entamure à pic* des ulcérations.

. Les croûtes, en effet, étaient vraiment trop foncées et les ulcérations nasales trop bien entaillées à l'emporte-pièce pour qu'on les rapportât à la scrofule. Sur ces données nouvelles on diagnostiqua syphilis, et le succès étonnamment rapide du traitement confirma pleinement ce diagnostic.

Dans un autre cas, ce fut un détail de *configuration* qui détermina le diagnostic en faveur de la syphilis.

Une malade d'une vingtaine d'années avait été traitée au service de la clinique comme affectée d'un lupus, par la méthode des scarifications qui du reste fit merveille et la guérit. Ce soi-disant lupus, ayant récidivé quelques années plus tard sur le même siège, la malade revint dans le service; mais, cette fois, la lésion offrait une *configuration* vraiment frappante. Elle décrivait très exactement un *demi-cercle, cercle géométrique* de forme et véritablement

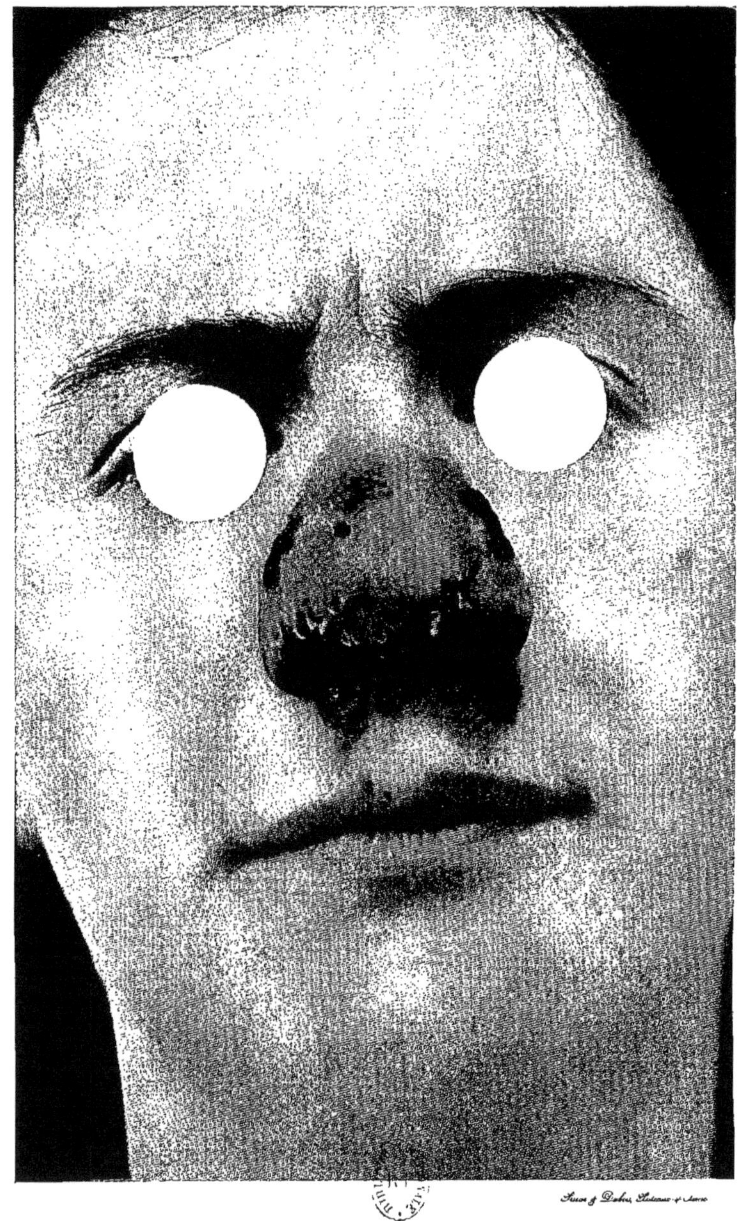

Syphilide tuberculo-crouteuse. — Invasion à 24 ans.

MASSON et Cie, Éditeurs.

tracé *au compas*. La perfection de ce graphique était telle qu'elle fit soupçonner la syphilis et que sur cette seule donnée on crut devoir instituer le traitement spécifique. Tout aussitôt, modification surprenante de la lésion, et guérison en moins de 3 semaines. Ce fut donc bien ici le seul fait de la configuration qui rectifia le diagnostic et l'aiguilla sur la bonne voie.

Mais en d'autres cas et pour des raisons diverses, le diagnostic de l'ulcère gommeux devient difficile, très difficile, impossible même quelquefois. Pourquoi? Parce que l'objectivité de la lésion (à ne parler pour l'instant que de ce seul ordre de signes) s'est modifiée, amendée, atténuée, transformée. Et cela sous des influences diverses : celle du temps d'abord, du temps qui transforme tout (un ulcère gommeux vieilli n'a plus la physionomie d'un ulcère gommeux jeune); — celle des traitements, bons ou mauvais; — celle des accidents surajoutés, des complications; — du terrain même, de la constitution, etc. De fait il arrive souvent que l'ulcère gommeux perde ses caractères distinctifs, son aspect bourbillonneux, son aréole sombre, son entaillure nette de bords, ses croûtes parfois si spéciales, son objectivité, en un mot qu'il vire avec le temps et de par le temps à l'aspect d'une plaie quelconque, d'une plaie *indifférente* comme physionomie. Souvent aussi elle vire à la scrofule en prenant telle ou telle des modalités suivantes :

Modalité écrouelleuse, que favorise surtout la localisation des lésions sur certains points particulièrement chers à la scrofule, tels que régions sous-maxillaire, hyoïdienne, cervicale, mastoïdienne.

Modalité lupique, constituée par le véritable ulcère scrofuleux, rouge et atone; — à configuration indifférente; — à bords plats, mous, non infiltrés, flasques, souvent même décollés et flottants; — à fond non excavé, parfois exhaussé, granuleux, bourgeonnant, végétant; — à croûtes molles et de teintes relativement claires.

C'est, on le sait, à ces types modifiés, adultérés, de syphilides qu'on a donné le nom significatif de *scrofulo-syphilides*.

Tous les auteurs qui ont écrit sur la question ont reconnu qu'il existe souvent, très souvent, entre les deux maladies (ulcère syphilitique et lupus) une analogie véritable, et plus qu'une analogie, une quasi-identité comme aspect objectif, voire aussi parfois

comme évolution, comme localisations préférées, comme chroni-
·cité, comme fréquence de recrudescences ou de récidives, etc.

Cette similitude a même fait naître l'hypothèse d'une **hybridité**
possible entre la syphilis et la scrofule, hybridité dont certains
lupus « syphiloïdes » seraient les représentants.

C'était là, paraît-il, une idée favorite de Biett, au dire de Cazenave, son élève. Biett appelait souvent l'attention de ses auditeurs
sur cette hypothèse. D'après lui, certaines éruptions « tiendraient
évidemment de cette double origine, syphilis et scrofule ». Elles se
présentent alors, disait-il, avec des caractères un peu insolites :
Ce ne sont pas des tubercules francs de syphilis, non plus que du
lupus à couleur fauve ; il y a dans l'aspect de l'éruption quelque
chose de très difficile à décrire ; ce n'est pas tout à fait un lupus, ce
n'est pas tout à fait une syphilide ; c'est un peu l'un, un peu
l'autre [1].

On conçoit que devant de telles difficultés le diagnostic du praticien soit aussi souvent en détresse ou se soit égaré. Et, en effet,
innombrables sont les cas relatés un peu partout où l'on trouve
signalées ces incertitudes, ces tergiversations, ces erreurs, sous
une formule telle que la suivante : « On crut d'abord que la lésion
était un lupus, puis on soupçonna la syphilis ; on administra le
mercure et le résultat fut démonstratif en faveur de cette dernière
manière de voir. »

En sorte que, s'il est une vérité acquise, démontrée, irréfutable,
c'est à coup sûr la proposition suivante : *Très souvent la syphilide
lupiforme a été prise pour un lupus.* C'est là, je puis le dire, une
erreur qui a été commise non pas seulement par de simples praticiens non versés dans les études dermato-syphiligraphiques, mais
par des experts, par des maîtres en l'espèce, par tout le monde en
un mot.

Dans ces conditions, il est évident qu'en pareille occurrence,
c'est-à-dire devant une lésion qui peut être un lupus, mais qui
peut bien aussi être une syphilide lupiforme, une obligation
s'impose et cette obligation, c'est le recours à ce qu'on appelle le
traitement d'épreuve, le traitement *pierre de touche.* « C'est là en

---

1. CAZENAVE, *Traité des syphilides*, 1843, p. 544-547.

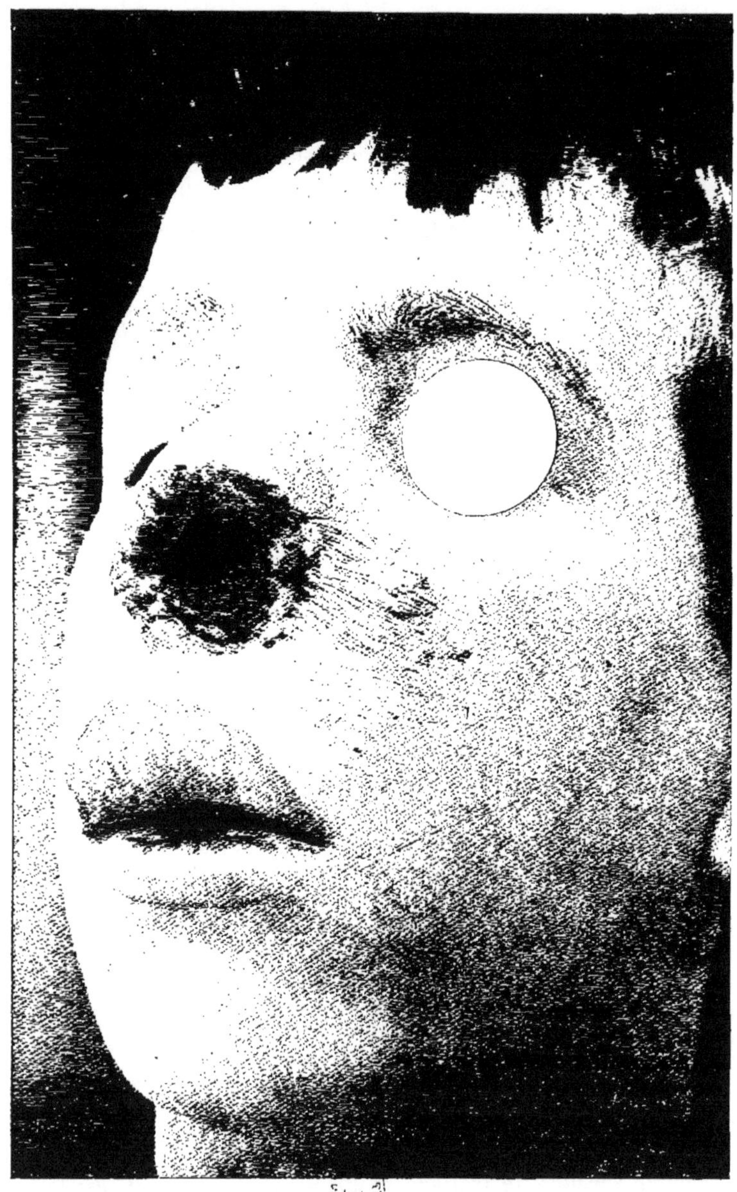

Syphilide lupiforme mutilante. — Nature syphilitique longtemps méconnue. — Destruction de la moitié du nez. — A 25 ans, récidive et nature syphilitique alors reconnue. — Traitement spécifique. — Modification immédiate de la lésion et cicatrisation rapide (V. page 25).

Masson et Cⁱᵉ, Éditeurs.

l'espèce, comme l'a dit un confrère, le procédé diagnostique par excellence, et cela pour deux raisons : parce que, d'abord, il est à la portée de tous; en second lieu et surtout parce qu'il offre le double avantage d'être à la fois, tout au moins pour un grand nombre de cas, un mode de diagnostic et un mode de traitement.

« Rien à lui objecter, d'ailleurs. En effet, de deux choses l'une : ou bien ce traitement d'épreuve tombera à faux, ou bien il tombera juste. Or dans la première alternative, il sera inutile, voilà tout, mais inoffensif en même temps qu'inutile. Car, prudemment administrés, l'iodure de potassium et même le mercure, dont on a de folles terreurs théoriques, n'ont jamais nui au lupus. Et, dans la seconde, ce sera merveille, guérison en même temps que diagnostic posé. » (Prof. A. Fournier.)

Je vais même plus avant dans cette voie et je crois pouvoir dire :

Étant donné le nombre considérable d'erreurs diagnostiques commises à propos de la syphilide lupiforme, et commises même par des maîtres de l'art qui s'en sont accusés loyalement, il n'y aurait pas d'exagération, me semble-t-il, à poser comme règle de conduite l'obligation de soumettre *systématiquement* toute lésion présumée lupus à un traitement d'épreuve (traitement anti-syphilitique, bien entendu) avant de tenter contre elle toute autre médication.

Qu'on en juge par le fait suivant :

Un jeune homme qui, du fait d'un prétendu lupus, avait perdu pour le moins la moitié du nez et qui, en raison de sa disgrâce, était resté l'hôte de Saint-Louis comme malade d'abord, puis comme infirmier, fut pris vers l'âge de 25 ans d'une récidive de la même lésion. Cette ulcération nouvelle ne *présentait absolument aucun caractère syphilitique*; c'était une plaie d'aspect indifférent, sans bords entaillés à pic, peu creuse, à fond mollasse, rouge, atone, ayant bien plutôt la physionomie du lupus que celle d'un ulcère syphilitique (V. pl. n° 6, page 24). Cependant, en raison de l'échec de tous les traitements anti-scrofuleux suivis jusqu'alors, en raison aussi de quelques stigmates (d'ailleurs peu significatifs), on prescrivit le traitement spécifique. Or, presque immédiatement, modification étonnante de la lésion, puis, à bref délai, réparation, et, en quelques semaines, cicatrisation. Avec un tel traitement prescrit dix ans plus tôt, le malade certainement eût conservé le nez (¹)!

1. À des points de vue différents les deux cas suivants sont encore à citer à l'appui de ce que je viens de dire.

Dans une observation relatée par le Dʳ Sergent, une syphilide lupiforme du cou existait *depuis neuf ans* sur une jeune fille âgée de 24 ans, *lorsque l'aveu de la syphilis fut enfin fait par le père à un médecin.* A noter que plusieurs médecins, notamment, est-il précisé, deux médecins de l'hôpital Saint-Louis avaient vu cette lésion, et l'avaient, eux aussi, diagnostiquée lupus tuberculeux en raison de l'absence de tout renseignement de syphilis héréditaire. « Par curiosité, ajoute le Dʳ Sergent, je m'informai près du père si ces deux médecins avaient eu connaissance de l'aveu qu'il venait de me faire. — Certainement non, me répondit-il, puisque c'est ma femme qui accompagnait ma fille chez eux, et qu'elle n'a jamais rien su de ma syphilis. » Un traitement spécifique fut alors mis en œuvre. Trois semaines plus tard, une amélioration très notable s'était manifestée ; la lésion cutanée était considérablement modifiée d'aspect, beaucoup moins rouge, presque complètement cicatrisée au centre, etc.

« Bref, quand je revis la malade un mois plus tard, le prétendu lupus tuberculeux était complètement cicatrisé. »

De même, mon maître et le Dʳ Lacapère ont présenté à la Société de Dermatologie une femme âgée de 47 ans qui, *depuis trente et un ans,* présentait une lésion ulcéreuse du nez, toujours considérée comme un lupus et traitée comme telle par « des dermatologistes compétents ».

« En 1898, cette malade se présente à notre consultation de l'hôpital Saint-Antoine : nous pensons à la possibilité d'une syphilis héréditaire tardive, et nous la soumettons au traitement spécifique par les injections quotidiennes de benzoate de mercure. Un mois après le début du traitement, l'amélioration est déjà très nette ; trois mois plus tard, guérison.

« Ultérieurement, la recherche et la découverte de stigmates oculaires très significatifs confirmèrent, alors qu'il n'en était plus besoin, notre diagnostic. »

VI

AFFECTIONS CUTANÉES

(*Suite*)

I. — L'ulcère gommeux est à coup sûr le type préféré des manifestations cutanées de l'hérédo-syphilis tardive. Infiniment plus rare (cela dans la proportion de deux à trois contre dix-huit environ, d'après ma statistique) est l'autre type du syphilome cutané constitué par la *syphilide tuberculeuse* proprement dite ou *lupus syphilitique* de forme sèche.

Ce dernier n'est autre dans l'hérédo-syphilis que ce qu'il est dans la syphilide acquise. Je n'ai donc pas à le décrire. Je me bornerai à en affirmer l'existence et à la démontrer par quelques observations.

Obs. VII (Duncan-Bulkley).

Lupus syphilitique de l'avant-bras sur une jeune fille de 23 ans hérédo-syphilitique. — Une jeune fille de 23 ans était affectée de vieille date d'une lésion cutanée de l'avant-bras que l'on avait vaguement considérée jusqu'alors comme un lupus scrofuleux. — Pour en finir avec ce lupus rebelle, le médecin traitant se décide à pratiquer une cautérisation au fer rouge. Mais, n'osant pas assumer la responsabilité de l'opération, il soumet le cas à son éminent confrère, le Dr Duncan-Bulkley. Celui-ci suspecte une erreur, reprend l'examen de la malade et découvre sur elle toute une série de particularités qui attestent une hérédité syphilitique, à savoir : infantilisme très accentué (âgée de 23 ans, cette jeune fille en paraît 11 ou 13 tout ou plus); — malformations frontales (bosselures latérales et dépression médiane); — stigmates dentaires multiples (dents d'Hutchinson; amorphisme dentaire; microdontisme; dents espacées, etc.). Il interroge la mère qui avoue une « affection vénérienne avec éruption », et, consécutivement, onze grossesses, dont dix terminées par naissance d'enfants morts.

Sur ces données le Dr Duncan remplace la cautérisation projetée par un traitemcnt iodo-mercuriel. — *Résultat* : Deux mois après, le prétendu lupus avait absolument disparu.

De même pour une observation recueillie par moi à la clinique de Saint-Louis :

Obs. VIII (Personnelle). — Jeune femme de 21 ans, présentant sur le front et à la nuque une éruption absolument typique de *syphilide tuberculeuse en groupe*, constituée par une pléiade de gros tubercules lenticulaires, de couleur rouge jambon, lisses de surface, consistants, orbiculaires de contour, enchâssés profondément dans le derme. — Nul commémoratif de syphilis acquise. — Pas de renseignements sur la famille; mais hérédité spécifique s'attestant par une foule de stigmates : petitesse de taille (1^m,33); — infantilisme; — gracilité de formes; - tardivité du développement; — cicatrices multiples périlabiales; — stigmates oculaires; — pupille ectopiée; — cataracte, etc.; — stigmates dentaires; nanisme des incisives; absence de l'incisive latérale droite; amorphisme de plusieurs dents; irrégularités de l'implantation, etc., etc. — Traitement spécifique. — Disparition rapide des accidents.

II. — Si, dans ses formes usuelles et franches, la syphilide tuberculeuse a pu être méconnue, comme je viens d'en citer un exemple, *a fortiori* et tout naturellement court-elle le même risque dans ses **formes atténuées**, frustes, modifiées, comme je vais en produire quelques exemples.

Ainsi l'on voit parfois :

La syphilide tuberculeuse de l'hérédo-syphilis, au lieu de consister en des tubercules plus ou moins volumineux, épais, replets et durs, n'être plus constituée que par des éléments éruptifs petits, plats et ne formant qu'un relief minime. Ces éléments, d'aspect, rappellent plus des papules que des tubercules, et la physionomie générale de l'éruption est bien plutôt alors celle d'une syphilide *secondaire* que d'une syphilide tertiaire.

De même, la syphilide tuberculeuse en nappe en s'atténuant, en *se laminant*, si je puis ainsi dire, peut prendre une forme plate, amincie et *superficielle*; disons le mot, elle devient *psoriasique* d'aspect.

C'est dans ces cas que la syphilide tertiaire semble, comme on l'a dit, *renier sa qualité tertiaire* pour affecter des types secondaires.

J'ai observé dans le service de mon père un bel exemple de ces

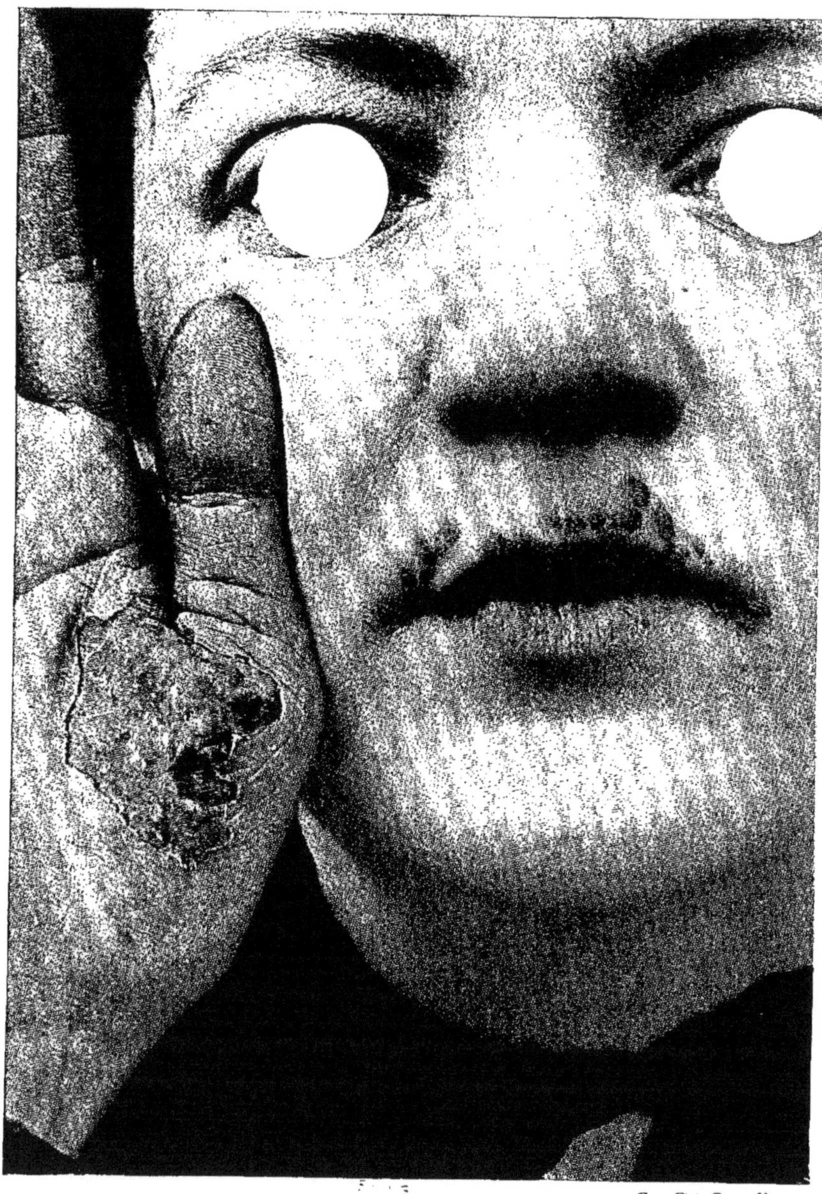

Invasion à 28 ans. — Deux lésions : 1° A la main, syphilide papulo-tuberculeuse laminée, psoriasiforme avec nodules gommeux ulcérés sur sa frontière externe. — 2° A la lèvre, syphilides papuleuses à papules petites, croutelleuses, d'aspect secondaire. (V. page 29).

MASSON et Cⁱᵉ, Éditeurs.

formes atténuées et je suis heureux de pouvoir le placer sous les yeux de mes lecteurs, d'autant que la planche n° 7, page 28 en donnera une meilleure idée que toute description. Le voici :

Obs. IX (Personnelle). — Sur une jeune fille de 28 ans, nettement hérédo-syphilitique, on observait ceci : deux localisations éruptives, à savoir : l'une faciale, occupant tout le contour supérieur de la lèvre supérieure et les narines, constituée par un semis abondant de *petites papules*, grosses tout au plus comme des têtes d'épingle, résistantes, presque dures sous le doigt, formant un léger relief, squamelleuses ou croûtelleuses de surface; — l'autre localisée à la surface palmaire de la main droite et consistant en ceci : une plaque couvrant la région thénar, de l'étendue d'une pièce de 5 francs, desquamée, rouge brunâtre, écailleuse, âpre et rêche de surface, en un mot tout à fait *psoriasique* d'aspect, sauf au niveau de sa frontière externe; cette frontière inversement se limitait par trois ulcérations franchement tertiaires de physionomie, creuses, entamant tout le derme, et présentant l'aspect de tubercules gommeux ulcérés. — Ce fut même cette dernière particularité qui, je m'en souviens, décida le diagnostic; car sans elle il eût été vraiment difficile de rattacher à une syphilis d'aussi lointaine provenance (cette malade, je le répète, avait 28 ans) une poussée éruptive d'aspect aussi secondaire qu'était l'éruption faciale. — Un traitement spécifique aussitôt administré fixa le diagnostic par une très rapide modification d'aspect, suivie d'une prompte guérison.

C'est donc là un exemple curieux d'erreur possible à commettre de par l'*aspect atténué*, *fruste* et *bénin* des lésions.

Un cas de même ordre a été signalé par mon maître, M. le Pr Gaucher, qui, sur une femme de **54 ans** (qu'on remarque l'âge), incontestablement hérédo-syphilitique, observa une éruption plantaire « sèche, simplement kératosique, semblable en un mot aux kératoses psoriasiques de l'étape secondaire » (¹).

Si je n'avais crainte d'étendre outre mesure cet exposé, je produirais ici encore plusieurs cas analogues. Qu'il me suffise d'en signaler deux en quelques mots :

Obs. X (Personnelle). — L'un est relatif à un homme nettement hérédo-syphilitique, qui, à **cinquante ans**, fut affecté d'une éruption psoriasiforme constituée comme il suit : plaques palmaires symétriques, absolument identiques d'aspect au psoriasis palmaire de la période secondaire; et, en outre, deux médaillons tout à fait psoriasiques d'aspect, de l'étendue et de la configuration d'une fève, siégeant sur le tronc.

Obs. XI (Personnelle). — L'autre concerne un jeune homme qui, après avoir présenté dans son enfance divers accidents d'hérédo-syphilis, puis, à 19 ans,

1. *Médecine moderne*, 1905, p. 249.

des troubles cérébraux graves (manie, délire de persécution), suivis de crises épileptiques, fut affecté, à 26 ans, d'une éruption faciale bizarre, laquelle était un type de *syphilide papuleuse annulaire à papules groupées en perles de collier*. Ces papules étaient arrondies, discoïdes, lenticulaires, aplaties pour la plupart, plus saillantes pour quelques-unes et presque tuberculeuses. Ainsi constituée, l'éruption avait une objectivité tout à fait caractéristique. Inutile de dire qu'elle s'effaça rapidement sous l'influence du traitement spécifique.

Il est donc certain, je le répète à dessein, que de tels cas, de par leur objectivité, de par leur *physionomie secondaire*, sont merveilleusement faits pour donner le change, tant leur apparence détourne l'observateur de les considérer comme les produits d'une infection héréditaire.

Une autre erreur du même genre, bien inattendue et singulière, me reste encore à signaler. Elle consiste en la confusion possible d'une syphilide tertiaire de type atténué avec le *lupus érythémateux*, le *lupus* de *Cazenave*.

En voici un bel exemple, dans lequel l'erreur, commise par une élite de dermatologues et de syphiligraphes, n'a été relevée que par un pur hasard, à savoir le hasard d'une ophtalmie intercurrente. A propos de cette ophtalmie et au moment où l'on se préparait à attaquer par le système des scarifications ce prétendu lupus facial, le mercure fut administré, et le mercure fit « coup double » en quelque sorte de la façon que voici : d'une part, il guérit l'ophtalmie, qui n'était autre qu'une kératite d'Hutchinson; et d'autre part, à la grande stupéfaction de tous, il guérit le prétendu lupus qui n'était autre qu'une syphilide lupiforme développée sur un sujet hérédo-syphilitique.

En raison de l'enseignement qui en dérive, ce cas mérite d'être narré *in extenso*. Le voici :

OBS. XII. — *Syphilide lupiforme de la lèvre, simulant le lupus érythémateux* (Prof. A. Fournier).

« En octobre 1887, je fus consulté par une jeune femme de 26 ans, bien constituée et très bien portante, mais affectée d'une lésion labiale qui l'affligeait vivement.

Cette lésion occupait la lèvre inférieure et était constituée comme il suit : une sorte de *nappe érythémato-papuleuse* étalée sur les trois quarts environ de la lèvre, à la fois sur sa surface cutanée et sur sa surface muqueuse.

D'une part, elle recouvrait le segment cutané de la lèvre, sur une hauteur de 10 à 12 millimètres, et toute la semi-muqueuse; d'autre part, elle se prolongeait sur le segment muqueux, c'est-à-dire sur la surface postérieure de la lèvre dans une étendue à peu près égale. Cette nappe était, je le répète, érythémato-papuleuse et tout à la fois rouge et saillante, mais légèrement, très légèrement saillante. Sur la surface antérieure de la lèvre elle s'accusait par une tache nettement délimitée et à contours bien définis, tandis qu'à la face postérieure elle ne se distinguait de la muqueuse saine que par une coloration un peu plus sombre et un léger relief de surface.

C'était, ai-je dit, une lésion en nappe, et en nappe continue, lisse, absolument lisse, sans aucune saillie partielle, sans tubercules, sans nodosités.

Son indolence complète permettait de l'explorer librement, voire de la presser entre les doigts, et on sentait alors qu'elle était constituée par un certain degré d'infiltration superficielle du derme, infiltration à coup sûr légèrement rénitente, mais sans dureté réelle, et, de plus, régulièrement étalée sous forme lamelleuse.

Du reste, les divers modes de la sensibilité cutanée étaient conservés et normaux dans toute l'étendue de cette lésion.

Pour être complet, je noterai encore qu'au niveau de la commissure labiale droite, où se terminait environ la nappe érythémateuse, existait un sillon étroit, fissuraire, en rhagade, rappelant tout à fait l'aspect des plaques muqueuses de cette région.

Cette lésion, dont le début avait été peu remarqué, s'était constituée d'une façon absolument insensible et sans le moindre trouble fonctionnel. Elle pouvait remonter à 8, 9 ou 10 mois. En tout cas, depuis 3 ou 4 mois, elle avait atteint son apogée et était restée depuis lors absolument stationnaire, en dépit de diverses médications d'ailleurs assez anodines.

Et c'est tout, car rien autre ne s'ajoutait à l'état local sus-décrit, ni comme symptômes actuels, ni comme anamnèse; la santé était florissante, la constitution bonne, toutes les fonctions irréprochables.

Que pouvait être une telle lésion, pour le moins singulière de par son siège et sa modalité objective?

En tant que physionomie générale, elle se rapprochait tellement du lupus érythémateux, type pathologique si bien décrit par Cazenave, que du premier coup d'œil, aussi bien d'ailleurs qu'après examen minutieux et prolongé, j'aboutis à ce diagnostic. J'en fis donc sans hésitation un *lupus érythémateux*, et tout me semblait vraiment légitimer cette manière de voir : teinte érythémateuse de la nappe éruptive, délimitation bien définie, contours légèrement élevés au-dessus de téguments sains, sensation d'épaississement et de rénitence, évolution indolente et chronique, etc.

Certes, je songeai bien un instant à la syphilis, mais je n'y songeai que pour l'exclure, et cela de par l'absence de tout autre symptôme syphilitique contemporain, de par l'absence de tout commémoratif suspect, comme aussi de par les signes objectifs qui me semblaient ne répondre en rien à ceux d'une syphilide. Enfin, le mari de la malade, que j'interrogeai longuement à ce sujet, récusait tout antécédent spécifique. Si bien, je le répète, que je me crus autorisé à mettre la syphilis hors de cause, et là fut mon erreur.

Toutefois, le cas était assez étrange pour me faire désirer un contrôle à mon diagnostic. J'adressai donc ma cliente à l'un de mes collègues, lequel, après examen attentif, me la renvoya avec le diagnostic suivant : *lésion syphiloïde, scrofulo-tuberculeuse; en réalité, lupus.*

Je tairai le nom de ce collègue, que je n'entends pas charger désobligeamment d'une erreur; qu'il me suffise de dire que le collègue en question est un de ceux dont, à très juste titre, les diagnostics sont les plus estimés (1).

Et alors, fort de cet assentiment, je passai à la thérapeutique, en proposant à ma cliente de la débarrasser de son lupus par la méthode des scarifications, méthode très en honneur à cette époque.

Mais, bien heureusement pour elle et pour moi, ma cliente n'était pas très brave, et le seul mot de scarification la terrifia; elle tergiversa, différa, « voulut attendre », et attendit. Fort bien lui en prit d'ailleurs, car elle donna ainsi le temps de se produire à un autre accident qui devint pour moi un trait de lumière et pour elle une cause de guérison.

Cet accident, ce fut une ophtalmie, qui survint 6 semaines après sa première visite chez moi, et à propos de laquelle elle alla consulter un éminent spécialiste, ami de sa famille. Or, cette bienheureuse ophtalmie n'était autre qu'une *kératite parenchymateuse, compliquée d'iritis.* Et, de par les caractères de cette lésion oculaire, non moins que par des antécédents à lui connus, ledit confrère se crut en droit de la considérer comme syphilitique, et d'en faire une *ophtalmie de syphilis héréditaire.*

A mon tour, j'examinai l'œil de la malade, et je partageai l'avis de mon savant confrère.

Conséquemment, un traitement spécifique fut institué aussitôt, consistant en ceci : frictions mercurielles et iodure de potassium.

Qu'arriva-t-il?

C'est que cinq semaines plus tard, exactement, la malade se présenta à moi absolument guérie, et guérie, je précise, non pas seulement de son ophtalmie, mais aussi de son lupus, ou plutôt de son prétendu lupus; et cette double guérison ne s'est jamais démentie depuis lors.

Donc, la chose était claire; j'avais commis une erreur diagnostique en considérant comme un lupus érythémateux une lésion qui, bien manifestement, ressortissait à la syphilis, une lésion qui, bien sûrement, était une syphilide, puisque le traitement spécifique en avait fait justice avec une rapidité et une intensité thérapeutique absolument significatives. »

De ce cas, donc, pour conclure, il dérive deux enseignements : le premier, c'est qu'*il existe une forme encore peu connue de syphilide tertiaire correspondant trait pour trait, comme signes d'objectivité, au lupus érythémateux;*

le second, c'est que *cette forme peut constituer une manifestation (même tardive) de syphilis héréditaire.*

Qu'est-ce, en total, que cette syphilide?

---

1. « J'ai appris depuis lors que deux autres de nos collègues avaient également accepté cette lésion pour un lupus superficiel ».

Une syphilide tertiaire; mais une syphilide *superficielle* et plate, *en nappe*; étalée et sans relief, sans tubérosité, sans tubercules isolés, une sorte de syphilide (qu'on excuse le mot) passée au laminoir, comme laminée, oserai-je dire; et peut-être même la dénomination de **syphilide tuberculeuse laminée,** tout incorrecte qu'elle puisse être à certains égards, ne serait-elle pas impropre à lui appliquer, en tant que caractérisant l'un de ses attributs majeurs, celui qui l'expose le plus à de regrettables confusions.

VII

LÉSIONS GOMMEUSES

Les lésions gommeuses sont d'observation très commune dans l'hérédo-syphilis tardive.

Cliniquement on peut les classer en quatre groupes :

I. — *Gommes du tissu cellulaire* sous-cutané, dont la plus haute expression est constituée par la variété dite **gomme en nappe**;

II. — Dépôts gommeux circonscrits, ramassés en tumeurs, dites **tumeurs gommeuses**;

III. — **Gommes viscérales** (qui trouveront place dans le chapitre des affections viscérales).

IV. — **Gommes intersplanchniques.**

I. — **Gommes en nappe.** — Très généralement sous-cutanées.

Très souvent confondues avec les syphilides gommeuses qui les compliquent ou qu'elles compliquent.

Identiques comme symptomatologie avec celles de la syphilis acquise, ce qui me dispense de toute description.

Susceptibles de toute localisation, mais ayant un siège de prédilection par excellence, à savoir la jambe.

Importantes, très importantes même parfois, en raison de leur étendue et de leurs complications, dont la plus commune est le phagédénisme. — J'en présenterai de suite deux spécimens.

Obs. XIII (personnelle). — Sur une malade de 3⁻ ans, hérédo-syphilitique avérée, une lésion de cet ordre, sans doute incitée par des varices, mais méconnue comme nature, aboutit en moins d'un an à prendre des *dimensions considérables* et à s'étaler sous forme d'ulcère depuis le tiers supérieur de la jambe jusqu'aux malléoles, *sur une hauteur de 28 centimètres*, en enveloppant le membre dans toute sa circonférence. C'était une *lésion* effroyable. Sa surface surélevée, tuméfiée, offrant une série d'ondulations, de vallonnements, de bosselures, se composait mi-partie de téguments rouges et infiltrés, mi-partie d'ulcérations. On comptait sur cette jambe 21 de ces ulcérations (sans

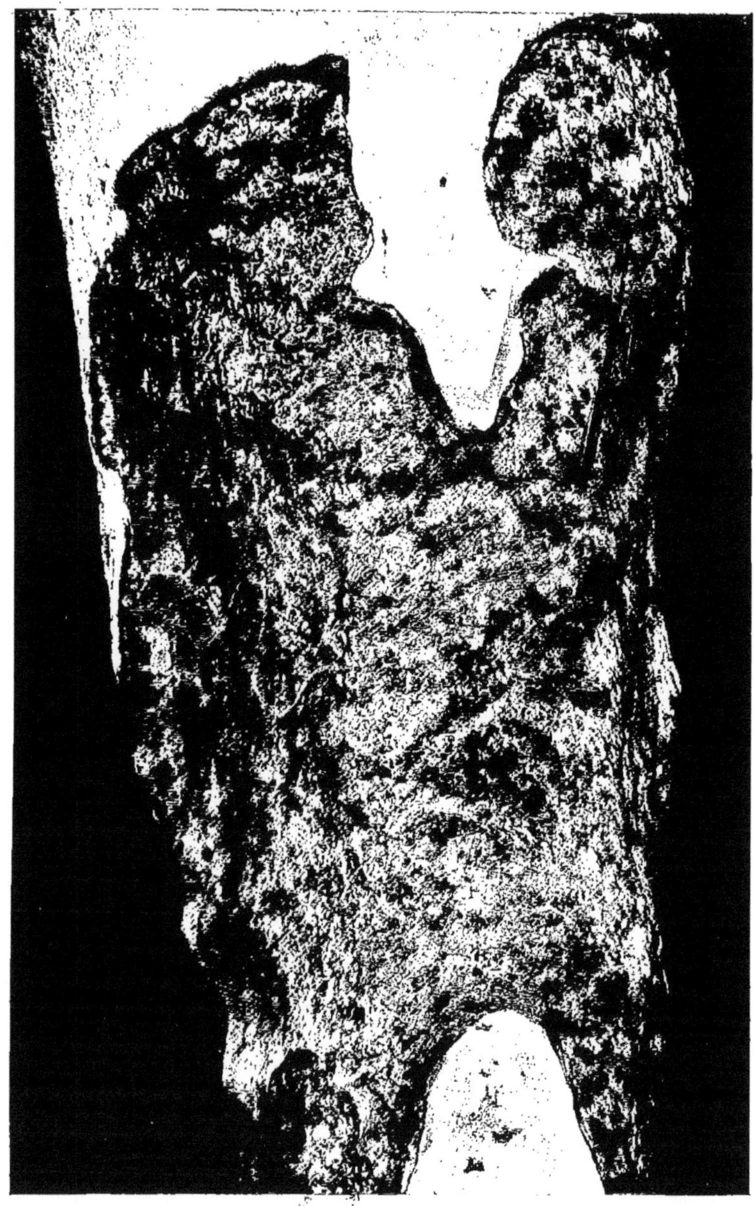

Invasion à 34 ans. — Gomme en nappe, ulcérée, phagédénique, contournant toute la jambe sur une hauteur de 22 à 26 centimètres. — Longtemps méconnue comme nature, cette lésion guérit en quelques semaines sous l'influence d'un traitement spécifique (V. page 35).

Masson et Cᵉ, Éditeurs.

parler de plus petits cratères qui criblaient littéralement certains points « en écumoire » ; la plus étendue, disposée horizontalement, mesurait 15 centimètres de long sur 2, 3, 4, 5 centimètres en hauteur. Quelques-unes se faisaient remarquer par leur forme arrondie ou leur contour diversement circiné, mais la plupart étaient amorphes. Toutes se présentaient avec l'aspect de fortes entamures, à bords entaillés à pic, à fond très inégal, raviné, anfractueux, soit gris pultacé, putrilagineux, soit jaunâtre, ou semé par places de débris bourbillonneux ; quelques-unes seulement avaient la physionomie vraiment gommeuse. Toutes sécrétaient un liquide sanieux et fétide. Sur toute son étendue cette lésion, visiblement constituée par un fort infiltrat gommeux, était rénitente, tendue, calleuse, dure. A sa partie la plus inférieure seulement, sa dureté se confondait avec un empâtement œdémateux. — Indolente à son début, la lésion devint plus tard, sous l'influence de la marche et de la station forcées, lancinante, congestive, inflammatoire, puis fortement douloureuse, et obligea finalement la malade à s'aliter. C'est alors que nous la vîmes pour la première fois.

Bref, c'était là un type de ces *gommes en nappe* sur lesquelles mon père a tant insisté ([1]), mesurant comme étendue les deux tiers de la jambe.

Eh bien, cette hideuse et menaçante lésion se modifia comme par enchantement dès que la nature en fut reconnue et qu'elle fut soumise au traitement spécifique. Elle guérit complètement en deux mois.

Et cette gomme, je le répète, était incontestablement le produit d'une hérédo-syphilis, dont témoignaient de multiples stigmates.

Voici encore un cas tout semblable que je ne raconterai pas, pouvant en produire la photographie (V. pl. n° 8, page 34).

Cet énorme ulcère *contournait toute la jambe sur une hauteur de 22 à 26 centimètres.* C'était de même sur une *femme de 34 ans* (qu'on remarque encore l'âge), l'œuvre d'une hérédité syphilitique. — « Considéré comme un ulcère variqueux simple » et rebelle depuis longtemps à tous les traitements prescrits, cet ulcère guérit en quelques semaines, dès qu'on en eut reconnu la nature et prescrit la seule médication qui lui convînt.

II. — *Tumeurs gommeuses du tissu cellulaire.*

II. — *Tumeurs gommeuses du tissu cellulaire.* — La modalité gommeuse qui se traduit sous la forme de dépôts circonscrits, ramassés, formant tumeur, et se localisant dans le tissu cellulaire, est à coup sûr beaucoup moins commune que les infiltrations gommeuses cutanées ou sous-cutanées dont je viens de parler.

En autres termes, la tumeur gommeuse, la gomme proprement dite est beaucoup plus rare que les syphilides gommeuses. Je n'en trouve, en effet, que vingt-neuf cas dans mes relevés.

Je pourrai être bref à leur sujet, car ces gommes ne présentent rien de spécial, rien qui ressorte du fait de leur production à un âge avancé de l'hérédo-syphilis.

1. Voir *Traité de la Syphilis*, t. II, p. 89.

1° *A quel âge les a-t-on observées ?*
Voici ce que m'apprend la statistique :

A 18 ans.	1 cas.	A 31 ans.	1 cas.
A 20 —	1 —	A 36 —	1 —
A 21 —	1 —	A 37 —	1 —
A 22 —	1 —	A 38 —	1 —
A 24 —	2 —	A 40 —	1 —
A 25 —	3 —	A 51 —	1 —
A 26 —	2 —	A 54 —	1 —
A 27 —	2 —	A 55 —	1 —
A 28 —	1 —		

2° *Sur quel siège les a-t-on observées ?*
Réponse de la statistique :

A la jambe	8 cas.	Au crâne	2 cas.
A la région sternale	4 —	A l'épaule.	2 —
A la région mastoïdienne.	4 —	Au bras.	1 —
A l'avant-bras.	3 —	Sur le tronc.	1 —
A la cuisse	3 —	A la région inguinale.	1 —
A la fesse.	3 —		

3° Le plus souvent ces gommes sont uniques ; cependant on les a vues multiples et cela à des degrés divers. Ainsi, sur l'une de nos jeunes malades, âgée de 25 ans, j'ai constaté sur la région sternale trois gommes typiques à diverses étapes de développement : l'une, à l'état de tumeur solide et dure, les deux autres en voie d'ulcération.

Exceptionnellement, on les a vues *multiples*, parfois même multiples dans des proportions surprenantes, extraordinaires, comme, par exemple, sur une malade de mon père qui en était littéralement *criblée*.

Qu'on en juge.

Sans parler de celles qui étaient limitées à la peau, elle en présentait *vingt-neuf* siégeant dans le tissu cellulaire, à savoir : onze à la jambe gauche, — treize à la droite, — deux aux cuisses ; et trois à l'avant-bras gauche. La plupart n'étaient grosses que comme de petits pois ; quelques-unes avaient la forme et le volume de noisettes ; une seule, siégeant au mollet, avait les dimensions d'une moitié d'abricot. — Sous l'influence de l'iodure, toutes ces tumeurs disparurent complètement en quelques semaines [1].

4° Presque toujours ces gommes sont de petit ou moyen volume, c'est-à-dire comparables à des groseilles, des olives, des pruneaux. — Rarement elles dépassent ces proportions. — Une seule fois, à ma connaissance, on en a cité une qui avait le volume du poing. Elle siégeait au pli du coude gauche, sur un jeune homme de 19 ans, hérédo-syphilitique. De par le fait de son volume, elle gênait beaucoup, cela va sans dire, les mouvements de flexion de l'avant-bras. Elle guérit très rapidement sous l'influence de l'iodure [2].

5° Assez habituellement, la production de ces gommes a coïncidé avec d'autres lésions syphilitiques, telles que syphilides, lésions osseuses (périostites, exostoses, hyperostoses), ulcères de divers sièges, notamment ulcères de la voûte palatine, kératite, arthropathies, etc. Il n'est pas rare cependant qu'elles se produisent seules, isolées, et elles sont alors très insidieuses pour le diagnostic. Tel fut, par exemple, le cas d'un malade qui présentait pour tout accident une « grosseur » dans l'aine, comparable à un petit œuf, et rien autre. On pensa d'abord qu'il s'agissait là seulement d'une adénopathie vulgaire ou scrofuleuse ; mais l'amélioration et la résorption très rapide qui se produisirent sous l'influence de l'iodure, ne purent laisser de doute sur la nature de la tumeur qui, manifestement, était une gomme développée sur un sujet hérédo-syphilitique.

6° Ces gommes, enfin, sont sujettes à *récidives*. Ainsi, une malade, dont je parlais tout à l'heure comme affectée de trois gommes sur la région sternale, avait présenté, huit ans auparavant, une gomme semblable siégeant exactement sur la même région, gomme qui s'était ulcérée et dont on percevait encore la cicatrice.

---

1. *Annales de Dermat. et de Syph.*, 1883. Observation publiée par MM. Leloir et Perrin (de Marseille).
2. Observation recueillie à la clinique de l'hôpital Saint-Louis, par M. Meneault (*Annales de Dermat. et de Syph.*, 1887, p. 269).

ULCÈRE GOMMEUX

Complications. — *Lymphangite éléphantiaque.* — *Phagédé-nisme.* — **Terminaisons.** — Aboutissant naturel des lésions qui précèdent, l'ulcère gommeux, d'origine héréditaire, est susceptible des mêmes accidents que celui de la syphilis acquise. Je ne m'arrêterai cependant que sur deux d'entre eux : l'un, parce qu'il est rare, étrange parfois, et peu connu; — l'autre, en raison des dangers qu'il comporte.

I. **Lymphangite éléphantiaque.** — Il n'est pas rare que l'ulcère gommeux s'entoure d'une atmosphère de lymphangite œdémateuse ; mais cela n'est qu'un accident, qui, en général, ne prend qu'un faible développement.

Exceptionnellement, on a vu, au contraire, cette lymphangite prendre des développements considérables et réellement éléphantiaques. C'est ainsi que j'ai trouvé, dans la collection de mon père, la relation d'un cas de *lymphangite scléro-œdémateuse* ayant acquis des dimensions considérables, au point de prendre l'aspect et la physionomie d'un véritable éléphantiasis des Arabes. Ce cas est relatif à une malade de 55 ans (qu'on remarque l'âge), hérédo-syphilitique et toujours restée sans traitement.

Obs. XIV. — Cette malade avait été sujette, depuis de très longues années à de nombreuses ulcérations d'une jambe, qui, incessamment méconnues comme nature, le plus souvent non traitées ou, qui pis est, mal traitées, avaient subi de multiples recrudescences ou récidives. Quatre de ces ulcérations, notamment, dataient de sept à huit ans lors de la première visite que fit mon père à la malade, et subsistaient depuis lors sous forme de clapiers profonds et fistuleux. Ultérieurement, cette jambe s'était tuméfiée partiellement d'abord, puis dans toute son étendue. Bref, la tuméfaction n'avait fait que s'accroître en prenant peu à peu des proportions de plus en plus considérables. A 55 ans, alors qu'elle comptait plus de 4 ans de date, la lésion pouvait sans exagération être comparée à l'éléphantiasis des Arabes. Le membre en question était positivement *triplé* de volume environ, et, de plus, un bourrelet cutané énorme semblait se détacher de la partie inférieure de la jambe pour recouvrir partiellement la face supérieure du pied. — De même le pied, à l'unisson, était à la fois énorme et informe. D'autre part, enfin, sur plusieurs points, la jambe était littéralement capitonnée par des enfoncements cicatriciels profonds, notamment au niveau des clapiers sus-décrits. — Sur toute l'étendue de ce membre, les téguments

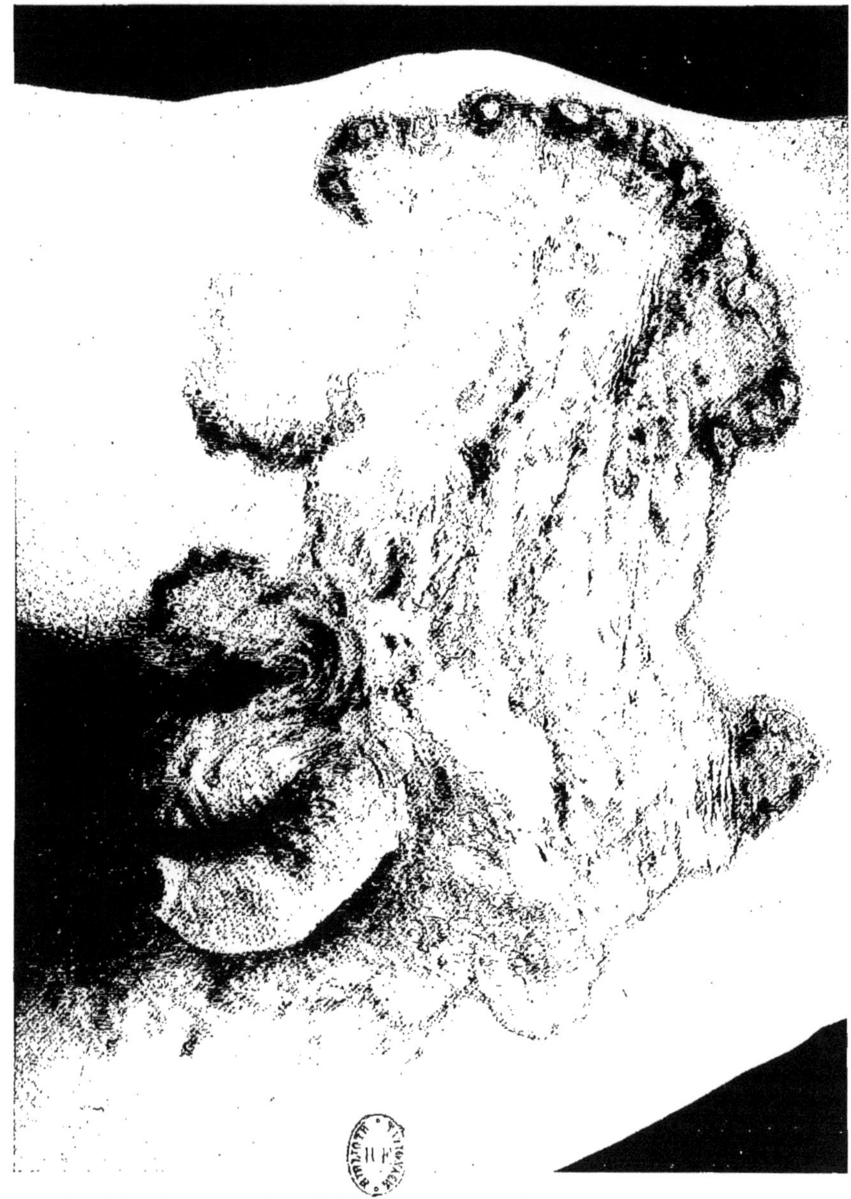

Syphilide génitale. — Phagédénisme serpigineux. — Début à 33 ans. — Prise pour
une lésion d'ordre tuberculeux, la lésion persista 10 ans. — Reconnue comme
symptôme d'hérédo-syphilis, et traitée comme telle, elle guérit en l'espace de
quelques semaines (V. page 39).

présentaient une rénitence scléro-œdémateuse, le doigt n'y laissait pas la cupule caractéristique de l'œdème, et les tissus (comparaison qui se présentait à l'esprit de tous) donnait au palper la sensation d'une « couche épaisse de lard ».

II. **Phagédénisme.** — Bien autrement fréquente est la complication phagédénique. Elle est même plus fréquente qu'on ne le supposerait à priori, car mon relevé d'observations ne m'en fournit pas moins de trente cas.

Comme localisations, ces trente cas se répartissent ainsi :

Visage	7 cas.
Membres inférieurs	6 —
Organes génitaux (homme)	6 —
— — (femme)	1 —
Gorge	5 —
Tronc	2 —
Membres supérieurs	1 —
Phagédénisme à foyers multiples disséminés	2 —
Total	30 cas.

Ces cas sont relatifs à l'une ou à l'autre des espèces de phagédénisme, qui peuvent d'ailleurs s'associer, à savoir :

Phagédénisme *en surface*, à progression centrifuge ou serpigineuse;

Phagédénisme *en profondeur*, ou térébrant.

J'en citerai quelques exemples.

1° J'ai observé en 1904, dans le service de mon maître le professeur Gaucher, un malade de 43 ans affecté d'une syphilide serpigineuse d'énorme étendue, étalée qu'elle était sur tout le bas-ventre, le haut des cuisses, la région pubienne, le scrotum et le fourreau de la verge (V. pl. n° 9, page 38).

Cette syphilide, dont le début remontait à dix ans, avait été toujours méconnue, taxée de lésion tuberculeuse et traitée comme telle; aussi n'avait-elle fait que progresser.

Reconnue enfin pour ce qu'elle était et soumise à un traitement spécifique, elle fut enrayée presque immédiatement et guérie d'une façon complète dans l'espace de quelques semaines.

Or, cet homme niait énergiquement avoir jamais contracté la syphilis. Et, en effet, l'origine héréditaire de la maladie ressortait en toute évidence des antécédents du malade, comme des divers stigmates manifestes qu'il présentait.

2° De même, j'ai observé une vaste syphilide tuberculo-crustacée à modalité serpigineuse excentrique sur un jeune sujet âgé de 24 ans, hérédo-syphilitique, et même hérédo-syphilitique de *seconde génération*. Cette syphilide mesurait 18 centimètres de hauteur sur 12 de largeur (V. pl. n° 10).

Elle était typique à tous égards comme objectivité. Elle persistait depuis l'âge de 5 ans, rebelle à toutes les médications de divers genres qui lui avaient été opposées. Elle ne céda que le jour où la nature syphilitique en fut reconnue par le Dr Hallopeau et le traitement syphilitique enfin administré.

J'ai soumis ce cas, en 1905, à la Société de Dermatologie, où il ne lui fut fait aucune objection, ni quant à la spécificité de la lésion, ni quant à son origine [1].

3° Mraceck a relaté un cas tout à fait semblable, relatif à une femme de 26 ans qui présentait depuis deux ans, sur les parties latérales du thorax, de larges ulcérations serpigineuses.

4° Une observation de mon père, recueillie sur un homme de 30 ans, est relative à un *phagédénisme térébrant des lèvres*, étonnant par la profondeur de son excavation et ayant détruit une commissure. En voici une courte description :

Obs. XV. — « ... La commissure labiale gauche n'existe plus. Elle est remplacée par une excavation considérable, creusée dans une gangue de tissus infiltrés, hyperplasiés et très durs. Cette excavation, très irrégulière, très anfractueuse, mesure par places jusqu'à un centimètre, voire un centimètre et demi de profondeur.... La surface de fond est presque noire et sphacélée.... Aux environs, entre la lèvre et le menton, quatre autres ulcérations circulaires, du diamètre d'une pièce de cinquante centimes, très creuses, du plus mauvais aspect, à tendance phagédénique, etc., etc. — Pas de renseignements sur les ascendants. Mais hérédité surabondamment démontrée, à savoir : Sur six frères ou sœurs, trois morts en bas âge. — Une sœur déjà traitée pour accidents d'hérédo-syphilis. — Petitesse de taille. — Édentation avancée. Sur les quelques dents qui subsistent, dystrophies cuspidiennes très accentuées. — Malformation des lobules auriculaires. — Malformation nasale (nez en pied de marmite). — Malformations des membres (avant-bras notablement plus long que le bras ; fémur notablement moins développé et plus court que le tibia. »

5° Enfin, je citerai encore un cas relaté par Vincenzo Fisichello, cas remarquable par un *phagédénisme disséminé*, c'est-à-dire par

---

1. Voir l'observation dans *Hérédo-Syphilis de seconde génération*, page 39. Dr E. FOURNIER, Rueff, éditeur.

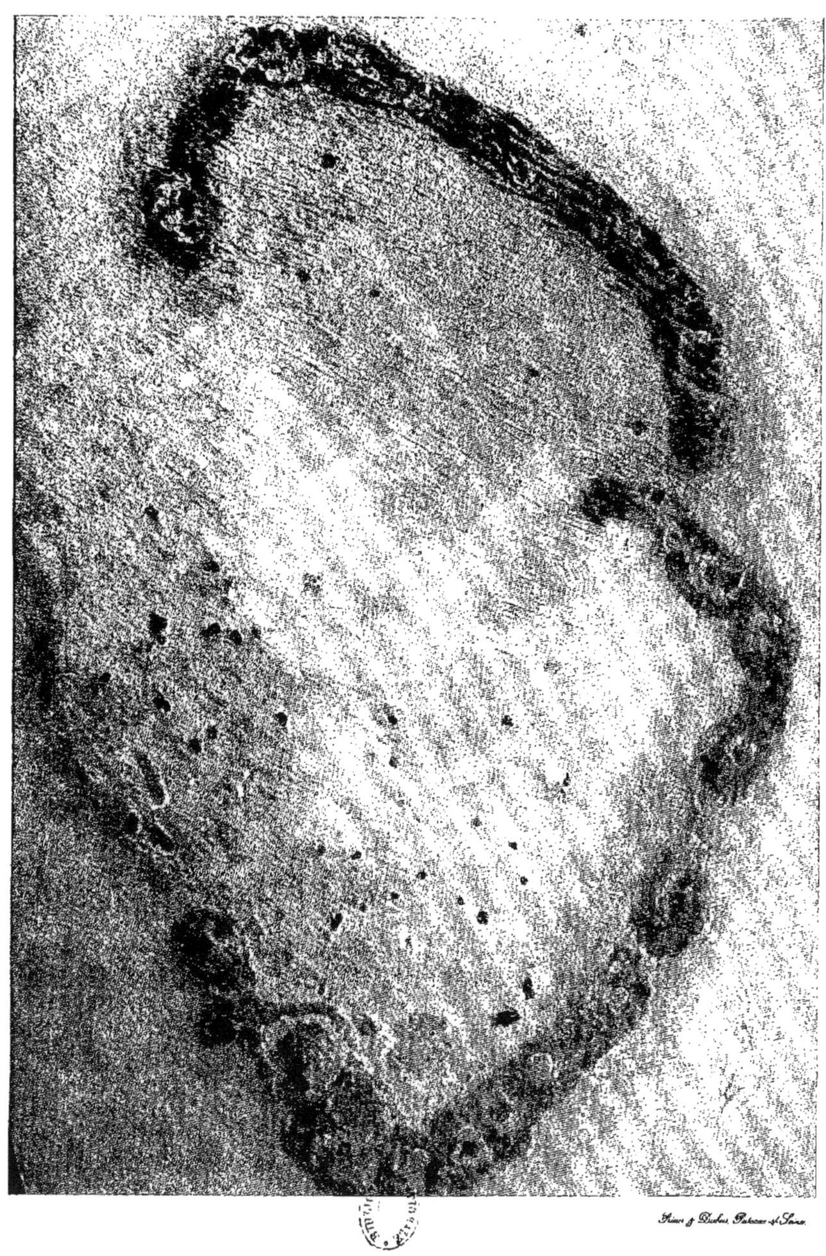

Syphilide tuberculo-crouteuse de modalité serpigineuse excentrique, observée sur un sujet de 24 ans, hérédo-syphilitique de seconde génération et ayant débuté à l'âge de 5 ans.

MASSON et Cie, Éditeurs.

une déviation phagédénique de *toutes* les ulcérations (et elles furent nombreuses) présentées par la malade.

Obs. XVI. — Ce cas fut observé sur une jeune fille de 22 ans, hérédo-syphilitique de par toute une série de stigmates (triade d'Hutchinson, infantilisme génital, etc.). Déjà elle avait été affectée de kératite interstitielle à 16 ans; à 17 ans, d'une arthrite du genou; à 18, d'une ulcération phagédénique de la lèvre supérieure et des ailes du nez; à 19, d'une otorrhée suivie de surdité bi-latérale, et, à 20 ans, enfin, d'une gomme ulcéreuse de la face, avec destruction du lobule de l'oreille. A partir de ce moment elle fut littéralement criblée de gommes cutanées et sous-cutanées qui diffusèrent par toute la peau, et devinrent l'origine de vastes destructions. Il se produisit de la sorte toute une *série de foyers phagédéniques* sur le visage, les ailes du nez, les cuisses, le thorax, les régions scapulaires, le septum nasal, le voile du palais, le pharynx, l'épiglotte, la fossette glosso-épiglottique, etc., etc.

Traitement par injections de calomel et iodure de potassium; localement, iodoforme. — Guérison complète de toutes les lésions en quatre mois.

Inutile de dire quelles peuvent être les conséquences terminales de telles lésions : cicatrices plus ou mois étendues, parfois considérables, parfois aussi vicieuses; mutilations partielles ou complètes de divers organes; difformités; atrésies cicatricielles; laideurs inimaginables. Tout cela est connu, et je ne ferais en insistant que reproduire des tableaux cent fois tracés. Je me bornerai, comme exemple, à citer un cas observé par Atkinson, sur une jeune fille hérédo-syphilitique, dont une syphilide serpigineuse avait pendant quatre ans dévasté et presque *dévoré* le visage.

« Tout le visage, dit Atkinson, n'était qu'un mélange de cicatrices, de croûtes et d'ulcères; — le front était un vaste ulcère; — les paupières étaient à moitié détruites, si bien que les yeux, mis à découvert, se présentaient rouges et enflammés, avec des cornées nuageuses; — les ailes du nez étaient aplaties, la cloison détruite, et les narines *réduites à deux petits trous du diamètre d'une tête d'épingle*; — les joues étaient couvertes de cicatrices; — la bouche rétrécie, distordue ; — sur le menton s'étalaient de vastes ulcères, etc., etc. (¹).

1. *The American Journal of the medical sciences*, 1879.

VIII

ULCÈRE GOMMEUX DÉGÉNÉRÉ

Pour en finir avec l'histoire pathologique de l'ulcère gommeux d'origine héréditaire, il me reste à faire mention ici d'une particularité de son évolution, particularité curieuse surtout par les erreurs diagnostiques auxquelles elle peut donner lieu. Voici ce dont il s'agit :

Nombre d'ulcérations des membres inférieurs qu'on observe dans la période adulte de l'hérédo-syphilis, et qui, vaguement, sont taxées d'ulcères variqueux, ne sont autres que des ulcères gommeux dégénérés (j'entends modifiés comme caractères objectifs), et rélèvent comme origine de la syphilis héréditaire.

J'établirai d'abord la réalité du fait par une observation.

Obs. XVII (personnelle). — Une femme de trente ans se présente à l'hôpital Saint-Louis pour un ulcère de jambe qu'elle porte, dit-elle, depuis plus de trois ans et contre lequel nombre de traitements sont restés jusqu'alors impuissants. Cet ulcère siège au-dessus de la malléole interne, et présente une étendue qui dépasse l'aire de la paume de la main. Il est rouge, violacé, granuleux, bourgeonnant, exhaussé, encadré par une auréole fortement pigmentée ; il n'offre d'ailleurs aucune particularité objective propre à en déterminer la nature, et il a été qualifié d' « ulcère variqueux », par les divers médecins auxquels il a été montré.

Soupçonneux, comme on le devient bien vite à Saint-Louis, de la qualité syphilitique de toute plaie de ce genre, j'interroge sur des antécédents de cet ordre la malade qui proteste et se récrie même. Poursuivant néanmoins l'enquête en ce sens, je découvre sur elle, non pas des témoignages de syphilis acquise, mais des stigmates indéniables d'hérédo-syphilis, inutiles à préciser pour l'instant.

Sur cette indication, on prescrit le traitement mixte à bonnes doses. Tout aussitôt, véritable coup de théâtre. L'ulcère, immobile et rebelle depuis trois ans, se modifie dès les premiers jours, se transforme à vue d'œil d'une façon significative, se répare, bref se cicatrise complètement en trois semaines.

Eh bien, de tels cas ne sont pas rares. Car, dans les quelques années que j'ai passées à Saint-Louis, soit comme interne, soit comme chef de clinique, j'ai pu en recueillir une dizaine d'observations personnelles.

A quelle période de la vie se produisent ces accidents?

D'après quatorze cas que je puis consulter à ce sujet on les a observés :

De 20 à 30 ans . . . . 3 fois.
De 30 à 50 ans . . . . 7 —
De 50 à 63 ans . . . . 4 —

A remarquer cette prédominance pour l'âge mûr (11 cas sur 14), prédominance sans doute relevant d'un état de la circulation moins parfait à cet âge que dans la jeunesse.

Or, l'histoire clinique de ces ulcères gommeux *à objectivité variqueuse* a été identiquement la même dans tous les cas. Elle n'offre rien de spécial du reste, et se résume en ceci :

Début par une lésion gommeuse qui s'ulcère et qui, généralement méconnue en tant que lésion syphilitique, persiste à l'état d'ulcère. Il se peut sans doute (on en trouverait de nombreux exemples) que, même non soumise à un traitement spécifique, l'ulcération se répare et se cicatrise. Mais tel n'est pas le cas habituel. Le plus souvent, elle persiste, et cela des mois, souvent même des années. Puis, après un certain temps, elle se modifie d'aspect, d'allure, de *physionomie*, si j'ose ainsi dire. Elle perd son cachet syphilitique et vire insensiblement à la plaie commune, banale, à la plaie *indifférente* d'aspect, puis à la plaie congestive, *variqueuse.* S'écoule encore un certain temps ; puis, définitivement, elle se transforme, quant à ses caractères objectifs, en un véritable *ulcère variqueux.*

D'ailleurs, rien de surprenant dans ce fait. De par ce qui précède nous savons qu'il suffit à un ulcère syphilitique de vieillir pour perdre quelques-uns de ses traits les plus caractéristiques, tels que sa couleur, ses bords à entaillure bien tranchée, son enduit crémeux, etc. D'autre part, siégeant aux membres inférieurs, l'ulcère subit là les lois de la déclivité, c'est-à-dire devient congestif d'allure, *veineux* et *vineux.* Il y est exposé de plus à des causes multiples d'inflammation (marche, fatigues, traumatismes, pansements excitants, défaut même de pansements, incurie, saleté, etc.). Sous l'influence de toutes ces causes il aboutit parfois à se transformer véritablement, en s'infiltrant, en s'indurant, en devenant « calleux », suivant l'expression consacrée. Sans parler encore de certains cas plus rares, où, sous l'influence de telles ou telles causes, tout le membre se *pachydermise* et subit une déformation *éléphantiaque* pour aboutir à ce qu'on appelle la *jambe en poteau* dont je puis fournir ici une photographie prise sur une malade de la clinique (V. pl. n° 11). Sans parler même de cas (comme j'en ai vu un exemple) où le phagédénisme survient à la rescousse.

On comprend le danger de complications de cet ordre, et j'aurais pour ma seule part à citer un cas où l'amputation du membre fut proposée au patient comme seule ressource contre un mal qu'on jugeait incurable.

A tout le moins, des cas de ce genre aboutissent-ils fréquemment à constituer une *infirmité* qui empêche les malades de vaquer à leurs occupations en leur interdisant la marche, voire la station debout. Et l'on sait le misérable sort de ces pauvres diables qui vont traînant d'hôpital en hôpital leur ulcère variqueux, sollicitant partout une admission qui leur est partout refusée. C'est dire l'intérêt que comporterait une connaissance plus approfondie de telles lésions, qui ont une réputation faite de chronicité, d'incurabilité, et qui, tout au contraire, se montrent infiniment dociles au traitement, alors que ce traitement est celui qui leur convient. Cela, je l'affirme, et l'expérience me donne le droit de

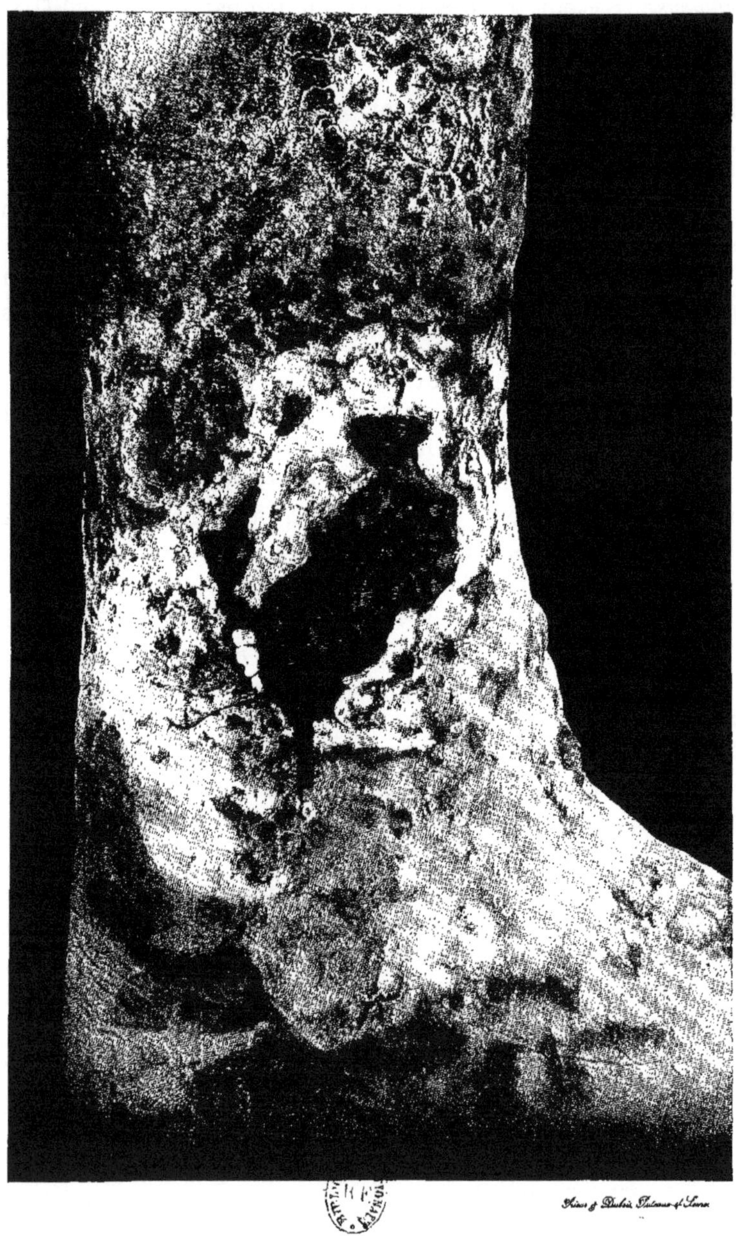

Femme de 48 ans. — Syphilide gommeuse en nappe, ulcéreuse ; — Lymphangite
scléro-oedémateuse. — Pachydermie. — " Jambe en poteau ".

MASSON et Cⁱᵉ, Editeurs.

l'affirmer. Car, dans tous les cas où j'ai reconnu l'existence de la syphilis sur de tels malades, j'ai toujours vu ces ulcères pseudo-variqueux se réparer hâtivement et guérir. Je les ai vus même guérir, et rapidement, dans les conditions en apparence les plus défavorables. A n'en citer qu'un exemple, un ulcère de ce genre, qui datait de huit ans et qui depuis huit ans n'avait fait que s'accroître, jusqu'à envahir sur la jambe une surface large comme les deux mains, avec la plus déplorable physionomie, fut littéralement transformé, métamorphosé par huit jours de traitement spécifique, et guérit ensuite dans l'espace de sept à huit semaines!

Eh bien, quant à l'origine de ces accidents, elle est toujours restée imputable à l'hérédo-syphilis dans les cas précités. 8 fois sur 14 j'en ai trouvé la preuve dans les renseignements obtenus sur les ascendants, et dans tous les autres cas l'hérédité s'affirmait par les signes et les stigmates les plus sûrs. A savoir : 5 fois par une polymortalité infantile très accentuée; — 3 fois par des retards de développement physique et intellectuel; — 3 fois par des ophtal-mies du jeune âge, des malformations craniennes, des stigmates dentaires, des dystrophies diverses, etc.

Je n'insisterai que sur un point, qui du reste me paraît jugé. A savoir la question de *pathogénie*.

La transformation (pour le moins apparente) d'un ulcère gommeux en ulcère variqueux trouve ici, pour moi, son explication toute naturelle, dans une **débilité native du système veineux** chez l'hérédo-syphilitique. Or, cette débilité native est connue de vieille date, déjà; je l'ai décrite et figurée même en nombre de cas(¹).

Elle est attestée :

1° Par ces **ectasies veineuses crânio-faciales du tout jeune âge** qui sont véritablement communes. J'en ai trouvé signalés plus de 30 cas dans la riche collection de mon père, et j'en ai recueilli, pour ma part, près d'une quarantaine d'autres exemples. Ces ectasies ont pour siège le plus habituel les *veines frontales, parié-tales* et *occipitales*.

2° Par les *varices juvéniles* et même *infantiles* qu'on rencontre,

1. V. mon travail sur *les Dystrophies veineuses de l'hérédo-syphilis*, Paris, 1902 (Doin).

mais avec une moindre fréquence, chez l'hérédo-syphilitique adulte.

Quand on peut être fixé sur l'origine première de ces varices, on apprend que cette origine remonte souvent au jeune âge. Par exemple, à l'age de 19 *ans*, de 16 *ans*, de 15 *ans*, et parfois même à un âge plus jeune encore. Tel fut le cas pour un de mes malades qui eut 1° des varices dès le tout jeune âge, 2° un *ulcère variqueux de la jambe droite à 8 ans*, et 3° un *ulcère variqueux de la jambe gauche à 18*.

Les varices de cet ordre constituent la catégorie que M. le professeur Rémy a justement qualifiée de **varices de faiblesse**. Pour lui, elles offrent ces deux caractères :

1° D'avoir débuté dans un *âge précoce*, alors qu'aucune des grandes causes provocatrices des varices accidentelles ne pouvait encore être invoquée ;

2° De se présenter souvent dans des régions où aucune cause mécanique, aucun traumatisme, aucun obstacle ne peut être incriminé pour en légitimer le développement, et où il paraît impossible de ne pas admettre pour elles une origine congénitale, inhérente même à la *constitution défectueuse de la paroi vasculaire*.

Sans doute ces phlébectasies datant du jeune âge sont l'expression locale d'une *débilité congéniale du système veineux*. La meilleure preuve en est qu'on a observé quelquefois chez les malades ainsi affectés un état variqueux disséminé, ou même quelquefois presque généralisé de toute la surface tégumentaire. J'ai même reproduit, d'après le professeur Parrot, un superbe moulage représentant un tout jeune enfant chez lequel la moitié droite du corps était le siège d'une phlébectasie généralisée [1].

En général, les phlébectasies de cet ordre ne diffèrent pas objectivement des varices vulgaires. Ce sont de grosses tumeurs variqueuses en tête de Méduse. D'autres fois cependant elles se présentent sous forme d'un lacis de veines bleues anastomosées, formant une véritable résille à mailles irrégulières. D'autres fois encore elles sont très superficielles, très fines, atteignant à peine le

---

1. V. Mémoire précité.

diamètre d'un crin, et s'accusant beaucoup moins par leur relief que par un fin réseau bleuâtre sous-cutané.

Comment ne trouverait-on pas dans de telles dystrophies du système veineux l'explication toute naturelle de la modalité variqueuse que peuvent parfois prendre les ulcères gommeux de l'hérédo-syphilis?

Des enseignements pratiques de la plus haute importance ressortent donc de ce qui précède et se résument en ceci :

1° L'hérédo-syphilis peut être l'origine de lésions gommeuses ulcératives faisant élection de siège sur les membres inférieurs;

2° De telles lésions peuvent, en vieillissant, perdre absolument le caractère spécifique et revêtir les apparences d'un *ulcère variqueux*;

3° Les lésions de cet ordre s'observent de préférence, mais non exclusivement, dans une *période avancée* de la vie, dans l'âge mûr et même, mais exceptionnellement alors, jusque dans la vieillesse;

4° Donc une indication absolue pour le praticien en race d'un ulcère de ce genre est d'en rechercher l'origine possible dans la syphilis, et non pas seulement dans une syphilis acquise, mais dans une hérédité syphilitique.

IX

GOMMES DES ESPACES INTERSPLANCHNIQUES

Ordre de localisation rare.

Je n'ai même, en tant qu'expression de syphilis héréditaire tardive, qu'une seule variété de cet ordre à citer ici, à savoir: l'infiltration gommeuse des espaces celluleux du bassin, constituant ce qu'on a appelé la *cellulite gommeuse pelvienne*, ou *pelvite gommeuse*.

J'insisterai cependant avec détails sur cette localisation, et cela pour une double raison. D'abord, le simple bon sens permet de préjuger que cette localisation ne peut manquer d'avoir ses homologues sur d'autres espaces celluleux intersplanchniques et que, par exemple, la pelvite gommeuse appelle comme pendant la médiastinite gommeuse, dont je crois avoir déjà vu un cas. D'autre part, il est de toute évidence que la gravité de telles lésions doit être proportionnelle à l'importance des organes affectés, et c'est tout dire. Dans le cas que je vais décrire on s'accordera certes sur ce point que la mort du sujet était presque inévitable, et l'extraordinaire guérison qui s'est produite n'a été due qu'à ce fait éventuel qu'on a pu dépister à temps (on verra comment) la qualité hérédo-syphilitique du malade. En sorte que le fait en question sera un enseignement à plus d'un titre. C'est dire qu'il mérite toute l'attention du praticien.

Qu'est-ce, d'abord, que la *cellulite gommeuse pelvienne*, entité nosologique presque ignorée et dont le nom seul provoque l'étonnement? Tout simplement, ceci : un infiltrat de tissu gommeux dans les espaces celluleux multiples qui séparent les divers organes contenus dans le bassin (rectum, anses intestinales, vessie, utérus et annexes. Une comparaison va rendre les choses très claires.

Supposez que, sur un cadavre à abdomen ouvert, on coule du plâtre liquide dans le bassin; la coulée s'insinuera dans tous les espaces qui séparent les viscères contenus dans cette cavité, puis, se figeant, étreindra chacun d'eux isolément, tandis que son ensemble total figurera un bloc dur pelvien. Eh bien, telle est exactement la cellulite gommeuse, si l'on veut bien se figurer le plâtre remplacé par du tissu gommeux.

Or, une tumeur pelvienne de cet ordre s'était constituée sur un sujet âgé de 34 ans. Examinée par de nombreux médecins (dont plusieurs de nos maîtres à la Faculté), elle avait été diagnostiquée d'un accord à peu près unanime « sarcome pelvien », et jugée (fort heureusement pour le malade) à la fois *maligne* et *inopérable*. Un propos du malade vint à révéler dans la famille dont il était issu une mortalité infantile vraiment singulière, à savoir : *sur quinze frères et sœurs, douze morts en bas âge*. Ce fut là un véritable trait de lumière, un éclair dans l'obscurité étiologique du cas en question. Une enquête fut aussitôt ouverte. Elle ne révéla *rien sur le malade*. Mais elle révéla (grâce à l'habileté de mon confrère et ami le Dr Antonelli) des *stigmates oculaires d'hérédosyphilis sur le frère aîné de ce malade*. Une hérédité syphilitique existait donc dans la famille. Sur cette indication un traitement spécifique fut aussitôt mis en œuvre, et suivi (suivi deux fois même, on verra le détail dans ce qui va suivre) d'une disparition complète, absolue, de la tumeur pelvienne.

Ce cas, par sa singularité, par les enseignements précieux qui s'y rattachent, doit être relaté ici *in extenso*. Voici en quels termes il fut présenté par mon père à l'Académie.

O$_{BS}$. XVIII. — *Pelvipéritonite gommeuse, sur un sujet de 34 ans, prise pour un sarcome. — Spécificité héréditaire révélée par un stigmate constaté sur un collatéral. — Traitement spécifique. — Guérison.*

« En décembre dernier, je fus mandé en consultation près d'un malade âgé de 34 ans, que l'on me disait affecté d'une tumeur du petit bassin, tumeur diagnostiquée sarcome et déclarée inopérable par trois de mes collègues de la Faculté. On désirait savoir de moi « s'il n'y aurait pas quelque chance pour que ladite lésion dérivât

d'une origine syphilitique » bien que le malade reniât tout antécédent suspect.

Je trouvai un malade pâle, amaigri, débilité, tendant déjà visiblement à la cachexie. Depuis plusieurs mois, à l'exclusion de
toute autre localisation morbide, il souffrait d'une gêne vague
dans le petit bassin avec tous symptômes progressivement crois-
sants de compression vésico-rectale, à savoir : mictions très
fréquentes, pénibles; constipation constante; selles difficiles,
rubanées, comme passées à la filière, souvent impossibles sans le
secours de purgatifs ou de lavements. — Actuellement, le palper
abdominal et le toucher rectal révèlent de la façon la plus nette
l'existence d'un infiltrat volumineux, étalé, très étendu, qui tapisse
presque toute l'excavation pelvienne en la débordant en avant et
du côté gauche. Ainsi, au-dessus du pubis, dans l'étendue de
deux à trois travers de doigt, et dans la région iliaque gauche,
sur une hauteur un peu plus considérable, on sent une tumeur
en nappe, d'une épaisseur de deux centimètres environ. Cette
tumeur semble se réfléchir sur la vessie et plonge dans l'excavation pelvienne. Libre dans son extrémité inférieure, le rectum est
enserré plus haut par cet infiltrat pelvien et ne se laisse plus
pénétrer par le doigt que difficilement et avec douleur. En
autres termes, on sent l'intestin compris dans une sorte de
gangue qui l'environne de toutes parts et en efface le calibre.
Pas de bosselures en aucun point, sauf à droite, où l'on perçoit
très vaguement quelques nodosités semblables à de petites
noisettes, avec une sorte de bourrelet qui semble rattacher la
masse totale à la fosse iliaque. Sur toute son étendue, l'infiltrat
pelvien est dur, ligneux; nulle part n'existe de portion plus molle.
Partout également la lésion est indolente. Pas de développement
ganglionnaire.

Du reste, nul trouble des grandes fonctions.

En ce qui concerne la syphilis spécialement, aucun souvenir
d'un accident quelconque. Pas le moindre stigmate accusateur
sur la peau, les muqueuses, le système osseux, etc.

Mais, dans les antécédents de famille, une particularité suspecte,
à savoir : singulière *mortalité infantile.* Le malade a eu quinze frères
ou sœurs, dont douze sont morts, la plupart en tout bas âge.

On sait quelle indication se rattache le plus souvent à ces *héca-tombes d'enfants*. Donc, sur cette donnée, je me mis à rechercher sur mon malade ces fameux stigmates qui, en tant de cas, constituent de si précieux indices révélateurs de la tare hérédo-syphilitique. Vains efforts. En dépit d'une longue et minutieuse investigation, je ne trouvai rien; pas la plus légère dystrophie, pas la moindre irrégularité organique. Les dents, par exemple, étaient absolument indemnes; les testicules, les os, les pupilles, etc., à l'état normal. Les yeux seuls, quant à l'état de leurs membranes profondes, restaient à examiner, car on sait aussi quelles utiles notions peut fournir parfois l'exploration ophtalmoscopique au diagnostic en question. Donc, je demandai qu'un examen de ce genre fût pratiqué le plus tôt possible sur le malade, et, différant jusque-là toute décision thérapeutique, je me retirai.

Or, c'est ici que commence le pittoresque de l'observation. Quelques heures ne s'étaient pas écoulées depuis cette consultation que je recevais chez moi la visite d'un monsieur qui n'était autre que le frère aîné (36 ans) du malade dont je viens de parler. « Je viens pour deux raisons, me dit ce monsieur. D'abord, je vous apporte un renseignement. Tenez pour presque certain que notre père a été affecté de syphilis. Puis, je suis inquiet pour moi, d'après ce que je vois sur mon frère. Je viens donc vous prier de m'examiner et de me dire si j'ai quelque chose à craindre. »

Je vous laisse à penser si je me hâtai de profiter de l'heureux concours de circonstances qui se présentait à moi. J'examinai donc ce monsieur, en recherchant sur lui avec la plus scrupuleuse attention des témoignagnes d'une hérédité spécifique. Mais sur lui, comme sur son frère, recherche vaine, je ne découvris rien, absolument rien de nature à éveiller un soupçon. Restaient les yeux à explorer. Je l'adressai au même ophtalmologiste (Dr Antonelli) qui devait examiner son frère.

Le lendemain je recevais de M. Antonelli une note détaillée se résumant en ceci : 1° sur votre malade (le malade à la lésion pelvienne), rien autre que des stigmates rudimentaires légers du fond de l'œil, pouvant bien éveiller un soupçon, mais ne permettant pas une affirmation d'hérédo-syphilis; — 2° en revanche, sur son frère aîné, stigmates *certains* de syphilis congénitale [1].

Sur cette donnée, mon parti fut pris. Je me décidai à soumettre le malade non pas à un de ces traitements mollasses et de pure forme, comme on en prescrit souvent alors qu'il n'est rien à en espérer, mais à un véritable traitement spécifique (injections mercurielles et iodure de potassium, à bonnes doses), traitement capable de produire un effet curatif au cas où un effet curatif ne serait pas impossible. Et cependant, à cette époque je dois l'avouer, je n'avais guère confiance. Je n'avais certes jamais rien vu et mes lectures ne me rappelaient rien dans la syphilis qui ressemblât à la lésion de mon malade, ni comme siège, ni comme étendue et forme d'infiltrat, ni comme physionomie générale. Qu'on me passe la façon de dire, j'aurais parié gros contre la syphilis et contre l'heureux résultat de mon traitement, en faveur du cancer et d'une issue d'autre genre. Eh bien, j'aurais perdu.

Et, en effet, le traitement en question (injections de benzoate mercuriel à 2 centigrammes par jour, et iodure de potassium, de 4 à 6 grammes quotidiennement) était à peine institué depuis une semaine que déjà un semblant de mieux s'annonçait. Dix jours plus tard, il n'y avait plus de doute. Un processus résolutif s'était constitué dans la tumeur qui semblait s'atrophier, se réduire sur tous les points. Dès le vingtième jour, on pouvait la dire diminuée d'un bon tiers. Bref, après deux mois, il n'en restait plus trace ; elle s'était résorbée, *elle avait disparu*, absolument et complète-

1. Voici la note qui m'a été remise sur l'examen ophtalmoscopique de ces deux sujets par mon distingué confrère, le Dr Antonelli : 1° Malade affecté de lésion pelvienne. Acuité visuelle parfaite pour les deux yeux. — Réactions pupillaires normales. — A l'ophtalmoscope, papilles optiques et vaisseaux absolument indemnes. — Chorio-rétine présentant une *dystrophie pigmentaire* diffuse sous forme de marbrures irrégulières. — Petites plaques de *surpigmentation* et de *dépigmentation* choroïdienne, prononcées surtout à la périphérie du segment inférieur du fond de l'œil gauche. — Mais, au total, rien que des stigmates rudimentaires et trop faiblement accentués pour avoir une signification réelle.

2° Frère du malade. — Pupilles réagissant normalement. — Myopie double, plus accentuée à droite. — Légère astigmie des deux côtés. — L'examen ophtalmoscopique révèle sur les deux yeux des stigmates non douteux, *certains* même, de syphilis congénitale, à savoir : sur la chorio-rétine, *dystrophie pigmentaire* très accentuée, à foyers grenus (telle qu'elle est représentée dans ma thèse de 1897) ; — papilles petites, de coloration grisâtre, coiffées de petites plaques atrophiques ou pigmentaires qui sont les vestiges d'une chorio-rétinite péripapillaire : — bords de ces papilles flous, irréguliers, cachant parfois les vaisseaux qui, eux aussi, présentent des stigmates rudimentaires d'ancienne artérite ou périartérite. — Toutes ces altérations sont plus prononcées à droite, et en effet le malade se souvient très bien que, dès son jeune âge, cet œil était plus myope que le gauche. »

ment disparu. Parallèlement, l'état général s'était modifié de la façon la plus heureuse ; le malade avait engraissé de 8 kilogrammes, se trouvait débarrassé de tous ses anciens troubles vésicaux et rectaux, et accusait une « santé parfaite », qui s'est maintenue telle depuis lors.

Donc, nul doute, car de telles guérisons ne se discutent pas, doublement significatives qu'elles sont et par la rapidité et par l'intensité du processus curatif. De toute évidence, c'était bien à une lésion syphilitique que nous avions eu affaire, mais à quelle lésion? Bien manifestement, à une lésion gommeuse, car il n'est que la gomme pour présenter ces résolutions aussi prodigieuses et une résorption aussi extraordinairement hâtive que celle dont nous avons été témoins. Mais où siégeait cette gomme? Quel organe ou quels organes en avaient été le substratum originel, primitif? Question plus malaisée à résoudre, assurément. Toutefois, étant donnée la diffusion extrême et, si je puis ainsi parler, le dispositif géographique de l'infiltrat, il semble difficile de croire que la lésion ait pu siéger ailleurs que dans le *tissu cellulaire* de la région. Logiquement, il n'est guère à supposer que les viscères pelviens, vessie et rectum principalement, aient été affectés pour leur compte et dans leur parenchyme ; il semble bien plus rationnel d'admettre qu'ils ont été simplement coiffés, enveloppés, enserrés par l'infiltrat. Auquel cas, la lésion aurait consisté simplement en ceci : une **cellulite pelvienne gommeuse**. C'est sous ce titre, donc, que j'ai été amené à la présenter à l'Académie.

De ce qui précède résulte un enseignement, un gros enseignement. C'est que dorénavant il faudra compter au nombre des accidents possibles de la syphilis la production d'*infiltrats pelviens*, intéressant (au moins secondairement) la vessie et le rectum, simulant par leur importance, leur dureté, leur physionomie générale, les tumeurs malignes, mais susceptibles, comme toutes les lésions gommeuses, de résorption et de guérison rapide, si peu qu'on en soupçonne la spécificité d'origine et qu'on mette en œuvre le traitement spécifique.

Cela, à coup sûr, constitue un *fait nouveau* à inscrire dans nos pathologies. Pour ma part, je le répète, le cas que je viens de raconter est le premier de ce genre que j'aie rencontré sur ma route ou du moins que j'aie remarqué. Je n'ai pas trouvé non plus mention de cas semblables dans la littérature médicale. Notre éminent collègue M. Guyon, dont l'expérience est si grande en la matière, m'a dit également n'avoir rien observé d'analogue jusqu'à ce jour.

En l'espèce cette cellulite gommeuse pelvienne a été le produit non pas d'une syphilis acquise, mais d'une syphilis *héréditaire*. Or, à ce point de vue spécial de l'hérédité spécifique, quelques remarques doivent trouver place ici.

1° A noter d'abord que la lésion s'est produite chez notre malade *à l'âge de* 34 *ans*, et qu'elle n'avait été précédée (au moins d'après son dire et celui de son frère) d'aucune autre manifestation spécifique, du moins d'aucune autre manifestation assez importante pour laisser des traces dans le souvenir ou des stigmates sur les tissus.

Voilà donc, en conséquence, une hérédité syphilitique se traduisant à une *étape lointaine* de la naissance (34 ans) et se traduisant ainsi pour la première fois, donnant pour la première fois (qu'on me passe l'expression) signe de vie dans la période adulte de l'existence. C'est dire que, bien sûrement, il existe une *syphilis héréditaire de l'âge mûr*.

2° Un second point non moins digne de remarque consiste en ceci : que, sur notre malade, comme sur son frère également, *l'hérédo-syphilis ne se traduisait* (réserves faites pour les signes ophtalmoscopiques dont je parlerai dans un instant) *par aucun stigmate appréciable. Rien d'apparent ne dénonçait sur eux la tare héréditaire.*

Or, on a tellement parlé, et avec toute raison, ces derniers temps, des *stigmates* de l'hérédo-syphilis (triade d'Hutchinson, infantilisme, malformations craniennes, bosselures craniennes, difformités nasales, difformités osseuses, cicatrices cutanées ou muqueuses, dystrophies natives de tout ordre, etc.) qu'on ne conçoit plus guère l'hérédo-syphilis sans stigmates. Eh bien, c'est là un tort. A coup sûr, il est absolument commun, usuel, que la tare héréditaire se traduise objectivement par tel ou tel de ces indices révélateurs qui (soit dit au passage) rendent au diagnostic de si utiles services. Mais ce qui n'est pas moins vrai, d'autre part, c'est que parfois, et plus souvent qu'on ne le pense, l'***infection héréditaire ne se dénonce par aucune malformation, aucun stigmate, aucune dystrophie appréciable.***

Comment se fit donc le diagnostic dans le cas actuel ?

Le premier soupçon, le premier éveil dériva de l'effroyable *polymortalité infantile* qui avait sévi sur la famille du malade, à savoir : sur 15 frères et sœurs, 12 morts, et morts en bas âge, pour la plupart. C'est bien positivement ce signe (***polymortalité infantile***), ce *merveilleux signe* (il n'y a pas d'exagération à le qualifier ainsi, étant donnés les services qu'il peut rendre), qui, en l'espèce, a été *révélateur*; c'est lui pour le moins qui a signalé et ouvert la piste, et la bonne piste.

Puis, le diagnostic a été confirmé par l'exploration ophtalmologique. Mais qu'on remarque bien le mode séméiologique au moins singulier d'après lequel la tare hérédo-syphilitique acheva d'être à peu près démontrée chez notre malade. En effet, *ce n'est pas de par un stigmate personnel que le dit malade se trouva à peu près convaincu d'hérédo-syphilis, mais bien par un stigmate observé sur son frère aîné.* Avec toute raison il le disait lui-même : « *J'étais perdu sans les yeux de mon frère; ce sont les yeux de mon frère qui m'ont sauvé.* »

Ce procédé diagnostique, constituant ce qu'en langage technique nous appelons l'*examen des collatéraux*, n'a du reste rien que de rationnel, les enfants des mêmes géniteurs étant naturellement appelés à présenter les mêmes prédispositions morbides, les mêmes tares héréditaires. En toute évidence, la constatation d'un accident ou d'un stigmate de syphilis sur tel enfant d'une famille implique que tel autre enfant de la même famille se trouve, lui aussi, suivant toute vraisemblance, sous le coup de la même infection. Aussi bien l'***enquête sur les collatéraux*** est-elle susceptible de fournir à la pratique les plus utiles services, en éclairant parfois un cas obscur d'une lumière indirecte.

C'est là cependant une méthode que l'on néglige, tout au moins à laquelle on n'a pas recours assez souvent. Pour l'avoir au contraire mise à l'épreuve bien des fois, voire d'une façon presque systématique, je suis autorisé à la dire bonne, excellente, et je lui dois de nombreux succès diagnostiques.

Au total donc, ce cas si curieux à tant d'égards se résume en ceci :

« Tumeur du petit bassin, intéressant la vessie et le rectum ; se présentant sous la physionomie d'une tumeur maligne et considérée comme telle par tous les médecins ou chirurgiens qui l'ont vue (moi compris, bien entendu) ; — tumeur heureusement jugée inopérable, en raison de son étendue, de sa diffusion et de ses connexions avec les viscères pelviens ;

Alors, soupçon d'hérédo-syphilis, né d'une polymortalité considérable dans la famille du malade ; — absence, il est vrai, sur le malade de tout accident, de tout stigmate légitimant ce soupçon ; — mais découverte, sur un frère aîné du malade, de stigmates ophtalmoscopiques nettement accusateurs d'une infection syphilitique héréditaire.

Sur cette donnée, institution empirique (et sans véritable espoir, je le répète) d'un traitement spécifique mixte ; tout aussitôt début de résorption de la tumeur, qui disparaît complètement en moins de deux mois.

Donc, diagnostic de la lésion pouvant, ce me semble, être formulé en définitive de la façon suivante :

Cellulite gommeuse pelvienne, survenue à l'âge de 34 ans sur un sujet hérédo-syphilitique([1]). »

Et ce n'est pas fini. Car cette observation a eu une suite qui a été une confirmation pour le diagnostic et le traitement. Cette suite a été décrite par MM. les Drs Albert Mouchet et Jean Nicolaïdi, puis communiquée à la Société de médecine de Paris (séance du 29 février 1909). Elle se résume en ceci :

Six ans environ après la guérison obtenue par mon père (c'est-à-dire alors que le malade avait 40 ans), reproduction de la tumeur au même siège et avec les mêmes symptômes. C'est-à-dire réapparition, dans le petit bassin, d'une infiltration diffuse, sem-

---

1. *Bulletin de l'Académie.* 1902.

blant coiffer la vessie, enserrant et comprimant tous les organes de la région, formant comme la première fois une masse dure, du volume du poing, sans retentissement ganglionnaire, etc. Cette fois encore, réunion des spécialistes les plus autorisés ; cette fois encore, avalanche de diagnostics des plus variés : *sarcome de la prostate, kyste hydatique rétro-vésical, tuberculose pelvienne, lymphangite chronique péri-vésicale, cancer en cuirasse, péri-sigmoïdite,* etc. Cette fois encore, essais infructueux de diverses médications, puis retour nécessaire à la médication mercurielle sous forme d'injections au benzoate. — Or, dès le premier mois, amélioration de l'état général et diminution de la tumeur. — Puis finalement, « en deux mois, la tumeur fond progressivement et disparaît d'une façon absolue. Le malade, complètement guéri, reprend ses occupations dans un état de santé parfaite. »

Ainsi donc, disent les auteurs, l'observation se résume en ceci : « reproduction *in situ* d'une cellulite pelvienne gommeuse, dont la nature syphilitique héréditaire est prouvée par l'énorme polymortalité infantile dans la famille du malade, et surtout par les signes de syphilis congénitale du fond de l'œil, présentés par le frère aîné. Voilà la caractéristique de notre observation. »

« A noter ces deux entrées en scène *si tardives* de l'hérédo-syphilis (à 34 et 40 ans).

« A noter, enfin, que le sujet ne présentait par lui-même aucun stigmate d'hérédo-syphilis, et que l'hérédo-syphilis ne put être affirmée que par l'examen du frère aîné.

« D'où le précepte si important de *ne jamais négliger l'examen des collatéraux* toutes les fois qu'on soupçonne la syphilis héréditaire.

« On connait le propos classique : *lorsqu'on lui découvre une tumeur, heureux le malade qui a eu la vérole !* » — Nous dirions volontiers dans le cas présent : *heureux le malade dont le père a eu la vérole !* »

AFFECTIONS TÉGUMENTAIRES DES ORGANES GÉNITAUX

Les affections tégumentaires des organes génitaux qui se produisent au cours et par le fait de l'hérédo-syphilis tardive forment une annexe naturelle aux chapitres qui précèdent.

Elles sont peu communes. Ainsi, il y a quelques années on n'en eût pas trouvé un seul exemple dans toute la littérature médicale. Et voici que, plus récemment, j'ai pu en recueillir une douzaine de cas, pendant les quelques années que j'ai passées à l'hôpital Saint-Louis; ce qui montre, soit dit au passage, combien la fréquence des affections que nous étudions peut varier suivant les temps et les milieux où l'on observe.

Je ne saurais mieux faire, me semble-t-il, pour démontrer l'authenticité et l'importance pratique de ces affections génitales de l'hérédo-syphilis tardive, que d'en citer deux cas, tous deux relatifs à d'effroyables phagédénismes observés, l'un chez l'homme et l'autre chez la femme. Voici le premier, dont j'emprunterai le récit à mon père.

OBS. XIX (Prof. A Fournier). — *Phagédénisme tertiaire de la verge sur un sujet hérédo-syphilitique de vingt-neuf ans.*

Un sujet de vingt-neuf ans entre dans nos salles au mois de juillet 1886 pour d'horribles lésions génitales reproduites par la planche n° 12. Ce phagédénisme, dont le début remontait à 8 mois, avait détruit déjà les quatre cinquièmes du fourreau, anéanti le prépuce, perforé l'urèthre sur une étendue de plusieurs centimètres, dénudé les corps caverneux, et rongé la presque totalité du gland. Il était encore en pleine période d'activité extensive lorsque le malade vint réclamer son admission à l'hôpital Saint-Louis.

Cette lésion avait été considérée jusqu'alors, paraît-il, comme *un chancre simple phagédénique*, et traitée comme tel par diverses médications, mais avec un insuccès absolu.

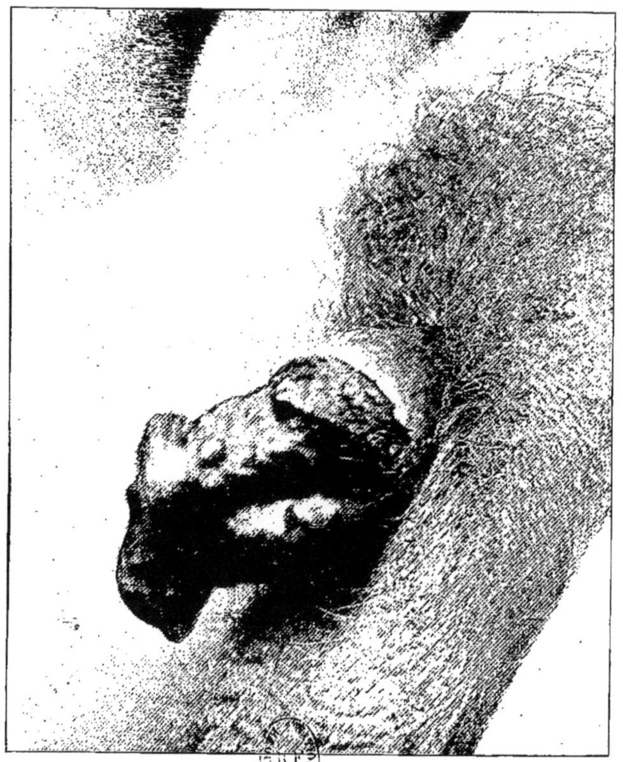

Homme de 29 ans. — Phagédénisme génital longtemps pris
pour un phagédénisme chancrelleux et traité comme tel, sans
résultat. — Reconnue comme d'origine hérédo-syphilitique,
la lésion est soumise à un traitement spécifique. — Modification immédiate et guérison rapide.

Masson et C⁽ⁱᵉ⁾, Éditeurs.

Ce qui me conduisit à rectifier ce diagnostic pour lui substituer celui de *phagédénisme tertiaire*, ce fut moins l'aspect objectif de la lésion que diverses considérations étrangères. En examinant le malade d'une façon complète, je découvris sur lui deux autres accidents dont il ne se plaignait pas et qu'on n'avait pas remarqués jusqu'alors, à savoir : d'une part, une exostose temporale, et, d'autre part, une périostose gommeuse siégeant au niveau du sternum, près de l'articulation sterno-claviculaire droite.

Ces deux accidents se reliant de toute évidence à un état d'infection syphilitique, je me demandai tout aussitôt si la lésion de la verge n'était pas, elle aussi, une manifestation de même provenance, bien que le malade la rapportât ou crût devoir la rapporter à une contagion. D'ailleurs, la physionomie de cette lésion était loin d'exclure une telle hypothèse.

Mais d'où provenait la syphilis dont notre malade était sûrement affecté ?

S'agissait-il d'une syphilis acquise? Le malade récusait énergiquement tout antécédent syphilitique. Jamais, disait-il, il n'avait eu d'autre affection vénérienne que celle dont il était affligé actuellement. Et, dans ses antécédents, scrutés et fouillés avec une rigueur minutieuse, nous ne trouvions rien qui eût trait à une contamination syphilitique acquise.

D'autre part, je ne tardai pas à découvrir sur lui des témoignages nettement authentiques d'une hérédo-syphilis, à savoir :

1° Nombreuses cicatrices cutanées, affectant surtout les régions lombaires, fessières et crurales postérieures;

2° Bosselures craniennes; élargissement transverse du crâne, avec forte saillie des bosses pariétales;

3° Antécédents d'ophtalmies chroniques avec cécité transitoire; et leucomes des deux cornées;

4° Sillons dentaires très accentués sur la seule dent qui restait encore intacte (incisive médiane supérieure droite);

5° Polymortalité des jeunes dans la famille du malade, qui est le dernier et le seul survivant des cinq enfants qu'a eus sa mère; les quatre autres sont morts en bas âge.

Les parents du malade sont morts. Mais tout porte à croire que le père a été affecté de syphilis, car « il aurait eu sur le corps de nombreuses plaies qu'a guéries l'iodure de potassium dans un très court espace de temps ».

D'après ces données diverses, j'aboutis au diagnostic suivant sur la lésion de notre malade : *phagédénisme tertiaire et lésions osseuses spécifiques dérivant d'une hérédo-syphilis.* En conséquence, j'instituai le traitement que voici : iodure de potassium, 4 à 6 grammes par jour; pansements à l'iodoforme; bains généraux prolongés de deux à trois heures, bains locaux, etc. Ce traitement eut pour effet d'enrayer immédiatement les progrès du phagédénisme et d'en provoquer une cicatrisation rapide.

Non moins effrayantes sont les mutilations qu'accomplit sur la vulve un phagédénisme de même origine. Il me suffira d'en donner un exposé succinct.

Obs. XX (A. Fournier). — *Phagédénisme tertiaire de la vulve sur une femme de 28 ans.*

Une jeune femme de 28 ans, manifestement hérédo-syphilitique et n'ayant subi de son fait aucune contamination vénérienne, se présente à nous avec d'horribles ulcérations vulvaires, dont l'origine remonte à plusieurs mois. Ces ulcérations sont nées sur la grande lèvre gauche et de là ont irradié sur presque toute la vulve et le périnée. Elles ont détruit tour à tour la grande lèvre gauche et une partie de la petite lèvre du même côté. Puis, elles ont envahi successivement le capuchon du clitoris, l'orifice vaginal, le périnée et la petite lèvre droite. Les tissus sur lesquels elles s'étalent ne sont pas seulement infiltrés et durs, ils sont, de plus, considérablement épaissis, tuméfiés, boursouflés, *presque éléphantiaques.* De sorte que la grande lèvre gauche par exemple. bien que détruite en surface, forme une sorte de bourrelet scléreux qui déborde et recouvre partiellement la vulve. En outre, tous les téguments vulvaires qu'a respectés le processus ulcéreux offrent une série de bosselures et de mamelons pisiformes; on les dirait farcis de petites nodosités gommeuses en voie de prolifération.

L'aspect étrange et menaçant d'une telle lésion avait fait croire à un médecin distingué de la ville qu'il s'agissait là d'un *esthio-*

mène *éléphantiaque* de la vulve, et c'est avec ce diagnostic que la malade nous fut adressée.

L'examen attentif des antécédents, bien plutôt, à vrai dire, que les signes objectifs, nous conduisit à rectifier ce diagnostic et à lui substituer celui de *syphilides gommeuses phagédéniques.* Le traitement nous donna raison en modifiant et en guérissant à brève échéance ce redoutable phagédénisme. J'ajouterai que la suite des événements acheva de confirmer notre diagnostic, et cela de deux façons : 1° par une récidive in situ d'accidents de même nature, récidive qui se produisit l'année suivante et qui fut de même enrayée par le traitement spécifique; 2° par l'invasion, vers la même époque, d'une syphilide gommeuse circinée au niveau de la région fesssière.

Quant à la provenance de ces divers accidents, elle ressortait en toute évidence des antécédents personnels de la malade et des commémoratifs obtenus sur les ascendants.

Les deux observations que je viens de relater justifient amplement ce que je disais au début de ce chapitre, relativement à l'intérêt et au danger qui se rattachent aux accidents génitaux de l'hérédo-syphilis tardive. A la vérité, pour mieux fixer l'attention sur cette sorte d'accidents, j'ai débuté par leurs pires formes. Il me reste, maintenant, à en exposer d'autres plus communes et moins graves; c'est ce que je vais faire, en donnant dans le tableau qui va suivre une analyse aussi succincte que possible des observations que j'ai réunies sur le sujet et qu'il serait inutile, je crois, de produire sous une forme plus étendue.

OBSERVATIONS	MODALITÉ MORBIDE.	STIGMATES OU SIGNES D'HÉRÉDO-SYPHILIS.	ÉCHÉANCE des accidents génitaux.
Obs. XXI	Syphilide ulcéreuse du fourreau, tout à fait chancriforme.	Stigmates multiples d'hérédité syphilitique	38 ans.
Obs. XXII	Syphilide ulcéreuse de la verge, chancriforme au même degré.	Stigmates multiples	25 ans.

OBSERVATIONS	MODALITÉ MORBIDE.	STIGMATES OU SIGNES D'HÉRÉDO-SYPHILIS.	ÉCHÉANCES des accidents génitaux.
OBS. XXIII	Ulcère gommeux chancriforme de la verge.	Antécédents : à 6 ans, énormes ulcères gommeux des jambes. — Cardiopathie actuelle. — Stigmates divers.	3o ans.
OBS. XXIV	Syphilide ulcéreuse du gland. Aspect absolu du chancre simple (bords à pic, fond déchiqueté et jaune, base molle; — inoculation négative).	Deux frères morts en bas âge. — Tibias incurvés en lame de sabre. — Surdité depuis 6 ans. — Stigmates oculaires, etc.	28 ans.
OBS. XXV	Gommes de la rainure et de l'urèthre.	Enfant du malade reconnu syphilitique dès sa naissance et contaminant sa nourrice. · Dans le jeune âge, ulcérations multiples autour du genou gauche; — kératite interstitielle	39 ans.
OBS. XXVI	Ulcère phagédénique affectant le prépuce et le gland, dur de base, chancriforme.	Nul renseignement sur les parents: — mais à 13 ans, kératite interstitielle gauche et, à 26 ans, kératite interstitielle droite. — A 25 ans, affection ulcéreuse de la gorge restée indéterminée. . . .	27 ans.
OBS. XXVII	Syphilide gommeuse de la verge.	Stigmates multiples. — Surdité depuis l'âge de 7 ans; — kératite grave, ayant laissé le malade aveugle pendant plusieurs mois ; — stigmates dentaires ; — hyperostose claviculaire ; — polymortalité infantile dans la famille (5 morts sur 8 naissances).	3o ans.
OBS. XXVIII	Syphilide gommeuse chancriforme de la verge; guérison; — puis récidive trois mois plus tard.	Pas de renseignements sur les parents; — mais polymortalité infantile (8 morts sur 12 grossesses); — enfance très chétive; — nez effondré à l'âge de 11 ans. — A 18 ans, arthrite des genoux; — stigmates dentaires; — cophose gauche; — malformation du pavillon de l'oreille gauche; — stigmates du fond de l'œil (pla-	

OBSERVATIONS	MODALITÉ MORBIDE.	STIGMATES OU SIGNES D'HÉRÉDO-SYPHILIS.	ÉCHÉANCES des accidents génitaux.
		ques d'atrophie chorio-rétinienne; — désorganisation complète des membranes profondes de l'œil).	24 ans.
OBS. XXIX	Syphilide phagédé-nique de la verge; destruction consi-dérable (1).	Simultanément, exostose tempo-rale; hyperostose sternale. — Pas de syphilis antérieure; — pas de renseignements sur les ascendants; — mais stigmates multiples d'hérédo-syphilis . . .	29 ans.
OBS. XXX	Syphilide gommeuse ulcérée de la verge.	Antécédents multiples de syphi-lis héréditaire. — Guérison ra-pide par traitement spécifique. .	23 ans.
OBS. XXXI	Femme. — Phagédé-nisme étendu de la vulve, simulant l'esthiomène (2).	Parents syphilitiques. Commémo-ratifs personnels tout à fait si-gnificatifs	28 ans.
OBS. XXXII	Jeune fille. — Syphi-lides gommeuses ulcérées de la vulve; prises pour chancres simples.	Gommes multiples disséminées sur les membres. — Périostose ti-biale; stigmates multiples d'hé-rédo-syphilis.	18 ans.

Au total, donc :

1° Sur 12 cas, 10 observés chez l'homme et 2 sur la femme ;

2° Sur 12 cas, un seul à 18 ans ; — 7 de 23 à 29 ans ; — et 4 au-dessus de 30 ans, dont 2 cas à 38 et 39 ans. — *Comment ne pas s'étonner d'échéances aussi tardives?*

Les lésions ulcéreuses génitales d'hérédo-syphilis tardive n'offrent par elles-mêmes rien de spécial. Sur la verge ou sur la vulve elles sont ce qu'elles seraient ailleurs; mais elles empruntent un véritable intérêt à cette circonstance particulière qu'elles se présentent là assez souvent sous des types cliniques bien faits pour prêter à confusion et que, conséquemment, elles exposent à des erreurs soit pratiques, soit doctrinales, de la plus haute impor-tance. Ainsi, elles peuvent simuler ou le chancre simple, ou le

1. Observation déjà mentionnée sous le n° XIX.
2. Observation déjà mentionnée sous le n° XX.

chancre syphilitique, ou, ce qui est un bien autre danger, le phagédénisme chancrelleux.

Je me répète à dessein pour mieux préciser.

I. — *Elles peuvent*, ai-je dit, *simuler le* **chancre simple.** Deux raisons expliquent la possibilité d'une erreur faite en ce sens : d'une part, siège même des lésions sur la région génitale ; et, d'autre part, ressemblance indéniable d'objectivité. Ces syphilides gommeuses, en effet, sont souvent multiples, comme l'est le chancre simple ; — comme lui, elles sont habituellement creuses, excavées, étendues ; — comme lui, elles ont des bords abrupts et nettement découpés ; — comme lui, elles ont un fond jaunâtre et suppurent abondamment ; — comme lui, enfin, elles ne présentent que trop souvent une tendance extensive, etc., etc. En voici un exemple :

OBS. XXXIII (Leloir et Perrin). — *Syphilides ulcéreuses vulvaires simulant des chancres simples et symptomatiques d'hérédo-syphilis.*

Une jeune fille de 18 ans est adressée à la clinique de Saint-Louis avec le diagnostic de « chancres simples ». Et, en effet, elle porte à la vulve des ulcérations multiples, tout à fait chancriformes d'aspect, qui occupent surtout les grandes lèvres. Les deux plus larges ont le diamètre d'une pièce de deux francs. Toutes présentent comme caractères : une forme arrondie, une excavation notable (2 à 3 millimètres de profondeur), des bords taillés à pic ; un fond grisâtre ou gris jaunâtre, pultacé, bourbillonneux, une auréole violacée, etc.

Mais, on trouve en outre sur la malade : 1° comme accidents contemporains, de très nombreuses petites tumeurs cutanées et sous-cutanées, profondément enchâssées dans la peau des jambes, et semblant bien être des gommes ; 2° une périostose tibiale très évidente ; 3° une foule de stigmates d'hérédo-syphilis qu'il serait vraiment superflu d'énumérer ici, mais qu'il sera loisible au lecteur de retrouver dans l'observation originale[1].

La découverte de ces derniers symptômes fait abandonner, pour les ulcérations vulvaires, le diagnostic de chancres simples, qui est remplacé par celui d'ulcérations gommeuses symptomatiques d'hérédo-syphilis.

Puis, comme confirmation, *auto-inoculation* du pus des ulcérations vulvaires restant négative ; et, enfin, guérison de ces ulcérations *en moins de 20 jours*, sous l'influence du traitement spécifique, ce qui, certes, ne se serait pas produit à aussi bref délai s'il se fût agi de chancres simples [2].

II. — En second lieu, ai-je dit, les lésions ulcéreuses de l'appareil génital peuvent simuler le chancre syphilitique, ou bien

---

1. *Annales de Dermat. et de Syphil.*, 1883, p. 105.
2. Observation mentionnée dans le tableau de la page 63 sous le n° XXXII.

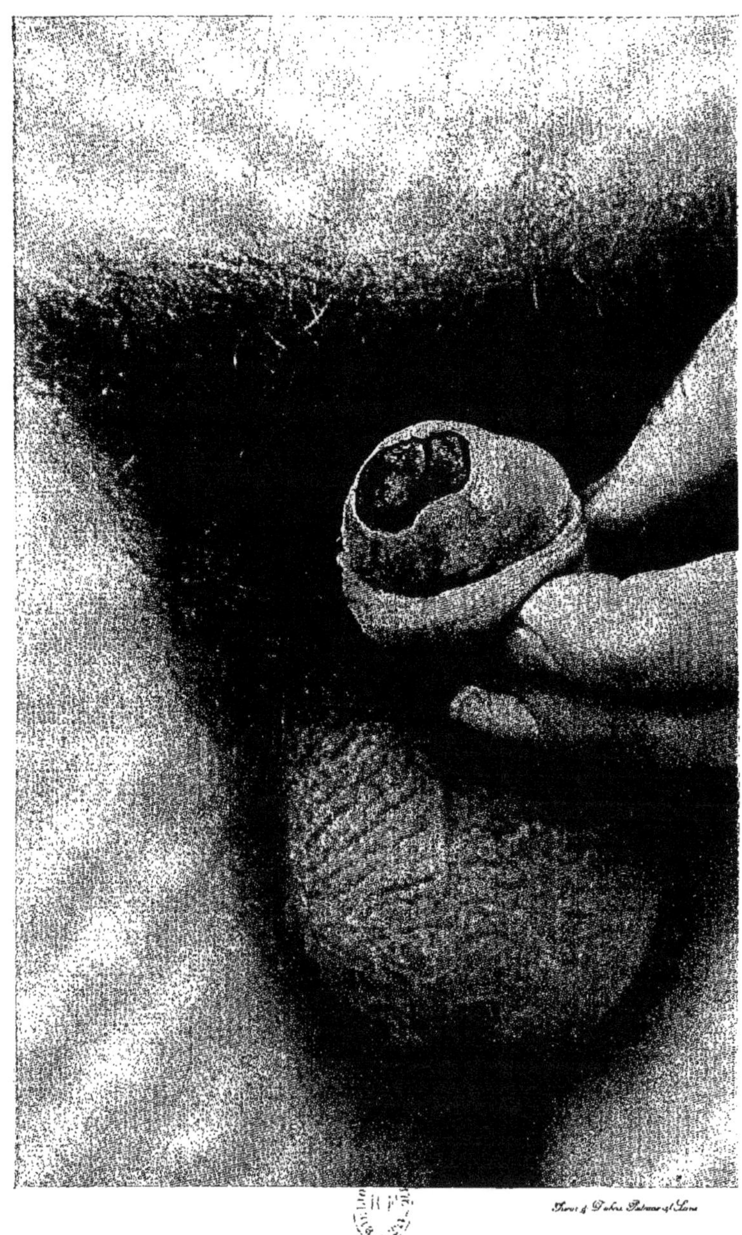

Syphilome chancriforme de la verge survenu à l'âge de 26 ans, et pris d'abord
pour un chancre syphilitique. — guérison très rapide dès que la lésion,
rapportée à sa véritable origine, fut soumise à un traitement ioduré.

(V. page 65).

MASSON et Cie, Éditeurs.

encore cette lésion spéciale qu'a décrite mon père sous les noms de *pseudo-chancre tertiaire* ou de *syphilome tertiaire chancriforme*[1].

J'en fournirai deux beaux exemples :

Obs. XXXIV (Clinique de Saint-Louis). — **Syphilome chancriforme de la verge sur un sujet hérédo-syphilitique âgé de 26 ans.**

Un homme de 26 ans se présente à notre examen avec une lésion de l'extrémité du pénis qui, au premier coup d'œil, semble bien être un chancre syphilitique. En effet, cette lésion est circonscrite, petite, de l'étendue d'une amande; elle n'a pas de bords à pic; elle offre une coloration rouge, de teinte chair musculaire, rappelant exactement la teinte usuelle du chancre syphilitique (V. pl. n° 13, page 64); de plus, elle est légèrement indurée de base et accompagnée d'une adénopathie satellite. Chacun de ces caractères, et surtout la réunion de tous ces caractères, permettent de croire à un chancre syphilitique; et telle a été, en effet, l'opinion de deux médecins qui déjà ont vu le malade. Telle a été de même notre impression première. Mais bientôt diverses considérations bien plus importantes nous détournent de ce diagnostic. Ainsi :

1° Nous apprenons ceci sur le passé du malade :

Enfance difficile et chétive; développement très lent; parole et marche très tardives, à 2 ans seulement.

A 7 ans, maux d'yeux persistants.

A 11 ans, arthrite volumineuse du coude, considérée alors comme « tumeur blanche » et ayant entraîné la résection du coude.

A 13 ans, carie des os du nez et effondrement total, absolu, du nez.

A 18 ans, arthrite volumineuse du genou gauche, puis déformation du tibia qui s'incurve *en lame de sabre*. Guérison complète sous l'influence du traitement spécifique (sirop de Gibert, iodure de potassium), mais tibia restant incurvé.

A 19 ans, sarcocèle droit, traité comme lésion syphilitique et guéri.

Aujourd'hui le malade se présente avec une triade d'Hutchinson aussi nette que possible, à savoir : érosions dentaires à sillons très accusés sur les incisives supérieures et les canines; lésions oculaires sous forme de kératite à l'œil droit et de cataracte blanchâtre, complète, à l'œil gauche; lésions d'atrophie chorio-rétinienne et dystrophies pigmentaires, avec réduction du volume des artères.

Ouïe abolie du côté gauche.

Cette triade d'Hutchinson, jointe à l'effondrement du nez, à la malformation du pavillon de l'oreille gauche et à tout le passé pathologique du malade, constitue irréfutablement un type parachevé d'hérédo-syphilis.

---

1. *Traité de la Syphilis*, tome II, page 202.

2° Impossible de voir les parents du malade. Mais nous apprenons de lui que sa mère a eu *onze grossesses*, dont voici l'énumération et les résultats :

1ʳᵉ grossesse : 2 jumeaux, morts à l'âge d'un mois.

2ᵉ   —   enfant mort-né.

3ᵉ   —   enfant né vivant, mort à 7 mois.

4ᵉ   —   notre malade.

5ᵉ   —   fausse couche.

6ᵉ   —   fausse couche.

Puis, après un intervalle de 7 années :

7ᵉ grossesse : fille vivante, âgée de 18 ans, non examinée.

8ᵉ   —   fille vivante, âgée de 15 ans, non examinée.

9ᵉ   —   enfant mort à 1 an.

10ᵉ   —   enfant vivant, âgé de 10 ans, ayant des testicules petits et durs, sclérosés, et présentant de plus des stigmates syphilitiques du fond de l'œil.

11ᵉ   —   enfant mort à 1 an.

En résumé : deux fausses couches; six enfants morts en bas âge (dont deux jumeaux), et quatre enfants vivants, dont les deux seuls qui aient été examinés sont deux dystrophiés.

Cela était amplement significatif. Aussi bien, renonçant à notre impression première, nous empressâmes-nous de lui substituer le diagnostic de *syphilome chancriforme* (pseudo-chancre tertiaire) *développé sur un sujet hérédo-syphilitique.*

Ce dernier diagnostic était le bon. Et, en effet, il s'est trouvé pleinement confirmé par l'influence vraiment miraculeuse de l'iodure de potassium, la guérison très rapide du malade, et l'absence de tout autre symptôme ultérieur.

Je ne donnerai qu'un résumé de l'observation suivante, presque calquée sur celle qu'on vient de lire.

Obs. XXXV (Personnelle). — ***Lésion tertiaire chancriforme de la verge sur un sujet hérédo-syphilitique âgé de 38 ans.***

Pas de renseignements sur les ascendants. Mais hérédité syphilitique s'attestant par les commémoratifs suivants :

Le malade a eu une enfance difficile. Très chétif. Il a eu, vers 9 ans, des maux d'yeux qui ont duré près d'un an. — Il a été affecté également d'écoulements d'oreille et est devenu complètement sourd de l'oreille gauche. — A uriné au lit jusqu'à 15 ans. — A 17 ans, perforation du voile du palais. — Quelques mois plus tard, gommes sous-maxillaires suppurées, ayant laissé de vastes cicatrices, puis périostite gommeuse de l'épaule gauche, avec élimination de plusieurs séquestres.

D'autre part, érosions dentaires, et stigmates dystrophiques du fond de l'œil.

Donc, nul doute sur la tare originelle d'hérédo-syphilis.

État actuel. — Sur le fourreau de la verge, large ulcération sur laquelle j'aurais à répéter tout ce que je viens de dire à propos du malade de l'observation précédente. J'en donnerai seulement la photographie. (V. pl. n° 14.)

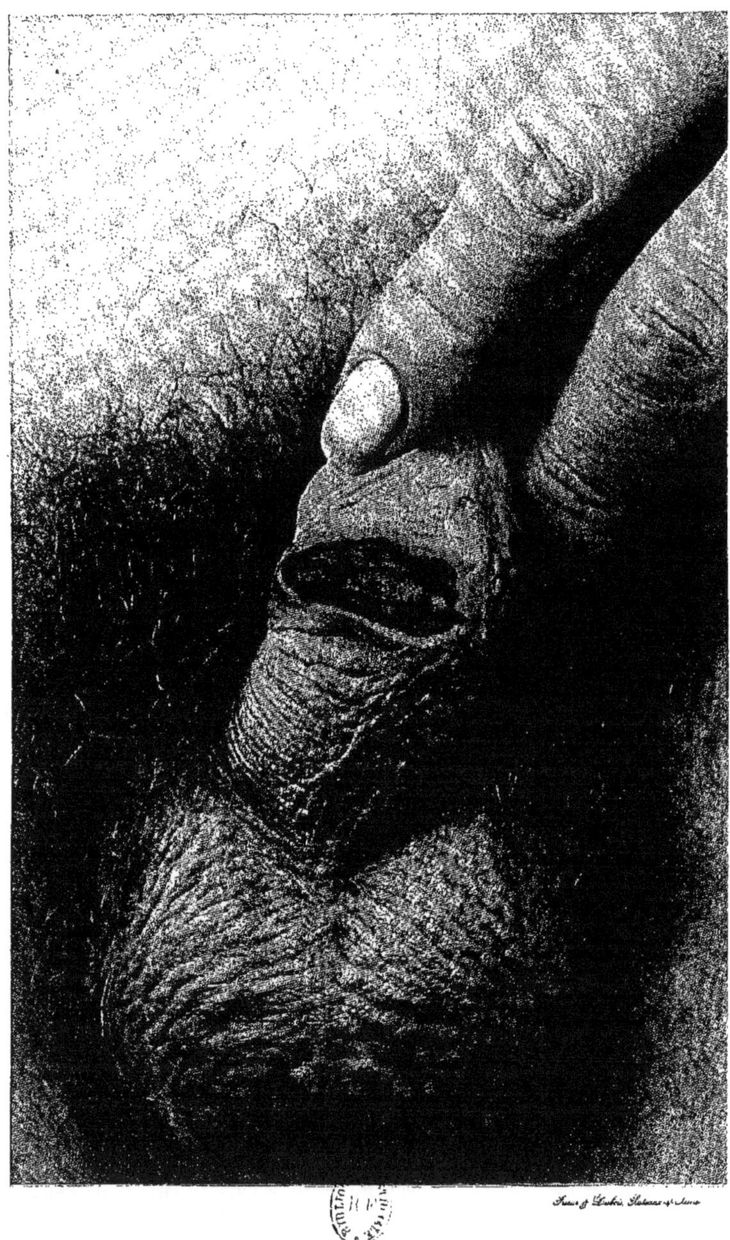

Syphilome chancriforme de la verge survenue à l'âge de 38 ans, et simulant absolument un chancre syphilitique.

MASSON et Cⁱᵉ, Éditeurs,

Cette lésion semblait, objectivement, un type de chancre syphilitique. En réalité, ce n'était encore qu'un syphilome tertiaire chancriforme développé sur un sujet hérédo-syphilitique.

Mais développé à quel âge? C'est là l'important pour notre sujet actuel. Développé à *trente-huit ans*[1].

III. — *Phagédénisme génital tertiaire.*

Enfin, bien autrement essentiel et important comme conséquences pratiques est un troisième point qui se formule ainsi :

Le phagédénisme génital tertiaire peut être un dérivé de l'hérédo-syphilis, et cela même dans l'âge adulte.

Trois des cas qui composent ma petite statistique sont des exemples de phagédénisme tertiaire s'étant produits sur des sujets hérédo-syphilitiques à 27, 28 et 29 ans.

Dans l'un de ces cas, il est vrai, l'impulsion phagédénique put être conjurée d'assez bonne heure, et les progrès du mal furent enrayés à temps, sans grands dégâts. Il s'agissait dans ce cas, sur un jeune homme de 27 ans, hérédo-syphilitique, d'un large ulcère s'étant établi sur la muqueuse préputiale et sur le gland, ulcère profond, excavé, rouge brun, dur de base et du plus mauvais aspect. Cet ulcère, paraît-il, avait vivement inquiété les médecins qui l'avaient vu à l'origine, et il avait été soumis à des topiques très divers, irritants pour la plupart, voire à plusieurs cautérisations.

De là, un état inflammatoire de la plaie, n'ayant pas tardé à

1. « Le syphilome ulcéré chancriforme, dérivant d'une infection héréditaire, peut-il se rencontrer ailleurs que sur les organes génitaux? Pourquoi non? Car il consiste tout simplement en une syphilide ulcéreuse à qui certaines conditions particulières de siège, de circonscription, d'objectivité, etc., confèrent *l'apparence* du chancre. — En tout cas je suis bien certain d'en avoir constaté un bel exemple au *sein*, sur une *jeune femme hérédo-syphilitique*, que j'ai présentée à la Société de Dermatologie (Séance du 3 mai 1900).

Entre autres manifestations d'hérédo-syphilis, cette malade portait à l'un des seins une ulcération circonscrite, petite, dure de base, rouge, etc., offrant tous les caractères du chancre syphilitique. Cette identité objective était telle qu'elle trompa tout le monde dans le service de la clinique, au premier aspect. Mais on fut bientôt ramené au diagnostic vrai par une analyse plus approfondie de l'observation. Et, en effet, concurremment, cette malade présentait encore : 1° une syphilide gommeuse de la fesse; — 2° une hyperostose volumineuse de la clavicule gauche; — et 3° une tuméfaction considérable des tibias qui étaient de plus légèrement incurvés. Tous ces symptômes, joints à des renseignements d'anamnèse (que je passe ici sous silence) nous amenèrent à rectifier le diagnostic primitif et à considérer la lésion du sein comme une *lésion tertiaire chancriforme* chez une hérédo-syphilitique. — Le traitement ioduré ne tarda pas du reste à confirmer ce diagnostic. » (A. Fournier.)

retentir sur les ganglions et à produire, dans les aines, des engorgements ganglionnaires de nature à donner le change pour un début d'adénopathie satellite d'un chancre syphilitique.

Les antécédents du malade éveillèrent le soupçon d'une syphilide ulcéreuse, symptomatique d'hérédo-syphilis tardive, et, en effet, ce diagnostic fut bientôt mis hors de doute par le succès de la médication iodurée. Les choses n'allèrent donc pas plus loin.

Mais, pour deux autres cas, il n'en fut pas de même, et, avant que la nature vraie des lésions eût été reconnue, le phagédénisme avait déjà accompli des délabrements irréparables, de véritables mutilations.

J'ai donné précédemment une relation de ces deux cas. Je ne ferai que les rappeler ici :

1° *Phagédénisme tertiaire de la verge sur un sujet hérédo-syphilitique, âgé de 29 ans.* (Professeur A. Fournier.)

2° *Phagédénisme tertiaire de la vulve sur une femme hérédo-syphilitique, âgée de 28 ans.*

Ces deux observations sont relatées plus haut aux pages 58 et 60.

J'insiste sur un point majeur, au point de vue pratique.

Ce qui peut arriver de pis, de plus désastreux, à un sujet affecté d'un phagédénisme tertiaire, c'est que cette lésion soit prise pour un phagédénisme de chancre simple. Pourquoi ? Parce qu'une telle erreur exclut le seul traitement qui puisse être utile, le seul traitement préservateur en la circonstance, à savoir le traitement spécifique.

Or, précisément, c'est le chancre simple qui ne manquera guère d'être le premier mis en cause, c'est le chancre simple auquel tout le monde se reportera tout d'abord comme origine de ce phagédénisme. Pourquoi encore? Pour deux raisons : 1° parce que le chancre simple n'est pas sans quelque analogie de couleur avec la teinte jaune, la teinte crémeuse du phagédénisme tertiaire ; — et 2° en raison d'un vieux préjugé qui considère le phagédénisme chancrelleux comme le plus fréquent des phagédénismes, celui auquel il faut penser de suite quand il s'agit de déterminer l'origine, la nature d'un phagédénisme, et surtout d'un phagédénisme génital (Prof. A. Fournier). Or, ce n'est là qu'une erreur à laquelle mon père s'est de vieille date attaqué, en établissant au contraire que *les phagédénismes génitaux relèvent, pour la grande majorité des cas, de lésions syphilitiques tertiaires*[1].

Enseignement à déduire de ce qui précède :

En face d'un phagédénisme génital, songer toujours à la syphilis comme étiologie de cet accident ; — mais ne pas mettre en cause seulement la syphilis acquise ; — songer aussi à la syphilis héréditaire comme origine possible dudit accident, quel que soit d'ailleurs l'âge du malade.

1. V. *Traité de la Syphilis*, T. II, p. 209.

XI

LOCALISATIONS NASO-GUTTURALES

Les localisations naso-gutturales de l'hérédo-syphilis sont beaucoup moins communes dans l'âge adulte que dans les âges antérieurs, notamment dans l'adolescence. Elles s'y rencontrent encore cependant avec une certaine fréquence. J'en compte 32 cas dans mes relevés.

Je me hâterai de dire qu'elles ne doivent aucune particularité de symptômes, d'évolution ou de terminaison, au fait de leur apparition tardive. En d'autres termes, elles sont, à 30 ou 40 ans et au delà, ce qu'elles eussent été 20 ans plus tôt.

Leur *échéance d'invasion* est donc le seul point curieux à mettre en scène ici.

Voici, à ce propos, ce que me fournissent mes statistiques :

AGES D'INVASION DES LOCALISATIONS NASO-GUTTURALES

A 19 ans.	1 cas.		A 31 ans.	1 cas.
A 22 —	1 —		A 35 —	3 —
A 24 —	4 —		A 37 —	1 —
A 25 —	8 —		A 38 —	2 —
A 26 —	1 —		A 41 —	1 —
A 27 —	4 —		A 53 —	1 —
A 28 —	3 —		A 60 —	1 —
			Total.	32 cas.

Celles que j'ai rencontrées ont consisté en ceci :

Ulcérations gommeuses de sièges variés (fosses nasales, palais, voile palatin, pharynx);

Tumeurs gommeuses de tout siège, notamment tumeurs du voile palatin (leur localisation la plus habituelle) et du pharynx;

Dénudations osseuses, nécroses; ostéomes gommeux primitifs, avec suppurations chroniques, élimination de séquestres, ([1]) etc.;

1. Voir comme exemple la planche n° 15 (reproduction d'une belle aquarelle donnée à mon père par le Dr Péan). — Cette lésion a été observée sur un jeune homme de 24 ans, hérédo-syphilitique.
Elle est relative à des ostéomes gommeux et des nécroses de la région des choanes.

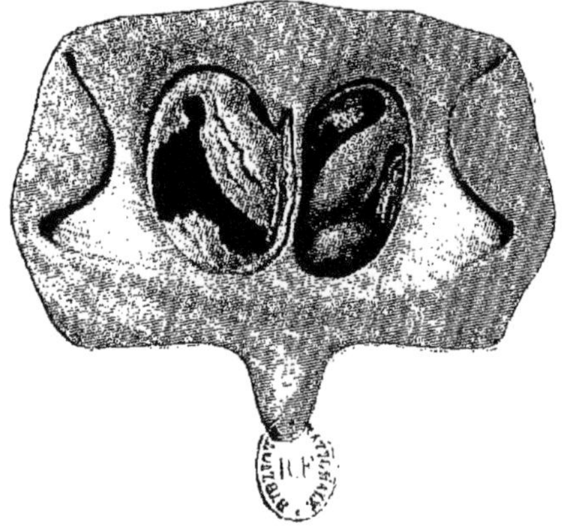

Ostéomes gommeux et nécroses de la région des choanes ; — observés sur un
jeune homme hérédo-syphilitique âgé de 24 ans.

Masson et Cie, Éditeurs.

perforations du septum cartilagineux ou osseux; destruction de cornets; perforations palatines; effondrement possible et déformation du nez; mutilations, et parfois anéantissement du voile.

Quantité d'exemples de ce genre seraient à citer, mais n'apprendraient rien aux lecteurs.

A titre de spécimens seulement je citerai les quelques observations suivantes :

OBS. XXXVI (Prof. Fournier). — *Hérédo-syphilis. — A 25 ans, nécrose nasale. — A 27 ans, ulcérations gommeuses du voile; nécrose palatine.*

Née d'un père très sûrement syphilitique et d'une mère qui probablement est restée saine, ou du moins sur laquelle on n'a jamais découvert aucune trace d'infection, Mme X... est restée absolument indemne de tout accident syphilitique jusqu'à l'âge de 7 ans, très étroitement surveillée qu'elle était par le médecin de sa famille.

A cet âge, ophtalmie très longue; — puis, 3 ans plus tard, éruption restée indéterminée; mais *aucun accident, bien sûrement, jusqu'à la 25ᵉ année.* A cette époque, *coryza* rebelle, purulent, et très léger ozène; puis, enfin, constatation d'une *nécrose* dans la fosse nasale gauche.

Je vois la malade à ce moment. Elle est extrêmement pâle et débilitée, ce qui tient surtout à un surmenage mondain excessif et à quantité de nuits passées au bal. Considérée même à cette époque comme tuberculeuse par deux médecins, au dire de la mère. Je l'examine avec grand soin, surtout au point de vue hérédo-syphilitique, et ne trouve à relever aucun stigmate (réserve faite pour le fond de l'œil qui n'a pas été examiné). La malade, notamment, ne présente rien du côté du système dentaire; et même, particularité à noter, les dents sont, sans exagération, *merveilleuses.* D'une blancheur neigeuse singulière, elles offrent un éclat particulier qui n'est pas sans contribuer à la réputation de beauté dont cette femme jouit dans le monde.

En octobre suivant, *nécrose palatine,* constatable seulement par le stylet. A son niveau, trajet fistuleux qui s'élargit, s'ulcère et met bientôt à nu un segment du maxillaire, comparable comme forme et dimension à un confetti.

En août, incisive médiane supérieure gauche s'ébranlant; à quelques millimètres au-dessus d'elle s'ouvre un petit pertuis. En juillet, expulsion d'un petit séquestre qui est rendu par la narine droite, puis d'un plus gros, constitué par un fragment du vomer.

En 1890, deux *ulcérations gommeuses* se font sur le voile; une troisième, bientôt, se constitue à leur voisinage; deux d'entre elles se réunissent et forment une assez large perte de substance.

En 1891, je parviens à enlever par la perforation palatine un fragment d'os volumineux, long d'un pouce, qui, depuis longtemps, obstruait cette perforation, etc.

(Je supprime la fin de cette observation dont les détails sont indifférents à notre sujet.)

Obs. XXXVII (Prof. Fournier). — *Hérédo-syphilis. — A 25 ans, nécrose nasale. — Effondrement du nez. — Nez en lorgnette. — A 27 ans, destruction complète du voile palatin. — Phagédénisme pharyngé.*

Femme de 27 ans. — Pas de renseignements sur les ascendants, mais hérédo-syphilis ressortant en toute évidence de l'histoire clinique, à savoir :

A 4 ans, ophtalmie grave ayant occasionné une cécité de plusieurs mois. — A 12 ans, nouvelle ophtalmie, compliquée d'une affection des voies lacrymales, qui nécessite pour un temps l'introduction de sondes dans le conduit lacrymal. — A 13 ans, « fièvre cérébrale »; symptômes divers de méningite. — A 24 ans, kératite interstitielle; opacités cornéennes; vision considérablement altérée. — Enfin, il y a 2 ans, dacryocystite, traitée à l'Hôtel-Dieu, où l'on a dû faire l'incision des points lacrymaux.

En outre, une sœur très chétive, très pâle, sourde, ayant les dents « tout de travers ». — Autre sœur affectée d'écoulement d'oreille.

A 25 ans, coryza purulent chronique, avec épistaxis. Puis, destruction de la cloison, suivie bientôt d'un effondrement complet du nez.

A 27 ans, lésions gommeuses de la gorge, destruction du voile.

Actuellement, *nez en lorgnette*. Absence absolue du voile, qui n'est plus représenté que par un simple cordon membraneux d'un millimètre de largeur, étendu obliquement d'un pilier antérieur à l'autre, et offrant sur la ligne médiane un petit renflement mamelonné, vestige de la luette.

Il n'existe pas trace de l'amygdale droite; l'amygdale gauche n'est représentée que par quelques amas lymphoïdes parcourus d'incisures multiples et profondes. La paroi postérieure du pharynx est rouge, épaissie, et formée de bandes de tissu cicatriciel.

Le pharynx nasal est en partie visible à travers la grande brèche produite par la destruction du voile palatin; sa paroi postérieure offre deux lésions extrêmement intéressantes :

1° Une lésion gommeuse qui a détruit la paroi postérieure, au niveau de l'arc antérieur droit de l'atlas et de la partie inférieure de l'apophyse basilaire; il existe à ce niveau une perforation circulaire de la dimension d'une pièce de 50 centimes, profonde d'un centimètre, cupuliforme, à bord inférieur tranchant :

2° Un second orifice à gauche, sur le même plan, beaucoup plus petit, et représentant l'ouverture d'une gouttière ou d'un canal parallèle à la paroi latérale du pharynx.

Au moment de la déglutition, la contraction des muscles pharyngiens fait sourdre à travers l'orifice de ce singulier diverticulum pharyngé des mucosités jaunes en assez grande quantité.

Enfin, un miroir, introduit à travers la brèche palatine pour pratiquer la rhinoscopie postérieure, montre un épaississement notable du bord supérieur du vomer. On ne voit bien nettement que le cornet supérieur droit; les autres sont ou détruits ou masqués par un magma épais de croûtes et de pus.

Obs. XXXVIII (Personnelle). — *Hérédo-syphilis.* — *A 29 ans, gomme du pharynx.*

Homme, 29 ans. — Vient d'être affecté sous nos yeux d'une gomme typique du pharynx, dont il serait inutile de reproduire ici le tableau, gomme qui a cédé très rapidement au traitement spécifique.

Cet homme, bien sûrement, est un hérédo-syphilitique, malgré l'absence de renseignements sur ses ascendants; on sait seulement que sa mère a perdu 4 enfants sur 7 et en tout bas âge.

Il a eu une enfance très chétive; il n'a parlé qu'à 5 ans; il n'a marché qu'à 6 ans. Convulsions jusqu'à l'âge de 5 ans. Il présente en outre les stigmates suivants :

1° Tibias en lame de sabre. — 2° Érosions dentaires : sillons sur les incisives, les canines et les premières petites molaires supérieures. — 3° Lésions oculaires très accentuées sous forme d'une myopie très forte; troubles pigmentaires dans le fond de l'œil, et cataracte polaire postérieure congénitale des deux yeux. (Dr Schrameck).

4° Incontinence d'urine nocturne jusqu'à l'âge de 7 ou 8 ans.

5° État cérébral. — Le malade est tout à fait borné comme intelligence; il ne peut compter jusqu'à 100; il ne peut faire une addition, il n'a pu rien apprendre.

6° Enfin, il présente une *mamelle supplémentaire,* dystrophie qui, comme je l'ai montré, n'est pas extrêmement rare chez les sujets hérédo-syphilitiques.

Enfin, je viens encore tout récemment d'observer le cas suivant qui mérite d'être signalé.

Obs. XXXIX (Personnelle). — *A 38 ans, ulcération gommeuse palatine.* — *Destruction presque absolue du palais.* — *Cloaque naso-buccal.*

Homme de 40 ans; pas de syphilis acquise. — *Nul accident jusqu'à l'âge le 37 ans.*

A 37 ans, syphilide ulcéreuse, reconnue pour telle en dépit de l'absence d'accidents spécifiques; rapidement guérie.

A 38 ans, nouvelle lésion gommeuse, qui, très rapidement, aboutit à une ulcération de la muqueuse palatine, et à la destruction de presque toute la portion osseuse du palais. Aujourd'hui, énorme trou béant dans le palais; véritable cloaque bucco-nasal.

Pas de renseignements sur les ascendants, mais hérédo-syphilis s'attestant par de nombreux stigmates : malformations craniennes; — bosses frontales très accentuées; — irrégularités considérables d'implantation dentaire, véritable dislocation du système dentaire; caries très multiples; — malformation vertébrale; — ensellure; — disproportion choquante entre les membres inférieurs et le tronc.

A l'âge de 3 ou 4 ans, paralysie infantile ayant laissé une atrophie considérable du membre supérieur gauche et du membre inférieur droit, etc.

En outre, le malade est jumeau, et l'on sait combien la gémellité est un fait fréquent dans l'hérédo-syphilis.

Trois *échéances notablement tardives*, qui figurent dans la statistique précitée des cas en question, ont sans doute éveillé l'attention, et je dois leur accorder quelques détails.

Dans ces trois cas, en effet, des accidents naso-gutturaux ne se produisirent qu'à **des périodes avancées de la vie**, à 41, 53 *et* 60 *ans*.

Or, sur ces trois cas, l'un est bien authentique, observé qu'il fut par un de nos confrères sur lui-même.

Le second cas est relatif à une femme hérédo-syphilitique dont *toute la vie ne fut qu'un long martyre*, traversée qu'elle fut par une kyrielle de manifestations spécifiques (syphilides tuberculo-ulcéreuses à plusieurs reprises; affections osseuses multiples, ténosites gommeuses; arthropathies, etc.).

Or, **à 53 ans**, cette femme fut prise d'une affection nasale ulcéreuse qui détruisit toute la cloison et détermina l'écroulement du nez, avec déformation en lorgnette.

En revanche, je marquerai d'un point de doute le troisième cas où l'hérédo-syphilis ne s'attestait que par des stigmates dentaires, à la vérité peu accentués. La malade qui en est l'objet avait été éprouvée plusieurs fois par des syphilides tuberculo-crustacées non douteuses à 46, 48 et 50 ans. En sorte que, suivant toute vraisemblance, l'accident qui se produisit *à soixante ans* reste imputable à la même origine.

En tout cas, bien sûrement, cette malade fut affectée **à 60 ans** d'une vaste lésion gommeuse palatine qui aboutit à perforer le voile.

Pour avoir passé sous silence (et j'en ai dit le motif) les symptômes de ces lésions naso-gutturales, je ne puis m'empêcher de placer ici deux remarques sur le caractère général de ce qu'on pourrait appeler l'esprit clinique de ces lésions.

La première de ces remarques est relative à *l'insidiosité* particulière que ces lésions présentent dans leur développement; et l'autre, à leur *évolution* bizarrement distribuée en deux périodes très opposées comme physionomie de symptômes, la première, consistant en préludes pour ainsi dire anodins, presque insignifiants; la seconde, faite de conséquences subitement graves, se démasquant tout à coup, et très généralement irréparables.

Les choses, en effet, marchent presque toujours de la façon suivante : tout d'abord, rien de bien sérieux, rien qui soit fait pour éveiller l'inquiétude, et cependant, c'est à ce moment que soit une gomme se constitue, soit une nécrose s'élabore; un certain temps s'écoule sans grand symptôme nouveau; puis, d'une façon presque subite, rupture du voile, avec rhinolalie, reflux nasal des liquides, etc., ou bien effondrement, éboulement du nez. Désastre stupéfiant, d'autant qu'on est à cent lieues de s'y attendre. Et pourquoi? Parce que la scrofule seule semble en scène et qu'il n'est pas dans les mœurs de la scrofule de produire de tels coups de théâtre. C'est ce qu'a déjà dit et répété mon père, par exemple dans le passage suivant :

« Un adolescent ou un adulte présente, je suppose, des ulcérations du voile ou du pharynx; il est délicat, mal constitué; il a souffert de maux d'yeux, il a eu des écoulements d'oreilles; tout cela, il faut en convenir, a bien l'allure scrofuleuse; c'en est assez. On s'en tient là, on ne va pas plus loin, et on ne se préoccupe pas de la syphilis; on ne la recherche pas dans le passé, pas plus qu'on ne la voit dans le présent; on n'interroge pas la famille, on n'examine pas les collatéraux. Bref, *on ne songe pas à la syphilis.* Et pourquoi? Pour cette raison unique qu'*on ne croit pas a priori à la syphilis héréditaire tardive.* On ne suppose même pas qu'une infection héréditaire puisse à 20, 30 ans ou au delà, se révéler par un accident extraordinaire tel par exemple qu'une gomme du palais. « Une gomme du palais survenant sur un adolescent ou sur un adulte par le fait d'une syphilis héréditaire? Allons donc! ce n'est là que de la haute fantaisie », me disait récemment un de mes confrères et ami, médecin à coup sûr fort distingué, mais resté étranger aux progrès de la syphiligraphie contemporaine. »

De tout cela résulte une conclusion formelle, que mon père a précisée (de vieille date, déjà) comme il suit :

« *Étant donnée une lésion du voile palatin ou de la gorge en général, il faut toujours — et cela* **quel que soit l'âge du malade** *— faire une place à l'hérédité syphilitique au nombre des causes possibles de la lésion et instituer en ce sens une enquête rigoureuse.* »

XII

LÉSIONS DE LA BOUCHE

L'ordre naturel de mon sujet m'amène maintenant à parler des affections buccales de provenance hérédo-syphilitique et d'apparition plus ou moins tardive.

I. — Ce sont en premier lieu des **syphilides ulcéreuses de la muqueuse buccale**, se produisant au niveau des joues ou des lèvres, plus ou moins étendues, plus ou moins importantes, mais n'offrant au total rien de particulier. Le seul point essentiel à relever à leur sujet est que de telles lésions ont pu devenir l'origine de phagédénismes, voire de phagédénismes graves. Ainsi, à n'en citer qu'un exemple, Vincenzo Fisichello a relaté le cas d'une jeune fille hérédo-syphilitique, qui, après avoir présenté de 16 à 17 ans divers accidents de kératite, de laryngite, d'arthrite, etc., fut prise de 18 à 22 ans d'une véritable kyrielle subintrante de lésions spécifiques de tout ordre, au nombre desquelles figurait une ulcération phagédénique de la lèvre supérieure ([1]).

II. — Viennent en second lieu les **lésions linguales**. Celles-ci sont de deux ordres :

Les unes reproduisent comme symptômes exactement ceux de la syphilis acquise. Ce sont, en effet, ou bien des *lésions gommeuses* et simplement gommeuses ; ou bien des lésions *scléro-gommeuses*.

Les autres sont d'*ordre parasyphilitique*.

1° **Formes gommeuses ou scléro-gommeuses**. — Celles du premier ordre, chose curieuse, sont assez rares. Je n'en ai rencontré guère que cinq, à ne parler que des cas dont je suis bien certain. Ces

---

1. Observation déjà citée page 40.

cinq lésions linguales d'hérédo-syphilis se sont produites aux
échéances suivantes :

```
1 cas . . . . . . . . . . . . . .   à 33 ans.
1 —  . . . . . . . . . . . . . .   à 27 —
1 —  . . . . . . . . . . . . . .   à 28 —
1 —  . . . . . . . . . . . . . .   à 44 —
1 —  . . . . . . . . . . . . . .   à 53 —
```

J'en citerai deux pour justifier l'authenticité des cas de cet ordre
comme conséquences possibles d'hérédo-syphilis.

J'aurai ici, par bonheur, à produire à leur sujet une observation modèle, due à deux de mes maîtres (mon père et
M. le Dr Brocq), une de ces observations qui semblent faites pour
la démonstration et auxquelles aucune garantie ne manque. Nul
doute, d'une part, sur la qualité des lésions qui, en toute évidence,
étaient des types de gommes profondément ulcérées, bourbillonneuses, sphacéliques; et nul doute, d'autre part, sur la qualité du
malade qui était le type par excellence de l'hérédo-syphilitique.
Rares sont les observations de ce genre; aussi me ferai-je un
devoir de présenter celle-ci *in extenso* au lecteur.

OBS. XL (MM. A. Fournier et Brocq). — *Gommes ulcérées de la
langue*, survenues à l'âge de *vingt-trois ans* sur un sujet hérédo-
syphilitique.

Un jeune homme de 24 ans, bien portant et d'apparence assez vigoureuse, se
présente à notre consultation de l'hôpital Saint-Louis pour une « maladie de la
langue », dont il se dit affecté depuis un an. Nous constatons sur lui deux
énormes ulcérations linguales et admettons aussitôt le malade dans nos salles.

Ce jeune homme nous raconte alors qu'il « souffre de l'arrière-bouche et de
la gorge » depuis un an, qu'il n'avale plus qu'avec peine, et que même, depuis
quelques jours, l'acte de parler lui est devenu difficile et douloureux. Il ne s'est
guère traité pour cela, ou paraît du moins n'avoir été soumis par un pharma-
cien qu'à des médications très anodines.

Il présente à la langue, tout à fait vers la partie postérieure de l'organe, deux
vastes et profondes ulcérations.

L'une est située sur la moitié gauche de l'organe. Ovoïde de forme, elle
mesure, dans le sens antéro-postérieur, 2 centimètres 1/2 à 3 centimètres, sur
1 centimètre de largeur pour le moins. En outre, elle offre en arrière un prolongement effilé et flexueux, long de 3 centimètres environ, qui va rejoindre le
bord gauche de l'épiglotte. Elle est profonde de 1 centimètre 1/2, à ce point que
toute l'extrémité de l'index s'y logerait facilement. Ses bords sont nettement
découpés; ils décrivent çà et là de petits segments de circonférence; ils sont
très durs, rouges, taillés à pic, et forment une saillie de quelques millimètres

au-dessus de la muqueuse environnante. Son fond est absolument jaune, bourbillonneux, putrilagineux, et l'on en détache, à l'aide d'un pinceau de charpie,
des lambeaux sphacélés. Cette ulcération, enfin, est encadrée dans l'étendue
de 1 à 2 centimètres par une zone de tissus très fortement indurés, scléreux,
inégaux de surface, formant des lobules et des mamelons que séparent des
sillons curvilignes.

Située sur un plan plus postérieur encore du côté droit de la langue, la
seconde ulcération ne peut être appréciée dans ses détails qu'à l'aide du miroir
laryngoscopique. Elle est plus petite que la précédente, dont elle rappelle en
tous points l'aspect objectif. Elle offre les proportions d'une grosse noisette, et
présente aussi un prolongement postérieur de plusieurs centimètres dans la
direction de l'épiglotte. Comme la précédente, elle est profondément excavée,
jaunâtre et bourbillonneuse de fond, circonscrite par des bords saillants, taillés
à pic, rouges et très durs. Elle est de même entourée par une large nappe de
tissus sclérosés, indurés, divisés en lobes et lobules par une série de fissures
qui s'entrecroisent en tous sens.

Un examen complet du malade nous fait en outre constater une autre lésion
dont il ne parlait pas, à savoir : un double *sarcocèle*, constitué par une tuméfaction ovoïde des testicules, avec bosselures, rénitence générale de l'organe, et
indurations disséminées.

Revenons aux lésions linguales. Tel en était l'aspect que d'emblée notre diagnostic fut établi.

Très évidemment, et au-dessus de toute contestation possible, nous étions en
présence de lésions gommeuses, comme le démontraient à la fois et l'excavation profonde de ces ulcères, et l'état de leurs bords si nettement découpés à
pic, et leur fond bourbillonneux, et leur zone périphérique à lobulation si éminemment caractéristique. C'était bien là, au plus haut degré, la physionomie des
glossites scléro-gommeuses. Un diagnostic différentiel n'était même pas à instituer avec le cancer ou l'ulcère tuberculeux, non plus qu'avec n'importe quelle
autre lésion étrangère à la syphilis. Et, d'ailleurs le double sarcocèle non moins
manifestement spécifique que nous avions découvert chez le malade, servait
encore d'appoint et de confirmation à notre jugement.

Mais, autre problème : de quoi dérivaient ces gommes linguales et ce sarcocèle? D'une syphilis acquise? Or, interrogé longuement et minutieusement à ce
sujet, notre malade récusait tout antécédent de syphilis. « Jamais, nous disait-
il, il n'avait eu de mauvais mal. » Jamais de chancre ni de lésion suspecte à la
verge. Jamais d'éruption sur le corps, de taches dans les mains, d'érosions à la
bouche, de maux de gorge, de chute de cheveux, de maux de tête, etc., etc. En
un mot, *nul antécédent suspect*.

Fallait-il donc songer à une syphilis héréditaire, bien que le malade fût âgé
de *vingt-quatre ans*? Nos recherches se dirigèrent en ce sens, et une enquête
minutieuse, que dirigea avec moi mon distingué collègue et ami le Dr Brocq,
nous apprit ceci : qu'en effet, le malade était un hérédo-syphilitique de père et
de mère, et qu'il avait été affecté dans son enfance d'accidents spécifiques non
douteux. De cela, voici les détails, qu'il ne sera pas inutile de reproduire, car
on sait que les cas de ce genre sont fortement tenus en suspicion par nombre
de nos confrères. Aussi bien, en l'espèce, une démonstration ne sera-t-elle pas
superflue.

Le père du malade a été affecté en 1857, c'est-à-dire deux ans avant la naissance de son fils, de divers accidents que plusieurs médecins ont considérés comme des « plaques muqueuses » (ulcérations aux lèvres, dans la bouche et à l'anus). Derechef, en 1860, il a présenté une éruption généralisée pour laquelle il alla consulter à l'hôpital de la Pitié. Là, on lui dit que cette éruption était une « suite de son ancienne vérole », et on le renvoya à l'hôpital du Midi. Au Midi enfin, il fut traité « pour une vérole constitutionnelle » par le vénérable D' Puche.

Marié en 1858, époque où il avait encore des plaques muqueuses aux lèvres et à l'anus, il ne tarda pas, sans doute, à infecter sa femme. En tout cas, cette femme, devenue immédiatement enceinte, s'aperçut, un mois après la naissance de son enfant (notre malade actuel) qu'elle avait de « gros boutons aux parties », et que son enfant présentait de même sur tout le corps une éruption de petites papules rouges. Elle consulta alors un médecin, qui lui dit « qu'elle avait gagné un mauvais mal, la syphilis constitutionnelle et que son enfant était aussi affecté de la même maladie ». Ce médecin prononça même le mot de « plaques muqueuses », en parlant des lésions que portait la mère à la vulve, comme de celles que portait l'enfant à l'anus et à la bouche. Un traitement complexe fut institué à cette époque. Nous n'avons pu en déterminer la nature, mais il reste acquis que des bains de sublimé y figuraient comme élément.

Que penser des résultats de cette enquête? La syphilis héréditaire de notre malade n'en ressort-elle pas de la façon la plus manifeste, la plus patente? Et, d'autre part, ce diagnostic fut-il légitimé par les résultats du traitement? Qu'on en juge. Le malade entra dans nos salles le 13 janvier avec les affreuses lésions que je viens de décrire, et fut mis au traitement ioduré le 14. Or, le 8 février, c'est-à-dire 25 jours plus tard, il était guéri, et sortait de l'hôpital le lendemain en parfait état. De telles lésions guéries en moins de 4 semaines, sous l'influence de l'iodure de potassium, cela est significatif, cela équivaut pour elles à un certificat de spécificité.

Comme second exemple, je citerai un cas de modalité très différente, à savoir un cas de *glossite scléreuse profonde*, variété dite encore *cirrhose linguale* ou *glossite lobulée, capitonnée, ficelée*, etc.

Dans cette forme, il ne s'agit plus, on le sait, d'une hyperplasie cellulaire subissant la fonte gommeuse, mais bien d'une hyperplasie *vivace*, susceptible de s'organiser sous une forme persistante et définitive de l'organisme « en sclérose, en cirrhose ».

Je rappelle que quatre ordres de symptômes caractérisent cette modalité spéciale, à savoir :

1° *Tuméfaction* de la langue; — 2° *Déformation, mamelonnement* et *lobulation* de la face dorsale de l'organe, lobulation se produisant par une sorte de *capitonnage* en traînées longitudinales ou transverses; — 3° pénétration du tissu lingual par des noyaux d'induration quasi-fibreuse (*fibrome lingual*); — 4° altérations diverses de la muqueuse.

Or, deux points sont à préciser ici, en ce qui concerne notre sujet :

1° Aussi bien que la variété gommeuse, cette singulière glossite lobulée peut être réalisée par l'hérédo-syphilis ;

2° Aussi bien que la variété gommeuse, elle est susceptible de ne se manifester qu'à **lointaines échéances**, dans *l'âge adulte* par exemple, *voire dans l'âge mûr*. On l'a constatée, mais plus rarement que celle-ci, dans un âge avancé.

En voici cependant un exemple à l'âge de **53 ans**, dans un cas où son origine héréditaire était formelle.

Obs. XLI (Prof. Fournier). — *Hérédo-syphilis. — Glossite scléreuse.*

Mme X... a été traitée dans son jeune âge, à 5 mois exactement, d'après les renseignements qui nous sont transmis, pour divers accidents de syphilis héréditaire, et cela à l'aide de frictions mercurielles et d'iodure de potassium.

Dans son enfance, elle a été sujette à des maux d'yeux prolongés, à des écoulements d'oreille et à un coryza chronique.

Plus tard, elle a été traitée pour une kératite interstitielle ; — un peu plus tard encore et à diverses reprises, pour des périostites tibiales et craniennes. A 53 ans, enfin, elle se présente avec une *glossite* scléreuse (datant de quelques années, dit-elle) et caractérisée par une tuméfaction irrégulière de l'organe, avec bosselures indurées. mamelonnement, début de lobulation et de capitonnage ; en un mot, aspect classique de la glossite scléreuse profonde, tendant à la cirrhose.

Soumise pendant longtemps à un traitement spécifique énergique (mercuriel et ioduré), cette lésion s'est considérablement améliorée, mais *elle n'a jamais guéri* complètement. Aujourd'hui encore elle présente de nombreux noyaux *durs* dans le parenchyme lingual. A noter que, d'après le récit de la malade, cette lésion, qui a été vue par de nombreux médecins, a été considérée deux fois « comme *cancéreuse* ». Une fois même, on a proposé à la malade une « *amputation partielle* » de la langue, comme « seul moyen de guérison ».

2° **Types parasyphilitiques.** — Venons maintenant aux **types parasyphilitique**s de glossites qu'on a parfois observés sur des sujets hérédo-syphilitiques.

Le type usuel est ici la **leucoplasie.**

Quelques exemples :

Obs. XLII (Dr Dumas). — *Hérédo-syphilis. — Leucoplasie apparue à 21 ans.*

Jeune homme de 22 ans, né d'un père sûrement syphilitique. Pas d'autre dystrophie native qu'une malformation d'un orteil. Pas d'accidents dans l'enfance.

A 21 ans, comme *première manifestation*, apparition d'accidents leucoplasiques à la bouche. A 22 ans, la leucoplasie est nettement accusée et se traduit ainsi : sur le dos de la langue, 5 îlots blanchâtres de leucoplasie typique. Le plus grand offre les dimensions et la forme d'une amande d'abricot; les autres sont comparables à des lentilles. Sur les joues quelques îlots semblables, mais moins bien limités.

Sous l'influence combinée du traitement spécifique et des rayons X, effacement complet de cette leucoplasie, qui ne reparaît plus.

Mon père m'a communiqué un cas exactement semblable au précédent, et se résumant en ceci :

Sur un jeune homme de 23 ans, non fumeur, mais hérédo-syphilitique avéré, apparition d'une leucoplasie typique. Dans ce cas aussi, les rayons X firent merveille pour dissiper la lésion qui n'a pas reparu depuis lors.

De même, une observation présentée par M. le Dr Lacapère, à la Société médicale des Hôpitaux, est relative à un homme de 31 ans, fils d'un père tabétique, et présentant à la bouche une leucoplasie typique ainsi constituée : « Sur le dos de la langue, deux longues traînées blanchâtres, diffuses, étendues de chaque côté de la ligne médiane, du V lingual à l'extrémité de l'organe; au bout de la langue, petite exulcération, comme on en voit fréquemment sur les leucoplasies anciennes lorsque la desquamation de l'épithélium corné laisse à nu le derme de la muqueuse; au niveau des commissures, quelques tractus leucoplasiques peu épais, mais anciens, avec une petite érosion grisâtre, etc. Leucoplasie ancienne, dit l'auteur, et déjà constatée par un dentiste lorsque le malade n'avait encore que quinze ans ».

Je citerai enfin le cas suivant, dû à MM. Gaucher et Sergent, comme un curieux exemple de leucoplasie observé à la fois et sur un père syphilitique et sur son fils, lequel, est-il bien précisé, était indemne de toute contamination personnelle.

Un homme de 66 ans est atteint de leucoplasie linguale avec fissures et bourgeons épithéliomateux. Il a eu la syphilis à 18 ans.

Son fils, actuellement âgé de *quarante et un ans*, est sûrement indemne de syphilis acquise. Or, ce fils, néanmoins présente, depuis une quinzaine d'années, de la *leucoplasie linguale*, développée sur une langue fissurique depuis la première enfance.

E. FOURNIER. 6

XIII

AFFECTIONS OCULAIRES

I. — Il fut un temps où l'on considérait les affections oculaires hérédo-syphilitiques comme des lésions propres à l'enfance et à l'adolescence. C'était là une erreur. Force a été, au nom de la clinique, de revenir sur cette opinion, et l'on est d'accord aujourd'hui sur ces deux points : 1° que lesdites affections ont très certainement un grand maximum de fréquence dans l'enfance et dans l'adolescence, à savoir : de 7 à 15 ans; 2° mais qu'elles peuvent se produire, et se produisent assez souvent, au delà de cet âge.

Au reste, contrairement à ce qu'on a dit, le père de la kératite hérédo-syphilitique, J. Hutchinson, tout en fixant entre 8 et 15 ans les limites extrêmes qu'elle affecte le plus habituellement, ne lui refusait pas la possibilité d'échéances plus tardives. Il disait l'avoir observée « six fois *entre* 20 *et* 25 *ans* ». Il cite même, comme « digne d'un grand intérêt, un cas où elle apparut, en tant que *premier* phénomène d'hérédité spécifique, sur une femme de 21 ans ». Enfin, dans une autre partie de son ouvrage, il ajoute que « tout individu atteint de syphilis héréditaire est exposé à une affection oculaire spécifique *jusqu'à l'âge de 30 ans* ».

Pour ma part je n'ai pas trouvé dans la littérature médicale moins d'une cinquantaine de cas où ces lésions hérédo-syphilitiques se sont produites **au delà de la vingtième année**, ce qui, joint à quelques cas de mon observation personnelle, m'a donné les éléments de la petite statistique suivante :

ÉCHÉANCES D'INVASION DES AFFECTIONS OCULAIRES HÉRÉDO-SYPHILITIQUES

A 21 ans	4 cas.		A 26 —	6 cas.
A 22 —	2 —		A 27 —	5 —
A 23 —	6 —		A 28 —	6 —
A 24 —	2 —		A 29 —	3 —
A 25 ans	8 —		A 30 —	3 —

ÉCHÉANCES D'INVASION DES AFFECTIONS OCULAIRES HÉRÉDO-SYPHILITIQUES

Report. . .	45 cas.		A 37 —	1 cas.
A 31 —	4 —		A 39 —	1 —
A 33 —	1 —		A 49 —	1 —
A 35 —	2 —		A 53 —	1 —
A 36 —	1 —		Total.	57 cas.

On voit qu'au delà de la 30ᵉ année environ les affections oculaires hérédo-syphilitiques deviennent, progressivement, de plus en plus rares, puis, quelques années après, disparaissent presque complètement. On n'en trouve plus que quelques exemples (douteux encore quelquefois) à des échéances plus reculées : par exemple, à 36 ans, dans une observation de Huguenin ; — à 49, dans une observation de mon père, à laquelle lui-même, d'ailleurs, a infligé un point de doute ; — à 53, dans une observation de Lévy Frankel.

Remarquons d'ailleurs que, pour nombre de cas, ces échéances tardives (au delà de la 20ᵉ année) n'ont pas été des échéances d'invasion première, mais des échéances de récidive ; si bien qu'en remontant dans les antécédents on les voit le plus souvent précédées d'autres invasions datant de l'enfance ou de l'adolescence. Il en est de la sorte pour plus du tiers des observations. Par exemple, dans un des cas qui précèdent, première invasion d'ophtalmie se faisant à 13 ans ; puis seconde invasion à 26 ans.

Dans un second cas, première invasion se faisant à 8 ans, et seconde à 30 ans.

Sur un troisième malade, première invasion à 15 ans, et seconde à 33 ans.

Sur un quatrième malade, première invasion à 4 ans ; — seconde à 12 ans ; — troisième à 24 ans ; — et quatrième à 25 ans, etc.

II. — *Quelles localisations affectent les lésions oculaires hérédo-syphilitiques d'un âge avancé ?*

Des 52 cas précités l'énorme majorité revient à la *kératite* (si justement nommée kératite d'Hutchinson) (38 cas), soit isolée, soit associée à l'iritis ou, plus rarement à la choroïdite ; le reste se partage entre l'*iritis* et la *choroïdite* ; quelques unités seulement sont qualifiées par les observateurs *névrite optique* ou *rétinite*.

(A dessein, je laisse de côté dans ce chapitre les troubles oculaires pupillaires, les paralysies oculo-motrices, les scléroses du nerf optique, toutes lésions si fréquemment observées dans le tabès et la paralysie générale hérédo-syphilitiques).

Rien de plus commun que l'association de plusieurs de ces modalités morbides, sous le nom, par exemple, d'irido-kératites, d'irido-choroïdites, de chorio-rétinites, etc.

A l'appui de ce qui précède et comme simples spécimens, je produirai (très abréviativement) les quelques observations suivantes :

Obs. XLIII (Dr Galezowski et professeur Fournier).

Père syphilitique.

Fille hérédo-syphilitique, affectée de rhumatisme déformant des mains.

Fils présentant de même un rhumatisme chronique déformant des mains. — Ce fils, à l'âge de 24 *ans*, est affecté d'une *choroïdite spécifique.*

Obs. XLIV (Drs Trousseau et Lereboullet, professeur Fournier).

Père syphilitique.

Premier fils mort de phtisie syphilitique à 27 ans.

Second fils atteint à 15 ans de *kérato-irido-choroïdite*; — plus tard, sclérose du tympan ; stigmates divers d'hérédo-syphilis.

Troisième fils atteint à 15 ans d'irido-choroïdite ; guéri par l'onguent mercuriel. — Seconde attaque *d'irido-choroïdite à l'âge de 25 ans.*

Obs. XLV (Dr Trousseau et professeur Fournier).

Mère syphilitique infectée par un nourrisson syphilitique.

Fille ayant présenté à 25 ans, sans parler de nombreux accidents spécifiques survenus dans l'enfance, des syphilides ulcéro-tuberculeuses de la jambe.

Fils bien portant, *à syphilis demeurée latente jusqu'à l'âge de 22 ans.* A 22 *ans*, *névrite optique* de l'œil droit. A 23 *ans*, l'œil gauche se prend de la même façon. Acuité visuelle réduite au quart. Amélioration considérable sous l'influence du traitement.

Obs. XLVI (Dr Tissier).

Père syphilitique, traité par le Dr Ricord en 1880.

Mère ayant fait plusieurs fausses couches.

Fils né en 1885. Stigmates dentaires tout à fait caractéristiques. Premier accident spécifique à l'âge de 21 *ans*, sous forme de *kératite interstitielle* très chronique, n'ayant guéri que par un traitement mercuriel prolongé. Albugo consécutif.

Obs. XLVII (Personnelle). — Pas de renseignements sur les ascendants.

Fille ayant eu des accidents ulcéreux à l'oreille.

Fils manifestement hérédo-syphilitique. Ophtalmie grave à 4 ans. Nouveaux accidents oculaires à 12 ans. Plus tard, effondrement du nez et perforation palatine. A 24 *ans, kératite interstitielle* intense.

Obs. XLVIII (Professeur Fournier).

Pas de renseignements sur les ascendants.

Fille ayant présenté dès l'enfance des accidents syphilitiques certains, mais qui n'ont été reconnus qu'après la guérison des accidents qui vont suivre. De 22 à 25 ans, syphilide lupiforme de la lèvre. A 26 *ans, iritis,* très rapidement guérie par le traitement spécifique.

Obs. XLIX (Dr Jacqueau).

Père presque sûrement syphilitique. Deux enfants mort-nés.

Fils affecté à 26 *ans* d'une *kératite* parenchymateuse gauche. Quelques jours après, presque toutes les articulations des membres sont plus ou moins tuméfiées, notamment hydarthrose double des genoux. L'année suivante, rechute de la *kératite*, et de nouveau, fluxions articulaires (hanches et genoux).

Obs. L (Dr Valude).

Mme X..., âgée de 37 ans, hérédo-spécifique avérée (dents d'Hutchinson, palais en ogive, enfoncement des os propres du nez).

Il y a douze ans, à l'âge de 25 ans, première atteinte de kératite interstitielle double, qui a duré 6 mois. Aujourd'hui (1909), à 37 ans, nouvelle atteinte de kératite interstitielle double, compliquée d'iritis.

Obs. LI (Dr Terson).

Jeune fille de 22 ans, hérédo-syphilitique avérée (père syphilitique; — mère ayant eu plusieurs fausses couches et deux enfants morts en bas âge). — Affection du genou dans l'enfance. — Stigmates dentaires typiques. — Stigmates oculaires. — Kératite interstitielle de l'œil droit ayant évolué dans l'adolescence : 17 ans. A 22 ans, à l'œil droit infiltration parenchymateuse de la cornée; — iritis des plus violentes; — puis apparition dans la région cornéenne paracentrale externe d'une gomme interstitielle du volume d'un grain de chènevis; — gomme qui, sous l'influence d'un traitement par le calomel, se résorba en laissant une petite opacité.

Enfin, je citerai encore une curieuse observation que M. le professeur de Lapersonne m'a permis de recueillir dans son service et dont l'interne, M. Duverger, a bien voulu me préciser les détails topiques. C'est un cas bien précis de kératite faisant sa première apparition à l'âge de 23 ans.

Obs. LII (Prof. de Lapersonne, Drs Duverger et E. Fournier).

— Homme de 23 ans; — entré à l'hôpital en novembre 1908.

Les parents sont morts jeunes; le père, au dire du malade, était syphilitique : « il portait une plaie énorme à la jambe et prenait de l'iodure de potassium. »

Pas de renseignements sur la première enfance, mais stigmates nombreux d'hérédo-syphilis. A savoir :

Cicatrices fessières de Parrot; cicatrices péribuccales de Fournier; cicatrices multiples sur la face et le corps et datant de la première enfance.

Petitesse de taille. Organes génitaux normaux; mais pas de désirs génitaux. N'a jamais eu de rapports sexuels.

Incontinence d'urine jusqu'à 13 ans.

Stigmates dentaires. Disparition complète des quatre premières grosses molaires qui se sont gâtées à peine poussées.

L'incisive supérieure gauche est en tournevis; elle est oblique convergente, et porte une encoche d'Hutchinson. La droite a été cassée par accident.

Canines mal formées. Pas d'érosions.

Prognathisme inférieur.

Stigmates auriculaires. Otorrhée persistant depuis l'enfance. Destruction des deux tympans, surtout à droite.

Stigmates nasaux. Atrophie du cornet moyen droit. Rhinite atrophique ethmoïdale.

C'est le 12 septembre 1908, c'est-à-dire à l'âge de 23 ans, qu'étant au régiment le malade a été pris pour la première fois de maux d'yeux.

Larmoiement, rougeur de l'œil droit pour lesquels on lui prescrit à l'infirmerie régimentaire de l'atropine et l'usage d'une pommade restée indéterminée. Malgré cette médication, l'état s'aggrave, l'œil gauche se prend à son tour et le malade est réformé. Il entre le 23 novembre dans le service du professeur de Lapersonne qui constate ceci :

O. D. Larmoiement; photophobie; conjonctivite; injection diffuse. Cornée : infiltration interstitielle complète avec un point plus opaque au centre. Vascularisation de moyenne intensité. Iris : aperçu vaguement en myosis.

Milieux absolument inéclairables.

T = — 0,5. V. = perception lumineuse.

O. G. Larmoiement, photophobie moins accentuée qu'à droite. Injection conjonctivale diffuse mais surtout périkératique.

Cornée parfaitement claire. Chambres antérieures normales. Iris : dessin assez net.

Pupille irrégulière; immobile en myosis; pas de synéchies. Milieux transparents.

Fond difficile à éclairer à cause du myosis. On voit cependant la papille qui paraît hyperhémiée.

T = 0,5. V = 7/10.

A la suite d'injections intraveineuses, un changement très notable se produit, et au moment où le malade quitte l'hôpital (un mois après son entrée), l'œil droit a subi une amélioration sensible.

La vascularisation est discrète : elle est formée par des vaisseaux radiés sortant de tout le pourtour et gagnant le centre de la cornée.

Le trouble cornéen a beaucoup diminué, il n'existe pour ainsi dire plus dans la moitié externe. La moitié interne est redevenue claire et permet de voir l'iris qui est en dilatation moyenne et immobile.

L'injection des globes a beaucoup diminué et le malade peut compter les doigts à un mètre de distance.

L'œil gauche est resté dans le même état; il s'est pourtant produit à la partie supérieure de la cornée sur une hauteur de 2 millimètres une vascularisation interstitielle très intense ayant l'aspect d'un véritable pannus et quelques opacités interstitielles très légères et disséminées.

Assez souvent la kératite parenchymateuse, comme toute autre manifestation tardive d'hérédo-syphilis, paraît occasionnée, déclanchée par un traumatisme. Les observations se sont multipliées, depuis l'essor donné à l'étude de la traumatologie par la loi sur les accidents du travail. Voici plusieurs observations de ce genre qu'a bien voulu me communiquer le Dr Antonelli et dont je citerai *in extenso* la première :

Obs. LIII (Dr Antonelli).

« Mme S... Cl., 26 ans, ouvrière dans une fabrique de piles électriques. Le 29 mai 1908, en coupant un tube de verre, elle reçoit dans l'œil gauche un tout petit éclat. Vient de suite à ma clinique; — l'éclat est retiré. Il était logé assez profondément au bord supéro-nasal de la zone pupillaire.

Le lendemain et surlendemain, malgré le pronostic très favorable qui avait été formulé dans le certificat, l'œil reste assez rouge, larmoyant, irrité, empêchant la reprise du travail. Autour de la petite perte de substance épithéliale de la cornée s'établit un trouble grisâtre, qui devient progressivement plus large et plus profond, de sorte qne vers le 6 juin (une huitaine de jours après le traumatisme) l'impression d'une kératite interstitielle au début est nette.

L'examen de la malade fournit alors les résultats suivants. — Père mort à l'âge de 61 ans, d'affection pulmonaire, mère vivante et bien portante, ayant eu 8 enfants, dont 3 morts en tout bas âge.

La malade n'a jamais eu de grossesse; — elle est de petite taille, a beaucoup souffert d'abcès multiples et de longue durée, pendant son enfance, et présente le long du rebord du maxillaire inférieur à droite, dans deux endroits, et sur les régions sternale et claviculaire, des deux côtés, des cicatrices plus ou moins vastes, irrégulières, rétractées, telles en somme que les cicatrices de gommes. Très mauvaises dents, notamment les molaires et prémolaires qui sont presque complètement détruites. L'œil gauche est très difficilement éclairable à l'ophtalmoscope; mais l'œil droit, dont l'acuité est de 0,7 environ, non améliorable par aucun verre, montre des stigmates nets et nombreux, qui se résument ainsi : — papille assez pâle, d'aspect subatrophique, flanquée à son bord inféro-temporal d'une traînée blanche grisâtre, comme une bride cicatricielle de la chorio-rétine, courbe, assez large et irrégulière. Les membranes sont très chargées de pigment dans la région péripapillaire. Vers la région équatoriale apparaît une forme fruste de *rétinite pigmentaire*, avec semis de points n'ayant pas la forme étoilée ni celle de corpuscules osseux, mais offrant presque tous la forme de grosses virgules, ou petites lignes serpentines, surtout dans le secteur nasal du fond de l'œil, en avant de la zone équatoriale, entre celle-ci et l'*ora serrata*. Cette dernière ne laisse pas voir de foyers, même à l'exploration pendant la pression digitale (méthode de Trantas); on reconnaît seulement une pigmentation excessivement chargée.

La kératite parenchymateuse envahit bientôt toute la membrane, évolua ensuite sous une forme plutôt froide, lente, malgré le traitement des compresses chaudes locales et des injections intra-musculaires de sublimé. Le 7 août, c'est-à-dire au bout de 2 mois et demi, la cornée était encore assez trouble pour ne permettre que V=0,2, avec un verre — 2 D. : l'examen ophtalmoscopique laissait voir moins de stigmates papillaires qu'à l'œil droit, mais à peu près les mêmes altérations pigmentaires de la chorio-rétine. Le 3 octobre, le trouble cornéen était à peu près le même, la pupille parfaitement dilatée par l'atropine, la vascularisation nulle. Le 12 décembre, l'œil semblait normal, mais la cornée montrait toujours plusieurs petites zones nuageuses et V... restait réduit à 0,4 environ. Œil droit resté parfaitement indemne. »

Suivent trois autres observations, absolument similaires et relatives à 3 ouvriers âgés de 20, 27 et 29 ans; — tous trois manifestement entachés d'hérédo-syphilis et sur lesquels, à l'occasion de traumatismes de l'œil, le D' Antonelli a vu évoluer une kératite interstitielle typique ([1]).

III. — A ces données anciennes et universellement acceptées l'ophtalmologie moderne a ajouté quelques notions intéressantes, qui, bien que spéciales, doivent trouver au moins mention dans cet exposé.

Ainsi, il a été cliniquement établi que l'hérédo-syphilis peut servir d'origine à des **lésions osseuses orbitaires**. Cela, certes, on devait le supposer à priori, mais le fait n'était pas encore démontré. Il l'est aujourd'hui notamment de par l'observation suivante de mon ami le D' Antonelli.

Obs. LIV (Dr Antonelli).

« Une femme de 39 ans vint me consulter le 7 mai 1900, pour un larmoiement de l'œil gauche coïncidant avec une petite tumeur de l'angle interne de cet œil. La commissure palpébrale paraissait là légèrement soulevée par une sorte d'ectasie du sac lacrymal, ayant le volume d'un tout petit pois, molle au toucher, s'affaissant, mais ne se vidant pas sous la pression du doigt. Le cathétérisme se faisant sans difficulté, on pensa à une cellulite orbitaire rétro-lacrymale ; mais, après une incision entre la caroncule et la commissure interne, une sonde métallique laissa percevoir la partie antérieure de la lame papyracée de l'ethmoïde dénudée de son périoste sur une assez vaste étendue.

Pas de signes de syphilis acquise chez la malade, non plus que sur son mari. Mais, hérédo-syphilis résultant de toute une série de stigmates et de considérations qu'on trouvera relevés dans l'observation originale de ce fait curieux ([2]).

Sur ces indications, un traitement énergique est institué par injections d'huile bi-iodurée et iodure de potassium. Le trajet fistuleux se cicatrise rapidement. En même temps, la malade se dit complètement soulagée des maux de tête et des étourdissements qui la tourmentaient. Enfin, elle accuse une amélioration marquée de son état général.

Non sans raison, le Dr Antonelli, signale l'intérêt qui se rattache à l'*apparition si tardive* (39 ans), d'une localisation isolée de syphilis héréditaire, et cela sous la forme de périostite orbitaire, localisation rare, même dans la syphilis acquise.

Le même auteur m'a encore communiqué la curieuse observation suivante :

1. Dr ANTONELLI. *Syphilis et traumatismes oculaires.* Congrès de la Soc. française d'ophtalmologie, 1910.
2. Dr ANTONELLI. Communication à la *Société de Dermatologie et de Syphiligraphie de Paris*, 1900 — et *Clinique ophtalmologique*, 10 avril 1901, page 100.

Obs. LV (Dr Antonelli).

Homme âgé de 25 ans, hérédo-syphilitique avéré de par toute une série de stigmates indéniables et présentant sur la région du front, des sourcils, d'une partie de la tempe et de toute la paupière supérieure droite une vaste syphilide gommeuse phagédénique — ulcération ayant complètement détruit la paupière en provoquant un ectropion d'extrême degré par la soudure du bord ciliaire à l'arcade orbitaire et laissant autour et au-dessus de l'œil le périoste à nu.

Hospitalisé dans le service du professeur Gaucher, ce malade a été soumis à un traitement mixte intensif sous l'influence duquel cette vaste ulcération s'est réparée dans l'espace de quelques semaines (¹).

IV. — D'autre part, il résulte d'observations récentes que l'hérédo-syphilis a pu servir d'origine à d'autres entités ophtalmologiques encore peu connues, telles, par exemple, que : 1° une variété de rétinite, dite *rétinite centrale*; 2° une variété de kératite, dite *neuro-paralytique*. — Quelques mots à ce double sujet.

1° Tout récemment, les Drs Galezowski (fils) et Valli (de Côme), ont signalé, comme symptôme possible d'hérédo-syphilis tardive, une variété de rétinite dite **rétinite centrale** ou **circonscrite**, se produisant sans lésion de la choroïde, « variété, disent-ils, extrêmement curieuse et dont l'intérêt est démontré par la foule de mémoires spéciaux qu'elle a provoqués ».

Cette variété se traduirait ophtalmologiquement par un exsudat blanchâtre, à bords floconneux et mal définis, siégeant dans les couches externes de la rétine.

Le plus souvent elle relèverait de la syphilis acquise, mais elle peut cependant se produire aussi dans l'hérédo-syphilis, où les auteurs croient en avoir observé deux cas, l'un à quatorze ans, et l'autre à vingt-trois. Voici l'observation de ce dernier cas qui, par son invasion tardive (23 ans), nous intéresse spécialement.

Obs. LVI (Drs Galezowski et Valli).

Jeune homme de 23 ans, fils d'une mère bien portante et d'un père syphilitique, qui s'est toujours mal traité et a fini par aboutir au tabès. Convulsions dans l'enfance. Forte myopie. Amblyopie de l'œil droit.

Depuis 6 mois, affaiblissement progressif de la vision. Actuellement, demi-cécité ; tous les objets paraissent plongés dans le brouillard. Malade incapable

---

1. Dr Antonelli. *Syphilis et traumatismes oculaires.* Archives d'ophtalmologie. Septembre 1910.

de lire et d'écrire, ne se conduisant même qu'avec peine. Acuité visuelle descendue à 1/10.

A l'examen ophtalmoscopique de l'œil gauche, on est frappé par l'intensité et la localisation des lésions.

Papilles floues; autour d'elles, exsudats qui, sous forme de languettes, semblent prolonger la papille le long des vaisseaux rétiniens; du côté temporal, très petits foyers grisâtres disposés en grappe autour de la papille.

Dans la région maculaire, gros exsudat blanchâtre d'aspect floconneux, de la dimension d'un diamètre papillaire et demi, ovalaire, à bords nettement délimités et faisant une légère saillie; trois vaisseaux rétiniens passent au-devant de lui. En haut et en dehors, petits foyers de chorio-rétinite qui s'étendent vers l'équateur. Traitement spécifique. Amélioration lente et incomplète, certaine cependant après plusieurs mois. L'exsudat a diminué d'épaisseur et d'étendue. Il n'y a plus que deux vaisseaux au-devant de lui. Les traînées exsudatives le long des vaisseaux, qui semblaient prolonger la papille, ont complètement disparu. Acuité visuelle améliorée également $\left(V = \frac{1}{8} \right)$.

Le malade maintenant peut lire les gros caractères des échelles optométriques.

2° **Kératite neuro-paralytique.** — Une affection qui, bien que très rare, ne saurait cependant être oubliée en tant que manifestation possible de l'hérédo-syphilis (et cela en raison de sa haute gravité), est la *kératite neuro-paralytique*. Ce n'est pas, à vrai dire, une manifestation oculaire directe de la syphilis, mais une manifestation indirecte, symptomatique de lésions nerveuses intéressant toujours le trijumeau, conjointement ou non avec d'autres parties de l'encéphale. On la désignait autrefois sous les noms, encore quelque peu usités aujourd'hui, de « *ulcère asthénique, kératomalacie, gangrène de la cornée, fonte de l'œil* », etc., désignations remplacées actuellement par celle de kératite neuro-paralytique [1].

On s'accorde généralement, de nos jours, à lui reconnaître la syphilis pour cause, au moins pour la grande majorité des cas; mais, comme l'a très bien dit le Dr Terrien, la syphilis ne lui imprime aucun caractère spécial.

Sommairement, elle consiste en ceci : deux symptômes essentiels, à savoir :

---

1. Voir FROMAGET. *De la kératite neuro-paralytique d'origine syphilitique*. Thèse de Paris, 1898 ; — et BERTRAND, *De la kératite neuro-paralytique de la syphilis*. Thèse Bordeaux, 1908.

Voir aussi Drs ANTONELLI et BENEDETTI. *Les affections syphilitiques de la cornée à formes rares*. Recueil d'ophtalmologie. Juillet 1905.

1° *Anesthésie cutanée et muqueuse* de toute l'aire de distribution d'*un trijumeau* (je dis d'un trijumeau, l'affection étant presque toujours unilatérale) ;

2° *Lésions cornéennes* apparaissant le plus souvent d'une façon soudaine et sans cause appréciable, se traduisant d'abord par une infiltration diffuse de la membrane, puis, par une ulcération d'abord petite, en coup d'ongle, qui s'agrandit très vite ; — finalement, par une extension de l'ulcère et une perforation possible de la cornée.

La succession de ces trois phases (infiltration, ulcération, perforation) est souvent très rapide, quelquefois même foudroyante (Dr Terrien, *Précis d'ophtalmologie*). Accessoirement aussi, peuvent s'associer à ce tableau divers symptômes nerveux plus ou moins importants, tels que céphalée, paralysies diverses, etc., dont la description excéderait le sujet de ce livre.

En ce qui nous concerne, il importe seulement de préciser :

1° Que cette kératite neuro-paralytique a été rencontrée déjà plusieurs fois comme symptôme peu contestable d'hérédo-syphilis;

2° Qu'elle a pu se produire à des *âges très divers*, par exemple : à 2 mois (kérato-malacie pure et simple des nourrissons hérédo-syphilitiques cachectiques), 12 ans, 28 ans.

Survenu dans l'âge adulte, ce dernier cas doit seul être signalé ici. — On en trouvera la relation (due à M. le Dr Druault) dans l'intéressante thèse de M. le Dr Fromaget ([1]).

V. — Ce n'est pas tout, car bien plus intéressante encore est la particularité suivante, d'ordre plus général, consistant en ceci :

Coexistence ou alternance vraiment assez fréquente des ophtalmies hérédo-syphilitiques avec des arthropathies de même origine. Singularité clinique à coup sûr des plus curieuses et rappelant exactement ce qui est d'observation avérée dans des affections d'un tout autre genre, à savoir : les affections blennorrhagiques.

La première mention du fait est due à Hutchinson et Clutton, dans leur mémoire publié par *La Lancette* en 1886.

---

1. *De la kératite neuro-paralytique d'origine syphilitique.* Thèse de Bordeaux, 1898.

« On voit parfois, disent-ils, chez les syphilitiques héréditaires, se développer, en même temps que la kératite interstitielle, un épanchement mono- ou poly-articulaire affectant souvent les genoux symétriquement ; — et cela sous une forme indolore. »

Cette même remarque a été développée en 1901 par le Dr Puech devant la Société française d'ophtalmologie.

Puis, tout récemment, ce sujet a été repris par le Dr Jacqueau devant la même Société. — Invoquant, d'une part, les résultats consignés par Fouquet qui, dans un excellent travail sur la syphilis articulaire, a constaté dix fois sur vingt-cinq la coïncidence de la kératite d'Hutchinson avec des ostéo-arthrites d'origine hérédo-syphilitique ; et réunissant à ces faits un certain nombre d'observations personnelles, le Dr Jacqueau a cru pouvoir aboutir à la conclusion suivante : « que *la kératite parenchymateuse est associée environ dans la moitié des cas à des lésions mono ou poly-articulaires ; — lésions qui s'accompagnent ordinairement d'hydarthroses, n'épargnent à peu près jamais les genoux, et sont spécialement remarquables par ce fait qu'elles restent peu douloureuses, au point de passer parfois inaperçues* ».

Il y aurait donc entre la kératite et les arthropathies une sorte de *solidarité* rappelant la connexion de certaines ophtalmies rhumatismales de la blennorrhagie avec les arthropathies blennorrhagiques.

Consultant à mon tour sur ce point spécial et à coup sûr très digne d'intérêt le petit stock d'observations dont je dispose, j'y ai trouvé plusieurs cas où se sont produites en effet de telles coïncidences, c'est-à-dire où se sont manifestées, soit simultanément, soit à quelque distance les unes des autres, des ophtalmies et des arthropathies chez des hérédo-syphilitiques avérés.

Comme spécimens, je citerai les cas suivants :

Obs. LVII (Personnelle). — Jeune homme de 24 ans, hérédo-syphilitique. En avril 1900, choroïdite, et, vers le même temps, début d'arthropathies qui ont été les premières manifestations d'un rhumatisme déformant.

Obs. LVIII. — Sur un malade du Dr Rasch, de Copenhague, évolution à la fois parallèle et chronique de kérato-iritis et d'arthropathies des genoux qui finirent par déterminer de curieux arthrophytes.

Obs. LIX. — De même, sur un malade de Manino, évolution parallèle et chronique d'ostéo-arthropathies des genoux et des coudes avec des ophtalmies chroniques très complexes : choroïdo-rétinite; mydriase; opacité noire du cristallin; atrophie de la papille, excavation glaucomateuse, diminution considérable de l'acuité visuelle, etc.

De tels cas sont indéniables; — mais reste à les interpréter.

Consistent-ils en de pures rencontres fortuites de symptômes oculaires et articulaires sur des sujets également prédisposés aux ophtalmies et aux arthropathies ? Est-il permis, au contraire, pour les expliquer de supposer une sorte de solidarité, de dépendance pathogénique, entre les uns et les autres ? Question délicate, qu'une observation plus étendue pourra seule résoudre, mais question, en tout cas, je le répète, très curieuse et méritant toute l'attention des cliniciens.

XIV

AFFECTIONS DE L'OREILLE

L'accord semble fait sur les trois points suivants :

I. — *Les affections auriculaires de provenance hérédo-syphilitique sont incomparablement plus communes dans l'enfance et l'adolescence qu'à tout autre âge de la vie.*

Elles ne laissent pas cependant de s'observer quelquefois, — mais quelquefois seulement — à un âge plus avancé, et cela en devenant d'autant plus rares que cet âge est plus avancé.

Ainsi on en a cité des exemples à 20 ans; à 21 ans; à 23 ans; à 24 ans; à 25 ans; à 28 ans; voire plus tard encore, jusqu'à 30 ans.

II. — Ces affections semblent avoir une *préférence marquée pour le sexe féminin.* De cela la raison reste à trouver.

III. — *Les formes morbides par lesquelles elles se traduisent ne sont pas les mêmes aux divers âges.* D'une façon générale on peut dire ceci : que les *formes suppuratives* (comme celles que l'on pourrait qualifier de blennorrhées de l'oreille) *appartiennent de préférence au jeune âge,* c'est-à-dire à l'enfance et à l'adolescence. Tout au contraire, *dans un âge plus avancé on observe surtout* ce qu'on pourrait appeler les *formes sèches* ou *nerveuses* des otites. La *labyrinthite,* spécialement, paraît être la forme préférée de l'âge adulte.

Cette *labyrinthite* est d'observation peu commune. Je n'ai pu en réunir pour ma statistique qu'une dizaine de cas. Son degré de fréquence n'est donc en rien comparable à celui des ophtalmies hérédo-syphilitiques d'âge correspondant. Aussi bien est-elle peu connue du public médical.

D'abord, on ne sait rien de certain sur la nature et le siège de ses lésions. Tour à tour on les a placées dans le cerveau, le nerf auditif, les parois osseuses labyrinthiques ou périostiques de l'oreille interne. « Quelques autopsies, dit encore le Dr Poupelain, auteur d'un remarquable travail sur la question ('), ont semblé démontrer dans la forme aiguë de la maladie un épanchement séreux ou hémorrhagique au niveau des terminaisons de l'acoustique, et, dans les formes lentes de l'infiltration du labyrinthe, des néoformations osseuses ou fibreuses. » Mais tout cela est encore bien vague.

« La symptomatologie, ajoute le même auteur à qui j'emprunte ce qui va suivre, comprend ceci : comme symptômes constants, surdité et bourdonnements, parfois vertiges, très souvent vomissements.

« La maladie évolue sous deux aspects très différents et comporte une *forme rapide* et une *forme lente*. Dans la première, l'invasion de la surdité est brusque, survient généralement la nuit, le sujet se couchant le soir avec une oreille bonne, et se réveillant au matin complètement sourd d'une oreille ou des deux.

« Dans la seconde, la surdité est au contraire progressive, évolue dans un temps variable de quelques jours à plusieurs années. L'affection débute le plus souvent par de la surdité, parfois par des bourdonnements ou des vertiges. Dans le cours de son évolution, l'examen fonctionnel de l'oreille dénote manifestement une lésion du labyrinthe. L'examen objectif montre dans la plupart des cas l'intégrité de la membrane et de la caisse du tympan, ainsi que la perméabilité de la trompe d'Eustache.

« Le pronostic est toujours grave, surtout dans les formes rapides, apoplectiques, où la médication, quelle qu'elle soit, donne rarement des résultats appréciables. Si bien qu'avec raison on a dit : *la syphilis héréditaire est plus redoutable encore pour l'oreille que la syphilis acquise.*

« Le plus sûr traitement de la maladie repose encore ici sur l'emploi combiné du mercure et de l'iodure de potassium, mais force nous est bien d'avouer qu'en bien des cas il reste sans effet, surtout alors qu'il s'agit de la labyrinthite vraie à début rapide ou subit.

---

1. *Manifestations de la syphilis héréditaire sur l'oreille interne.* (Thèse de Bordeaux, 1907).

« Il compte moins d'échecs dans les formes lentes et dans celles où un traitement énergique a été institué à une époque très rapprochée du début. »

« On dit lui avoir associé avec quelque avantage la pilocarpine, la strychnine et les courants électriques (Dr Poupelain). »

Hopman a relaté 7 cas de surdité hérédo-syphilitique observés par lui, dont trois aux âges de 19, 23 et 25 ans. Il résume le résultat de son expérience sur la matière en disant que, lorsqu'on se trouve en présence d'un enfant ou d'un adolescent présentant : 1° une surdité bilatérale, avec absence de signes du côté de la caisse ; — 2° une diminution ou une abolition de la conduction osseuse ; — 3° des vertiges (signe toutefois inconstant) ; — 4° des bruits subjectifs à apparition brusque ; — 5° des signes de dystrophie (comme triade d'Hutchinson), l'indication formelle est de recourir à un traitement mercuriel énergique. Le mercure seul, d'après lui, doit faire les frais du traitement ; l'iodure de potassium aggraverait plutôt les symptômes.

Il insiste sur l'impuissance presque constante de la médication.

Je ne saurais résister au désir de donner place ici aux deux observations suivantes qui sont non seulement des exemples d'accidents auriculaires d'hérédo-syphilis, mais aussi des spécimens de ces extraordinaires produits de l'hérédo-syphilis comme multiplicité et variété d'accidents, multiplicité de victimes, polymortalité infantile, dystrophies de tout ordre, voire monstruosités (par exemple, gigantisme comme dans le cas suivant) :

OBS. LX (Fuchs) ([1]). — *Hérédo-syphilis.* — *Gigantisme.* — *Surdité subite.* — *6 avortements sur 14 grossesses.* — *Trois collatéraux gravement affectés.*

Un malade dont j'ai relaté d'autre part la curieuse histoire et que rappellera au lecteur la particularité d'une *taille gigantesque*, avait été déjà éprouvé par de nombreux accidents d'hérédo-syphilis (arthropathies douloureuses, kératites, nécroses nasales, ozène, effondrement du nez, etc.), quand il fut pris d'accidents

---

1. *Wiener Klinische Wochenschrift,* t. VIII, p. 668, Wien, 1895. *Contribution à l'étude de la dureté de l'ouïe et de la surdité complète dans la syphilis héréditaire tardive.* (Zeist. fr. Ohrenheilk, Bd. II, Heft. 1er nov. 1905. — *Analyse dans les Annales des mal. vénériennes,* 1906, p. 235.

vers l'oreille : bruissements, diminution de l'ouïe, etc., et, quelques années après, *crise subite de surdité.*

Nul doute ne pouvait être élevé sur l'origine de tous ces accidents, des témoignages surabondant ici en l'espèce. D'abord, syphilis avérée du père ; — quatorze grossesses de la mère, ayant abouti à six avortements ; — sur huit naissances, quatre morts ; — sur les survivants, une sœur paralysée dans l'enfance, une autre sœur de 16 ans épileptique ; — un frère de 23 ans affecté de kératite et d'ostéomyélite.

Obs. LXI (Gardié). — *Hérédo-syphilis.* — *Surdité subite à 26 ans.* — *Cinq collatéraux diversement et gravement affectés.*

Femme de 30 ans, née d'un père à syphilis avérée, ayant présenté des syphilides tertiaires serpigineuses du cuir chevelu et une nécrose des os propres du nez. — Dans le jeune âge cette malade a souffert à différentes reprises d'ophtalmies, qui ont laissé des traces manifestes de kératite interstitielle. — Mère d'un enfant dystrophié, présentant nombre de stigmates et d'accidents d'hérédo-syphilis.

Devenue *sourde depuis l'âge de 26 ans,* sans réaction inflammatoire, sans lésion apparente ; les oreilles examinées ne présentent rien qui explique cette surdité bilatérale et assez profonde. Les tympans sont un peu ternes, peu mobiles, les triangles lumineux sont tout petits, mais rien n'explique la gravité de la surdité. La perméabilité des trompes d'Eustache est complète.

Nous retrouvons encore ici toute une famille éprouvée par l'hérédo-syphilis, à savoir : un frère de la malade mort d'athrepsie, et quatre sœurs affectées de la sorte : l'une éprouvée par des kératites, devenue enceinte deux fois et ayant avorté deux fois au septième mois, sans raison apparente ; — une seconde très petite, infantile, affectée de stigmates auriculaires et dentaires, ayant présenté une gomme suppurée de la région péronière droite ; — une troisième également petite, également infantile, scoliotique, à thorax étroit, à dystrophies dentaires ; — une quatrième enfin, non développée, etc.

En outre, le mari de cette malade est lui-même syphilitique et présente sur certaines parties du corps des cicatrices qui ne peuvent laisser de doute sur leur nature spécifique.

Finalement, comme rejeton d'un ménage dont le mari est syphilitique et la femme hérédo-syphilitique, un enfant physiquement et moralement dystrophié[1].

IV. — J'annexerai à ce chapitre un ordre de cas voisin, tout différent cependant, bien autrement rare, exceptionnel même, relatif à la **paralysie associée du nerf auditif et du nerf facial.**

On sait que la paralysie associée, combinée, de ces deux nerfs, peut se produire à toutes les étapes de la syphilis.

« Le plus souvent, elle est précoce et survient dans la période

---

1. *Thèse de Paris,* 1889. — Nou développement hérédo-syphilitique des cordons antéro-latéraux de la moelle.

secondaire, voire peu de temps après le chancre et la roséole. — D'autres fois, elle se développe tardivement, à la période tertiaire. — Elle peut enfin être un effet de l'*hérédité syphilitique.* »

« La pathogénie de ces paralysies d'échéances diverses n'est pas univoque. »

« Pour les paralysies précoces, il s'agit le plus souvent de névrites ou de péri-névrites déterminées par les toxines syphilitiques. »

« Pour les paralysies tardives il faut songer à des lésions tertiaires (exostoses du conduit auditif interne, méningite gommeuse, méningo-encéphalite de la base. »

« Les paralysies hérédo-syphilitiques sont le plus souvent liées à une *pachyméningite* (¹). »

Je donnerai comme spécimen l'intéressante observation suivante, due à M. le D\' Lannois.

Obs. LXII. —*Paralysie associée du nerf facial et du nerf acoustique. — Début à 28 ans.*

Femme de 28 ans. — Père très vraisemblablement tabétique. — Une sœur affectée de paralysie infantile. — Un frère a eu de l'énurèse prolongée. — Un autre frère, âgé de 25 ans, présente un front olympien et des stigmates dentaires. Il est totalement sourd, sans lésion de l'oreille moyenne. Il est affecté, lui aussi, d'incontinence nocturne d'urine.

La malade a le front bombé. Elle a eu dans l'enfance de fréquentes ophtalmies qui ont laissé des taies cornéennes très marquées, si bien qu'à l'âge de 18 ans on a dû pratiquer sur elle une double iridectomie.

L'affection auriculaire a débuté par des maux de tête à l'occiput, à la nuque, et des douleurs dans la moitié gauche de la face avec exacerbations nocturnes. Un matin elle souffrit d'un léger état vertigineux, accompagné de vomissements. Huit jours après, elle se réveilla avec de la paralysie faciale complète du côté gauche, un état vertigineux marqué, mais insuffisant pour amener la chute, et des bourdonnements très forts sous forme de sifflements. Les jours suivants elle s'aperçut qu'elle était sourde de l'oreille gauche.

A l'examen, dans les premiers jours de novembre 1905, on observe une paralysie faciale complète. Elle ne peut ni siffler, ni sourire, elle est gênée pour manger ; le voile est intact ; pas d'anesthésie gustative. Réaction de dégénérescence manifeste.

La surdité est complète à gauche, moyenne à droite (montre perçue à 5 centimètres). Conduction osseuse presque nulle. Une série de diapasons ne sont perçus ni d'un côté, ni de l'autre, si on les place sur le vertex ou le front. La malade a des sifflements et des bruits de cloche intermittents à gauche, quel-

---

J. Jacquemart. *De la paralysie du facial et de l'acoustique d'origine syphilitique.* (Thèse de Lyon, 1906-1907).

ques sensations vertigineuses, non accompagnées de chute. Sclérose légère des deux tympans.

Traitement par pilules de protoiodure de mercure, strychnine et courants continus.

La paralysie faciale s'atténue peu à peu sous l'influence du traitement et disparaît à peu près au bout de six à huit mois, mais la surdité est demeurée la même. « Des renseignements qui nous sont donnés fin octobre 1905 il résulte que la surdité est devenue plus complète encore ».

En d'autres cas, enfin, on a observé la paralysie faciale et de l'acoustique associée à celle d'autres nerfs craniens, mais ces cas rentrent dans le cadre d'un autre paragraphe qui doit nous occuper ultérieurement.

XV

OSTÉOPATHIES

Les ostéopathies figurent au nombre des localisations les plus communes de l'hérédo-syphilis tardive.

Mes relevés m'en fournissent soixante et un cas; — et ce chiffre se fût notablement surélevé si j'avais compris dans ce chapitre (ce qui n'eût été que légitime) nombre d'affections du squelette nasal, comme aussi d'arthropathies qui ne sont le plus souvent en réalité que les épiphénomènes de lésions osseuses épiphysaires.

I. — *Échéances d'invasion.* — A quel âge ces lésions osseuses de l'hérédo-syphilis tardive ont-elles été observées? C'est là ce qui importe à notre sujet. Or, voici ce que répond la statistique sur ce point :

A 18 ans.	1 cas.	A 35 ans.	1 cas.
A 19 —	3 —	A 36 —	2 —
A 20 —	5 —	A 37 —	2 —
A 21 —	2 —	A 39 —	2 —
A 22 —	4 —	A 40 —	1 —
A 23 —	3 —	A 41 —	1 —
A 24 —	2 —	A 42 —	1 —
A 25 —	4 —	A 45 —	1 —
A 26 —	3 —	A 48 —	1 —
A 27 —	3 —	A 49 —	1 —
A 28 —	4 —	A 50 —	2 —
A 29 —	2 —	A 52 —	1 —
A 30 —	2 —	A 53 —	1 —
A 32 —	2 —	A 59 —	1 —
A 33 —	3 —		61 cas.

C'est-à-dire :

De 20 à 29 ans.	32 cas.
De 30 à 39 —	14 —
De 40 à 49 —	6 —
De 50 à 59 —	5 —
	57 cas.

Remarquons ces *échéances tardives* de 50 à 59 ans. Je n'en ai pas moins de cinq à citer. — La plus tardive a été observée sur une femme incontestablement hérédo-syphilitique, dont toute la vie n'a été qu'un long martyre, issu de l'hérédo-syphilis et se résumant en ceci :

OBS. LXIII (Prof. A. Fournier). — *Hérédo-syphilis.* — *Dans le jeune âge, accidents spécifiques multiples. — A 40 ans, ostéome gommeux d'un tibia; exostoses de l'autre tibia. — A 53 ans, ostéome gommeux du frontal; lésions osseuses des membres, etc.*

Dans le jeune âge : périostoses gommeuses ulcérées et syphilides ulcéreuses. — Plus tard, ophtalmies chroniques de très longue durée. — Vers 7 ans, nouvelles périostoses gommeuses et nouvelles syphilides ulcéreuses sur l'avant-bras.

Dans la jeunesse, exostose claviculaire: puis lésions nasales ayant déterminé l'éboulement du nez.

A 40 ans, ostéome gommeux d'un tibia, exostoses de l'autre tibia; — à 53 ans, ostéome gommeux du frontal, lésions osseuses des membres, et, bien plus tard encore, syphilides gommeuses.

II. — *Influences étiologiques.*

Deux remarques : 1° Influence du sexe : 34 sujets femmes, contre 25 hommes.

2° Influence notable des *causes occasionnelles* qui bien souvent deviennent déterminantes. Et au nombre de ces causes, naturellement, figure en première ligne le *traumatisme.* Exemple :

Un malade de mon maître, le P' Gaucher, reçoit un coup violent sur la jambe gauche; survient là, à échéance de quelques mois. une ostéo-périostose qui est suivie d'abcès, et longtemps la lésion reste considérée comme scrofuleuse.

Dans une observation des plus curieuses de MM. Ganzinotti et Georges Étienne, on voit *trois fois* divers traumatismes devenir l'origine d'accidents plus ou moins sérieux sur une jeune femme hérédo-syphilitique, à savoir :

1° A 25 ans, une petite blessure oculaire sert de point de départ à une ophtalmie durable, qui cède seulement à l'iodure de potassium;

2° A 26 ans, une chute sur le verglas détermine une entorse du genou qui prélude à une arthropathie séreuse;

3° Quelque temps après, une blessure du pariétal. due à la chute d'un vasistas, est suivie dans la huitaine d'une tuméfaction qui se ramollit bientôt, s'ulcère et met le pariétal à nu. Consécutivement, survient une inflammation des méninges, qui provoque les plus redoutables accidents[1].

On serait vraiment tenté de croire, d'après cela, qu'un malade hérédo-syphilitique est comme une outre virulente qui, n'importe où elle soit piquée, décharge son germe morbifique.

III. — En quoi consistent ces lésions? Et sous quelles formes se présentent-elles?

Le court sommaire d'une vingtaine de cas afférents à ce paragraphe va répondre à la question[2].

Obs. LXIV (A. Fournier). — Homme, 29 ans. — Ostéite suppurée de l'épiphyse tibiale supérieure.

Obs. LXV (A. Fournier). — Femme, 31 ans. — Douleurs osseuses depuis plus de 2 ans, impotence fonctionnelle des membres. — A 30 ans, exostoses tibiales; exostoses malléolaires, exostose trochantérienne. — Céphalée.

Obs. LXVI (A. Fournier). — Homme, 36 ans. — Exostose sur une clavicule. — Récidive quelques années après.

Obs. LXVII (Personnelle). — Homme, 25 ans. — Exostose claviculaire, exostose frontale. — Céphalée chronique.

Obs. LXVIII (Personnelle). — Homme, 25 ans. — Exostose claviculaire. — Récidive à 31 ans.

Obs. LXIX (Dr Berne). — Femme, 30 ans. — Périostose gommeuse du tibia. — Hyperostose du premier métatarsien.

Obs. LXX (Dr Taylor). — Femme, 22 ans. — Ostéite des deux premiers métacarpiens. — A 30 ans, lésions ostéitiques des deux autres doigts.

Obs. LXXI (Dr Augagneur). — Homme. — De 25 à 31 ans, douleurs chroniques des tibias. — Hyperostoses tibiales (l'une grosse comme une orange).

Obs. LXXII (Dr Gaucher). — Femme, 33 ans. — Hyperostose tibiale.

Obs. LXXIII (Dr Gaucher). — Femme, 27 ans. — Ostéome gommeux de la clavicule.

Obs. LXXIV (Dr Hallopeau). — Femme, 19 ans. — Lésion des os de l'avant-bras. — Kératite. — Céphalée.

Obs. LXXV (Dr Wolff). — Femme, 35 ans. — Ostéome gommeux de l'os frontal. — Perforation de la voûte palatine.

Obs. LXXVI (Dr Ripoll). — Homme, 22 ans. — Périostoses tibiales. — Périostoses claviculaires. — Épilepsie.

Obs. LXXVII (Dr Tissier)[3]. — Homme, 19 ans. — Hyperostose du fémur. — Ostéomalacie.

1. Voir obs. CXLVIII, p. 242.
2. Il serait fastidieux et superflu, je pense, de reproduire à propos de chacune de ces observations les témoignages attestant l'hérédité syphilitique de chaque malade. Il suffira d'affirmer une fois pour toutes que toujours ces témoignages ont été recueillis et contrôlés, cela soit par les auteurs des observations citées, soit par moi. — Je n'indiquerai dans cette revue que les documents indispensables, à savoir : l'échéance d'âge de la lésion, sa qualité et son siège.
3. *Annales de Dermat. et de Syph.*, 85, p. 257.

Obs. LXXVIII (Dʳ Barthe)[1]. — Femme, 20 ans. — Ostéo-périostite des tibias. — Plus tard, tumeur du corps thyroïde comprimant la trachée. — Mort subite.

Obs. LXXIX (Dʳ Gasne)[2]. — Homme, 24 ans. — Exostose frontale. — Céphalée. — Plus tard, syphilis cérébro-spinale.

Obs. LXXX (A. Fournier)[3]. — Femme, 5o ans. — Exostose frontale. — Parésie des quatre membres.

Obs. LXXXI (Dʳ Ulmann). — Homme, 22 ans. — Ostéopathies tibiales. — Ostéopathies des os de l'avant-bras. — Gomme des jambes.

Obs. LXXXII (Dʳ Barthe). — Femme, 22 ans. — Périostite tibiale. — A 23 ans, périostite cubitale. — Hystérie, iritis, kératite.

Obs. LXXXIII (Dʳ Lederman). — Femme, 19 ans. — Nécrose frontale; cerveau à nu. — Périostite tibiale. — Syphilide ulcéreuse de la jambe.

Donc, on le voit, toutes les formes possibles d'ostéopathies ont été rencontrées dans l'hérédo-syphilis tardive.

Ces lésions de l'hérédité tardive ne sont pas, toutefois, sans présenter quelques particularités. Ainsi, on remarque qu'elles se présentent assez volontiers sous telle ou telle des quatre formes suivantes :

1° *Forme ostéalgique;*

2° *Forme à localisations multiples (polyostéopathies);*

3° *Forme scrofuleuse;*

4° *Forme d'ostéopathie déformante, hypertrophique (Maladie de Paget).*

Quelques mots sur ces diverses formes.

I. — **Forme ostéalgique.** — Caractérisée par des douleurs osseuses et par des douleurs osseuses exclusivement, c'est-à-dire par des phénomènes douloureux sans lésions, sans substratum anatomique, au moins appréciable.

Très commune dans le jeune âge, notamment dans l'adolescence, cette forme devient rare au contraire dans l'âge adulte, où, cependant, on la rencontre encore quelquefois, soit comme forme primitive, soit plus habituellement comme forme répétant les manifestations d'un âge antérieur.

Je n'indiquerai pas les détails de cette forme bien connue, mais j'insisterai pour dire ce qu'elle présente parfois de remarquable

1. *France médicale,* 12 avril 84.
2. *Thèse de Paris,* 84.
3. *Thèse du* Dʳ Gasne.

dans l'hérédo-syphilis, à savoir la *durée possible* des manifestations qui la constituent. On a vu des malades souffrir dans les os, et cela sans phénomènes cliniquement appréciables, *pendant des années entières*, c'est-à-dire (observations en mains) pendant cinq, six ans, voire bien davantage encore, mais alors avec rémissions et intermittences.

Tel est le cas d'une femme qui, entrée à la clinique de Saint-Louis, nous déclarait d'une façon formelle, et après avoir bien réfléchi sur le chiffre qu'elle annonçait, que *depuis plus de 12 ans, elle avait presque continuellement souffert*, et parfois cruellement souffert de douleurs dans les os.

Tantôt ces douleurs s'évanouissaient « sans résidu » (suivant sa façon de dire), et tantôt elles préludaient à la production d'exostoses nettement appréciables.

Chez elle, ces douleurs avaient les jambes comme siège le plus habituel ; quelquefois, cependant, elles affectaient les membres supérieurs ; ainsi il lui était arrivé bien souvent de ne pouvoir se servir de ses bras, même pour balayer sa chambre ou faire sa cuisine.

Invariablement, l'iodure l'avait toujours soulagée momentanément.

Voici un court résumé de cette observation curieuse :

Obs. LXXXIV (Personnelle). — *Hérédo-syphilis. — Ostéopathies chroniques de forme ostéalgique.*

Pas de renseignements sur les ascendants ; mais hérédo-syphilis s'attestant par les signes suivants :

Développement exagéré du front ; déformation nasale. — Vulnérabilité dentaire très accentuée. Sur quelques dents qui subsistent, érosions et cupules spécifiques nettement reconnaissables. — Cataracte ponctuée des deux yeux, etc.

Deux enfants morts, l'un à 3 mois, de convulsions, et l'autre à 3 mois et demi.

Entrée à l'hôpital pour un ostéome gommeux du tibia gauche, cette femme nous raconte alors que depuis 12 ans (date très précise, affirme-t-elle) elle a presque continuellement souffert de douleurs dans les os, ici ou là ; le plus souvent aux membres inférieurs, et le plus souvent aussi dans les tibias ; cependant, assez souvent aussi, il lui est arrivé de ne pouvoir se servir de ses bras, par exemple, pour balayer sa chambre ou faire sa cuisine.

Toujours l'iodure l'a soulagée, et quelquefois guérie pour quelques semaines. — Elle est sujette encore et assez fréquemment à de très violentes douleurs de tête, qui la tiennent comme abasourdie quelquefois pendant toute une journée.

Elle précise ainsi la nature de ses douleurs des membres : parfois, dit-elle, c'est un endolorissement général dans lequel elle ne peut distinguer le siège précis de la douleur; elle a alors « mal partout » : elle est très gênée dans les mouvements, même pour un effort léger, même par exemple pour lever un bras, pour se coucher, pour s'asseoir.... Dans ces cas-là, précise-t-elle, *partout où j'ai un os, j'ai mal*; mais mes douleurs, le plus habituellement, n'ont pas de siège précis: c'est un endolorissement vague dans toute une région, beaucoup plutôt qu'une souffrance en un point localisé. Le plus souvent, ces douleurs disparaissent sans laisser « de *reliquats*, de *résidus* », mais bien souvent aussi, il m'est arrivé de voir poindre une grosseur osseuse dans les points où je venais de souffrir, etc., etc.

II. — *Forme à localisations multiples* (Polyostéopathie).

La multiplicité des lésions osseuses sur un même sujet est une particularité qui a été souvent notée dans l'hérédo-syphilis en général, et qui se présente aussi dans l'hérédo-syphilis de l'âge adulte. L'observation qui précède est un premier cas de ce genre. En voici deux autres :

Obs. LXXXV (Furneaux-Jordan)[1]. — *Hérédo-syphilis.* — *Multiplicité de lésions osseuses, à 30 ans.*

Cas relatif à un homme de 30 ans, qui, indépendamment d'une hyperostose humérale affectant la moitié inférieure de l'os et d'une autre hyperostose tibiale de non moindre importance, avait le crâne absolument déformé par une série de nodosités osseuses. On ne comptait pas moins de *neuf* de ces nodosités, à savoir : deux sur le front et sept sous le cuir chevelu: et leur volume était d'importance, car il variait, dit l'auteur, « entre celui d'une demi-noix et celui d'une moitié de petite pomme ».

Mais cela n'est rien, par rapport à une observation de Taylor, concernant une femme sur laquelle, à divers âges, on releva l'étonnante série des lésions osseuses suivantes :

Obs. LXXXVI (Dr Taylor). — *Hérédo-syphilis. — Multiplicité de lésions osseuses à divers âges.*

A 14 ans, exostose cubitale gauche ; — à 20 ans, tuméfaction du poignet droit, du genou gauche et du cou-de-pied gauche ; — à 22 ans, tuméfaction du pied droit; tuméfaction des tibias; bosses frontales; puis gonfl. ment du poignet droit, des deux phalanges du pouce droit et de trois autres doigts; — à 28 ans, ostéite des quatrième et cinquième métacarpiens gauches, puis de la seconde phalange du pouce, puis de la première phalange des quatrième et cinquième doigts et du troisième orteil; nodosités frontales; trajets fistuleux sur la face dorsale des mains; première phalange de l'index ne pouvant être

1. *Medical Times*, 61, t. I, p. 646.

fixée que par un gant ; médius considérablement atrophié ; raccourcissement du pouce par atrophie, etc. (1).

Ici donc, véritable envahissement du squelette par une incroyable multiplicité de lésions. Il serait difficile de retrouver même chose ailleurs que dans la syphilis héréditaire.

III. — *Forme scrofuleuse.* — Une troisième forme est celle qu'on a très justement qualifiée du nom de forme scrofuleuse, et cette appellation suffit à la caractériser cliniquement ; elle est extrêmement commune.

Rien de plus fréquent que de rencontrer en pratique des ostéopathies hérédo-syphilitiques qui se rapprochent étrangement de la scrofule osseuse, et cela à tous points de vue, à savoir :

Par leur invasion sourde et insidieuse ;

Par leur développement lent et torpide ;

Par leur forme d'ostéites à tendance suppurative ; — à abcès ossifluents ; — à fistules persistantes ; — à ulcérations fongueuses ; — à expulsions répétées de séquestres ;

Par leur multiplicité de lésions ;

Par leur coexistence fréquente avec des arthropathies chroniques à apparence de tumeur blanche, avec des affections lupiques ou lymphoïdes, avec des adénopathies froides (écrouelles) ;

Et enfin, par leur durée chronique, presque indéfinie.

La confusion de telles ostéopathies hérédo-syphilitiques avec la scrofule a été faite, peut-on dire, des milliers de fois ; on en trouve la preuve à chaque pas dans les observations relatives à cet ordre de lésions.

On peut même dire que, réserve faite pour les arthropathies hérédo-syphilitiques qui ont eu le même sort (et même à un degré supérieur, s'il est possible), il n'est pas de détermination d'hérédo-syphilis qui ait été plus souvent que celle-ci englobée dans le cadre de la scrofule. Et vraiment, comment ne pas suspecter la scrofule quand on assiste à un tableau symptomatologique et à des évolutions comme en ont présenté les observations qui précèdent, comme en présenteront les observations qui vont suivre :

Obs. LXXXVII (Dr Gaucher). — *Hérédo-syphilis. — Ostéopathie*

1. New-York, *Méd. Journ.*, 1907, p. 4.

*de forme scrofuleuse, persistant depuis 27 ans, et guérison en
quelques mois sous l'influence du traitement spécifique.*

Un homme de 33 ans entre en février 1905 dans le service de mon maître, le
professeur Gaucher, atteint d'une ostéite tibiale, datant de l'âge de 6 ans,
ostéite traitée depuis cet âge jusqu'à aujourd'hui comme de nature tuberculeuse. Cette ostéite a été *ruginée cinq fois*, à savoir : deux fois à Berck, en 1883
et 1887, et trois fois à Paris, la dernière il y a 10 mois.

Actuellement, en février 1905, on trouve sur le tibia gauche un mélange de
cicatrices déprimées et de fistules osseuses avec une hyperostose diffuse sous-
jacente. Malgré tout ce qui a été fait, malgré les interventions chirurgicales
multiples, les lésions subsistent encore en pleine activité.

L'hérédité syphilitique chez ce malade peut être affirmée d'après divers
signes : hyperostose de la face antérieure du tibia droit ; implantation irrégulière des dents ; écrasement dystrophique congénital de la base du nez. Cela,
pourra-t-on dire, est peu caractéristique ; mais voici qui l'est davantage : cet
homme est le deuxième enfant de la famille ; le troisième et le quatrième sont
morts à 2 et 5 ans, et morts de méningite. Il a une sœur et trois frères vivants.
Je ne puis examiner que deux de ses collatéraux et je trouve ceci :

I. — Sur un frère, altérations dentaires : incisives naines et atrophiées ;
canines supérieures implantées derrière les petites molaires.

II. — Sur la sœur, dents naines en forme de dents de requin, irrégulièrement implantées, ponctuées et striées. En outre, absence congénitale des
deux incisives latérales supérieures.

Soumises à un traitement par injections de benzoate de mercure, les lésions
osseuses susdites guérissent très rapidement, et d'une façon définitive ; elles
dataient, je le répète, de l'âge de 6 ans, c'est-à-dire **persistaient depuis
27 ans ; elles disparurent en quelques mois.** La comparaison de ces
deux chiffres (quelques mois et 27 ans) est assez significative pour que je
m'abstienne de commentaire.

Autre observation qui a été présentée à la Société de dermatologie par MM. Gaucher et Louste :

Obs. LXXXVIII. — *Hérédo-syphilis.* — *Ostéopathies multiples
et notamment ostéopathies de la main présentant tous les caractères
apparents des manifestations bacillaires.*

Un malade de 37 ans entre à la clinique de Saint-Louis, affecté de lésions
osseuses considérables.

Il raconte qu'il y a 7 ans il a été affecté, à la face interne du genou droit,
d'ulcérations qui ont duré deux mois. — Deux ans après, la main gauche a présenté du gonflement, de la rougeur, et s'est ulcérée en plusieurs points.

Quelques mois plus tard, tuméfaction frontale consistant en un abcès qui a
été ouvert et qui est resté fistuleux depuis ce temps. Nez et joues envahis par
des lésions ulcéreuses. — Depuis 7 ans, le malade a été considéré comme bacil-
laire, et traité comme tel : il est amaigri, pâle, et tousse un peu.

A son entrée, en avril 1905, nous constatons les lésions suivantes :

Main gauche complètement déformée, énorme, hypertrophiée irrégulièrement, violacée, déprimée par endroits au niveau des fistules anciennes. — Auriculaire et index ulcérés et déformés. — Autres doigts présentant des spina ventosa typiques et presque immobilisés en flexion; sur la paume de la main, petites ulcérations multiples séparées par des cicatrices d'un rouge bleuâtre.

Cicatrices sous les ailes du nez; leucoplasie commissurale. Hérédité syphilitique du malade démontrée par un effondrement dystrophique des os du nez datant de la naissance, et par des stigmates ophtalmoscopiques très nets, constatés par le Dr Antonelli (traces de chorio-rétinite péripapillaire, et dystrophie pigmentaire très marquée de la chorio-rétine).

Si l'affaissement du nez et les lésions gommeuses de la jambe droite ne laissent pas de doute comme spécificité, il en est autrement des lésions osseuses du coude, de la main et des doigts qui ont *tous les signes apparents des manifestations bacillaires*, si bien que nous les avons tout d'abord considérées comme telles.

On prescrit le traitement suivant : trois centigrammes de benzoate de mercure en injections; quatre grammes d'iodure de potassium; localement, pansements humides. — Déjà, après cinq jours de traitement, les lésions commencent à se modifier, les croûtes tombent et les ulcérations se limitent. Au bout d'un mois, transformation complète; la main a diminué de plus de moitié; les fistules se tarissent, les doigts diminuent de volume; les mouvements du coude sont limités, mais devenus possibles ; les lésions du front et de la face se cicatrisent. L'état général est excellent. Bref, **transformation du malade** et **guérison de la plupart des lésions**.

« Peut-être, ajoutent les auteurs de cette observation, la similitude des lésions tuberculeuses et syphilitiques est-elle moins rare qu'on ne le croit. Déjà, à l'hôpital Saint-Antoine, nous avons observé deux malades que des médecins compétents traitaient vainement depuis des années pour des lésions de tuberculose osseuse, et que le traitement spécifique a guéris en quelques semaines. En clientèle aussi nous avons observé deux faits de cette nature. Et nous nous demandons même si, dans les hôpitaux spéciaux d'enfants où l'on voit s'éterniser des tuberculoses osseuses chroniques, quelques-unes ne bénéficieraient pas — et pour cause — du traitement hydrargyrique. »

Mais, de toutes les affections scrofuloïdes de l'hérédo-syphilis, la plus scrofuloïde est sans contredit la **dactylite syphilitique** (spina ventosa, panaris syphilitique, etc.) qui a été déterminée et rattachée à sa cause véritable par les travaux de Chassaignac, Taylor, de Beauregard, Hochsinger, etc.

La preuve en est dans ce fait que, jusqu'à une époque presque voisine de la nôtre, elle a été rattachée au domaine de la scrofule, erreur qui est encore des plus fréquentes même de nos jours.

Cette dactylite est, par excellence, une affection de l'enfance, et il est non moins incontestable que par excellence elle constitue une *manifestation des plus précoces de l'hérédité syphilitique*. Sur quatre cent quatre-vingt-dix-huit nourrissons hérédo-syphilitiques, Hochsinger en a observé cinquante-cinq cas, avec des échéances comprises entre le premier mois et deux ans et demi.

Très rarement au contraire on l'a observée dans des périodes plus avancées de la vie, comme dans l'adolescence et au delà.

Nicolo, cependant, dans un travail encore inédit, en signale deux cas à 23 et 29 ans. Du même genre est un cas dû à Volkmann et relatif à un malade qui présentait toute une série de dactylites plus étranges les unes que les autres. Son index, notamment, considérablement raccourci, atrophié, comme détaché de la main, semblait un pendule balant qu'on devait immobiliser avec un gant pour en contenir la mobilité gênante.

Voici le résumé de ce cas curieux :

Obs. LXXXIX (Dr Volkmann). — *Hérédo-syphilis. — Dactylites, lésions habituellement précoces, n'apparaissant qu'à 29 ans.*

Jeune fille entachée d'une syphilis héréditaire incontestable. — A 14 ans, onyxis. — Six ans plus tard, gonflement du poignet et du genou gauches. — A 22 ans, tuméfaction du pied par arthropathie et immobilisation des orteils. — Bientôt après, nodosités sur la crête du tibia et sur le front. Ultérieurement, envahissement de plusieurs phalanges au pouce et aux trois doigts voisins. Alternatives nombreuses de fluxions sur les phalanges.

A 29 ans, accidents de même ordre au niveau du pouce, de l'index et au médius de la main droite : mais, cette fois, marche plus aiguë et larges incisions devenues nécessaires.

En janvier 1889, époque à laquelle commence l'observation, index droit étranglé à sa base et déjà considérablement raccourci par rupture de l'os et résorption des parties : mobilité extrême du doigt qu'on est forcé de contenir à l'aide d'un gant. — Médius droit atrophié ; première phalange en flexion, et seconde phalange en extension forcée.

A gauche, larges cicatrices occupant la base du premier métacarpien qui est atrophié ; d'où production d'un étranglement considérable à la base du pouce.

Au médius gauche, tuméfaction de la première phalange avec ulcérations transversales. L'os paraît divisé en deux parties. Les deux phalanges du pouce et la première phalange de l'index sont notablement tuméfiées.

Tuméfaction de la première phalange de l'orteil médian.

Examen des yeux (Dr Antonelli) : réaction pupillaire à la lumière très faible. — Traces d'ancienne chorio-rétinite péripapillaire de l'œil gauche et dystrophie pigmentaire très marquée de la chorio-rétine, surtout en bas, aux deux yeux. (Stigmates à forme rudimentaire, mais non douteuse, de syphilis congénitale.)

IV. — *Forme d'ostéopathie déformante, hypertrophique, dite maladie de Paget.* — La question des rapports étiologiques de la maladie de Paget avec l'hérédo-syphilis est restée à peu près ce qu'elle était lors de la discussion soulevée à l'Académie de médecine, en 1903, par M. Lannelongue et mon père. Je ne la rouvrirai pas ici, et pour cause. C'est qu'en effet elle est devenue un véritable chaos où se heurtent aujourd'hui les opinions les plus opposées, les doctrines les plus étranges, voire les plus inattendues. Non seulement on a récusé toute affiliation entre la maladie de Paget et l'hérédo-syphilis, mais on a nié encore toute dépendance entre elle et une syphilis de n'importe quelle origine. Bien plus, on a imaginé à son usage des pathogénies nouvelles. Ainsi, on en est venu à la considérer comme le résultat d'une dyscrasie sanguine d'ordre chimique. On en a fait une dyscrasie *acide*, une « intoxication chronique par des acides minéraux », tels que acides chlorhydrique, sulfurique, azotique, acétique ou produits de même ordre, comme eau de Javel, etc. (¹). « Et la démonstration d'une telle étiologie, a-t-on dit, serait la fréquence même de la maladie dans les professions où ces produits sont d'un fréquent usage : blanchisseurs, blanchisseuses, mégissiers, chapeliers, peintres, tourneurs en cuivre, limeurs, etc. » Je ne m'aventurerai pas dans une discussion de ce genre. Quand des dissidences de cet ordre se produisent sur un sujet scientifique, c'est qu'évidemment ledit sujet n'est pas encore au point pour des conclusions vraiment sérieuses ; c'est que le sujet en question a besoin encore d'une *enquête préalable* sur ses éléments primordiaux. Nous en sommes là, je crois. Et, suivant l'adage antique, « mieux vaut en de telles conditions suspendre sa marche que la continuer aventureusement dans les ténèbres ».

Deux remarques compléteront l'exposé général qui précède.

---

1. *Maladie osseuse de Paget, hypothèse nouvelle sur la pathogénie de cette affection*, par MM. ŒTTINGER et AGASSE-LAFONT, *Nouvelle Iconographie de la Salpêtrière*, t. XVIII, 1905.

La première est relative à la **durée** possible des ostéopathies de l'hérédo-syphilis tardive, durée toujours longue, parfois très longue, et dépassant même parfois ce qu'on oserait supposer.

Il est, en effet, de ces ostéopathies dont l'évolution ne se complète qu'au prix de plusieurs années, de 3, 5 à 10 ans, et plus ; il est même des cas où les ostéopathies de ce genre se sont succédé sur divers points du squelette pendant une très longue série d'années.

Ainsi, sur l'un de mes malades, une épiphysite hérédo-syphilitique, que l'on qualifia du nom « de scrofule osseuse », persista pendant plus de 7 ans, pour guérir au contraire de la plus hâtive façon lorsque le traitement spécifique lui fut opposé.

Sur un des malades précités, l'invasion du système osseux se continua presque sans interruption de 14 à 29 ans, c'est-à-dire pendant 15 ans, et elle aurait certes duré bien plus longtemps si le traitement spécifique ne fût venu en interrompre le cours.

Sur l'un des malades de mon maître, le Pr Gaucher, des lésions osseuses du même ordre, datant de l'âge de 6 ans, ne furent guéries par les injections de benzoate de mercure qu'à l'âge de 33 ans, c'est-à-dire *après 27 années de durée!*

Et, d'autre part, ce qui n'est pas moins étonnant, c'est l'*intensivité et la rapidité de l'action curative exercée sur ces mêmes lésions par le traitement spécifique,* notamment par le traitement mixte.

Tout d'abord, les ostéopathies névralgiques sine materia sont parfois calmées, dissipées comme par enchantement (« comme par magie », disait le Dr Hutchinson) grâce à l'administration du traitement spécifique.

J'ai vu des cas où, positivement, elles ont disparu en quelques jours après avoir persisté au préalable pendant des mois et des années. (Je répète un autre mot d'un de mes patients à leur égard : « C'est à n'y pas croire ».)

Et, d'autre part, cet effet merveilleux du traitement spécifique n'est pas sans s'exercer aussi sur les lésions vraies de l'os, à savoir les exostoses, les périostoses, les périostites, etc.

J'aurais à citer quantité de cas où les lésions organiques de tel ou tel os ont été très notablement modifiées, amendées, voire guéries à bref délai, j'entends en quelques mois ou quelques semaines.

Tel a été, à n'en citer qu'un seul exemple, le cas d'un de mes malades qui, portant une ostéo-périostite du tibia, et cela depuis trois ans, a été guéri complètement et définitivement dans les salles de la clinique *en un mois et demi.*

Mais voici mieux encore; — le malade de M. Gaucher, que j'ai déjà plusieurs fois cité, est entré en février 1905 dans le service, présentant toute une série de lésions que j'ai exposées précédemment; ces lésions dataient du jeune âge, elles avaient été grattées cinq fois, et soumises aux traitements les plus divers, mais tout cela n'avait pu en avoir raison. La nature du mal fut enfin suspectée, et rapportée à la syphilis. Coup de théâtre. Les voici guérissant *en quelques semaines!* C'est tout dire.

XVI

ARTHROPATHIES

I. — Les arthropathies sont communes dans l'hérédo-syphilis de l'âge adulte. Elles le sont toutefois à un degré bien moindre que les ostéopathies, à en juger du moins par les chiffres que j'ai pu recueillir : 21 cas contre 61.

II. — On a remarqué, et avec raison, je crois, qu'elles affectent avec une préférence marquée le *sexe féminin*. — Pourquoi?

Elles sont constituées par toutes les formes morbides qu'on observe comme expressions possibles d'hérédo-syphilis dans un âge moins avancé, à cela près d'une seule que je n'ai pas encore rencontrée, à savoir la forme arthralgique, l'arthralgie pure et simple, sans lésions.

Celle-ci paraît réservée aux enfants et aux adolescents chez lesquels, tout au contraire, elle est commune et, soit dit au passage, très habituellement confondue soit avec le rhumatisme, soit avec ce qu'on appelle les *douleurs de croissance*.

C'est-à-dire conséquemment qu'on observe chez l'adulte, comme dans un âge antérieur, les différentes formes d'arthropathies suivantes : I. la forme d'hydarthrose. — II. la forme d'ostéo-arthropathie se subdivisant elle-même en modalités secondaires qui sont :

1° l'**ostéo-arthrite** ;

2° l'**arthrite hyperostosique** ou **tumeur blanche des syphilitiques**;

3° l'**arthrite ostéophytique**.

A ces 3 formes, je crois pouvoir en ajouter une quatrième, encore inconnue quant à ses rapports avec l'hérédo-syphilis, sous le nom de **rhumatisme chronique déformant**.

Par avance, je préciserai qu'il se rattache à chacune de ces formes un haut intérêt pratique. Cet intérêt réside précisément dans les *erreurs* auxquelles il est vraiment habituel qu'elles donnent lieu. Très nombreux, en effet, sont les cas où elles ont été méconnues et rapportées tantôt à la scrofule, tantôt au rhumatisme; d'où cette conséquence que, soumises aux médications qui leur convenaient le moins et soustraites au seul traitement qui aurait pu leur faire du bien, elles sont allées plus d'une fois en s'aggravant et s'éternisant pour aboutir à l'incurabilité finale, tandis que, rattachées à leur véritable origine, elles auraient presque sûrement guéri.

A dessein je répète que de telles méprises foisonnent dans nos annales. C'est seulement grâce à une connaissance plus approfondie de la syphilis héréditaire tardive qu'elles n'auront plus à se reproduire.

En quelques mots, voici ces formes :

I. **Forme hydarthrosique. — Synovite symétrique de Clutton.** — La première est la forme dite hydarthrosique, consistant, comme sa désignation l'implique, en une hydarthrose simple. Plus légitimement, je crois, elle devrait être dite *pseudo-hydarthrosique*, car elle n'a de l'hydarthrose que l'apparence, les symptômes extérieurs, tandis qu'en réalité (au moins le plus souvent, et de beaucoup) elle ne constitue qu'une forme symptomatique d'une *lésion osseuse épiphysaire en élaboration*.

Toujours est-il qu'au moment où l'on constate cette hydarthrose, on ne constate qu'elle, les lésions osseuses restant inappréciées ou étant encore inappréciables pour le médecin. Et les choses peuvent rester en l'état de la sorte pendant longtemps, voire pour de nombreuses années, pendant lesquelles les signes de l'arthropathie se limitent à ceux de l'hydarthrose, sans que le système osseux puisse encore être sûrement incriminé.

Dans l'âge adulte, cette forme est bien moins commune que dans l'adolescence ou l'enfance; j'aurai cependant à en citer quelques cas comme le suivant, récemment publié par le Dr Jacqueau.

OBS. XC (Dr Jacqueau). — *Arthropathie hérédo-syphilitique à 26 ans; forme de Clutton.*

Femme de 26 ans, hérédo-syphilitique.

En avril 1906, kératite gauche parenchymateuse, d'intensité moyenne. Simultanément plusieurs fluxions articulaires, notamment gonflement du cou-de-pied droit et hydarthrose double des genoux avec choc rotulien. Quelques jours après, toutes les articulations des membres sont plus ou moins gonflées, notamment celles du cou-de-pied, des genoux et du coude gauche. L'articulation de la hanche gauche est elle-même un peu douloureuse. — Traitement : iodure de potassium, 4 grammes par jour.

25 mai, l'autre œil se prend : — injections d'énésol.

14 juin, amélioration très sensible de l'œil gauche, disparition du gonflement articulaire sur le genou droit. — Depuis lors, amélioration progressive.

Le 9 janvier 1907, toutes les articulations sont devenues parfaitement libres. Les cornées sont encore troubles, mais la poussée inflammatoire est terminée de ce côté.

Puis, en mars 1907, rechute de la kératite de l'œil droit. Et, alors (qu'on remarque bien ceci) en même temps il se manifeste nettement de la gêne de l'articulation de la hanche et un peu de gonflement du genou gauche. — Sirop de Gibert ; guérison en un mois et demi environ.

Une particularité intéressante, dont un exemple est précisément fourni par l'observation qui précède, est la **coïncidence fréquente de cette hydarthrose avec des affections oculaires**, notamment avec la kératite.

Cette coïncidence avait été remarquée déjà d'assez vieille date par Hutchinson et Clutton. Elle ressortait également des observations de Fouquet qui, sur 25 ostéo-arthropathies d'origine hérédo-syphilitique, avait constaté dix fois la coïncidence de kératites simples ou doubles. Elle vient d'être, avec de nouvelles preuves, confirmée par le Dr Jacqueau dans une communication faite au Congrès de la Société Française d'ophtalmologie([1]) ; et précisément le cas précité est une preuve de cette curieuse relation, puisqu'on y voit deux invasions de kératite se produire en coïncidence avec des fluxions articulaires multiples à quelques mois d'intervalle.

La plupart des articulations (genou, cou-de-pied, hanches, etc.) peuvent être le siège de ces hydarthroses, mais c'est le *genou* qui est le plus souvent affecté.

Il est possible qu'un seul genou soit atteint, mais fréquemment les deux genoux sont touchés, et cela soit simultanément, soit d'une façon successive.

Tel a été, pour en citer un exemple, le cas d'une de mes malades, hérédo-syphilitique, qui, au cours de sa vingt-cinquième

---

1. Séance du 5 mai 1908. Voyez *Lyon Médical*, 17 mai 1908.

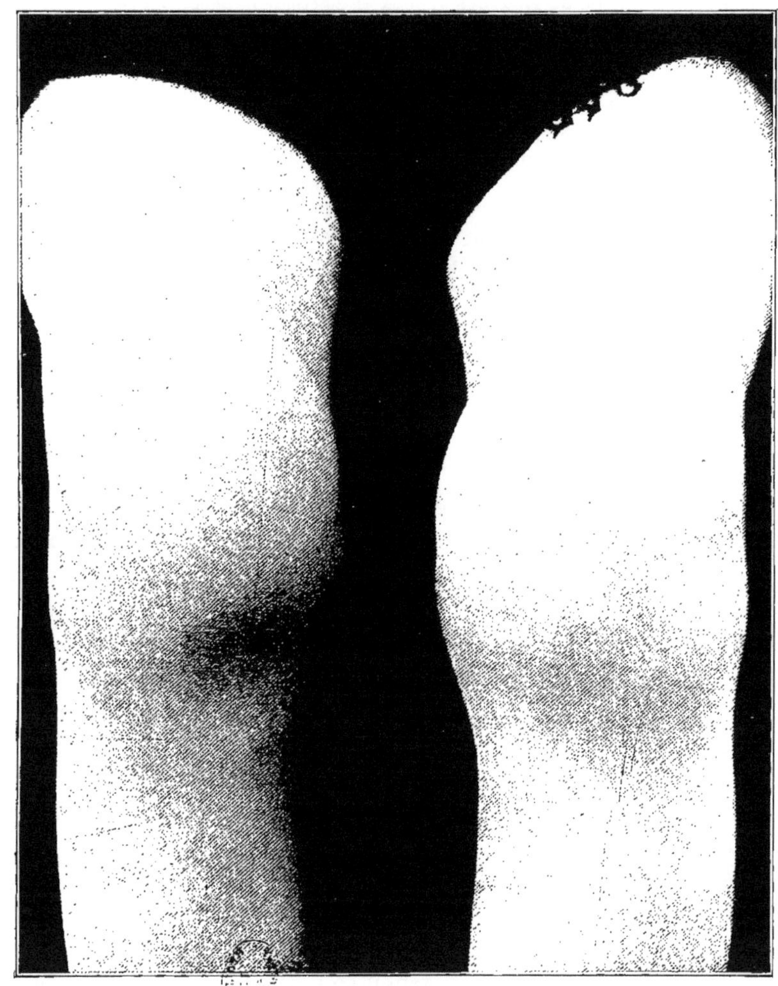

Rhumatisme hérédo-syphilitique chez une jeune fille de 24 ans. — Multiplicité de localisations. — Polymorphisme : 1° hydarthrose symétrique de Clutton (v. page 117); — 2° rhumatisme déformant (voir page 126, planche XVII, représentant une main de la même malade).

Masson et C⁹⁹, Éditeurs.

année, fut atteinte d'une double hydarthrose des genoux, à forme indolente et chronique d'emblée. L'affection chez elle, répondait au type morbide que s'est efforcé d'établir le médecin anglais précité, Clutton.

Sous le nom de **synovite symétrique du genou**, ce dernier auteur a décrit en effet une affection articulaire qui, d'après lui, serait *particulière aux sujets atteints de syphilis héréditaire* et qui se traduirait exclusivement par une sorte d'*hydarthrose essentielle, absolument indépendante de toute affection osseuse.*

Cette synovite, précise-t-il, a pour caractères principaux :

1° d'affecter simultanément les deux genoux ;

2° d'être insidieuse comme début et aphlegmasique comme développement ;

3° d'être indolente ;

4° d'évoluer d'une façon chronique ;

5° enfin, d'être bien plus accessible à l'action du traitement antisyphilitique qu'aux médications vulgaires de l'hydarthrose, telles que repos, compression, etc.

Il a observé, dit-il, cette forme de synovite symétrique sur 16 enfants âgés de 8 à 15 ans, et présentant tous des signes peu douteux d'infection syphilitique héréditaire[1].

Indéniable chez l'enfant et l'adolescent, cette forme semble aussi, d'après le fait précité et quelques autres, pouvoir se rencontrer dans l'âge adulte. Mais, à coup sûr, elle est plus rare à cet âge.

Serait-elle constituée dans tous les cas, comme le croit Clutton, par une hydarthrose pure et simple, indépendante de toute affection osseuse ? J'en douterais pour ma part ; car, précisément dans le cas précité où j'ai pu le mieux l'étudier, elle coïncidait avec des lésions des doigts qui offraient indubitablement le type du rhumatisme chronique déformant. On en jugera par les photographies ci-jointes, représentant les genoux et une des mains de la malade (V. pl. nᵒˢ 16, page 116 et 17, page 126).

II. Ostéo-Arthropathies. — Il est bien autrement commun que l'hérédo-syphilis de l'âge adulte s'accuse sous forme d'ostéo-

---

1. Simmetrical synovitis of the hereditary syphilis. *The Lancet,* 27 february 1886, p. 391.

arthropathies, c'est-à-dire de lésions articulaires en coïncidence et certainement en relation pathogénique avec des lésions osseuses soit primitives, soit secondaires d'origine spécifique.

Ces ostéo-arthropathies sont susceptibles de types différents que je vais essayer de caractériser, et cela sans craindre d'entrer dans les détails, car certains de ces détails sont de nature à révéler, tout au moins à faire suspecter l'origine spécifique desdites lésions, et tout est là en l'espèce pour ne pas tomber dans l'erreur qu'à nouveau je qualifie d'habituelle, erreur consistant à confondre ces lésions soit avec le rhumatisme, soit avec la scrofule.

Tout est là, je ne crains pas de le répéter puisque, rapportées, ramenées à leur cause, de telles arthropathies sont par excellence susceptibles de régression et de guérison, tandis que, méconnues comme nature, elles ne manquent guère d'aboutir soit à la chronicité indéfinie, soit même à l'incurabilité.

Une première forme de ces arthropathies hérédo-syphilitiques est celle de *l'ostéo-arthrite* pure et simple, constituée par l'ensemble symptomatique usuel des arthropathies subaiguës d'origine vulgaire ou spécifique.

Une deuxième forme a pour caractère l'apparence et les signes extérieurs d'une hyperostose épiphysaire ; c'est une ostéo-arthropathie hyperostosique ; c'est, comme l'a appelée mon père, une **tumeur blanche osseuse**.

Une troisième forme consiste en une **ostéo-arthropathie déformante**, mais déformante par végétations osseuses, par ostéophytes (**arthropathie ostéophytique**).

Une quatrième enfin, toute particulière et encore peu connue (tout au moins en tant qu'origine) est le **rhumatisme chronique déformant**, dont j'espère démontrer les relations pathogéniques avec l'hérédo-syphilis.

Précisons tout cela.

1° *Première forme*. — **L'ostéo-arthrite** proprement dite se distingue des trois autres formes par la simplicité de sa symptomatologie qui est celle des arthrites subaiguës en général, sans addition des caractères particuliers qui en différencient les trois autres formes.

Les lésions articulaires qu'on y constate sont celles de la fibro-synovite, à savoir : forte infiltration des éléments cellulaires et fibreux de l'articulation qui se présentent épais, durs, jaunâtres, et qui par leur aspect, leur consistance et leur structure rappellent exactement les productions gommeuses; — altérations correspondantes de la synoviale qu'on trouve injectée, épaissie, tapissée de dépôts pseudo-membraneux qui parfois en réunissent les feuillets; — lésions possibles des cartilages qui se présentent érodés, comme ulcérés sur quelques points, etc.

A remarquer comme détail — mais comme un de ces détails qui sont susceptibles parfois d'établir à eux seuls le diagnostic — « que l'infiltration constitutive de la lésion n'envahit pas d'une façon égale et uniforme toutes les parties de l'articulation. Généralement au contraire, cette infiltration se borne à certains segments ou tout au moins se fait sur certains segments d'une façon plus ou moins intensive. De là, des *foyers partiels*, circonscrits, régionaux, où les tissus s'épaississent fortement pour constituer de la sorte des placards faisant corps avec la synoviale, placards ramassés en forme de petites tumeurs, de « macarons », toujours fermes, durs et parfois même chondroïdes. Ces placards affectent de préférence les points où se réfléchit la synoviale, soit pour l'articulation du genou prise comme exemple, le cul-de-sac sous-tricipital et les parties latérales de la rotule[1].

L'affection a un début insidieux, lent et progressif.

Confirmée, elle se traduit par un ensemble symptomatologique qui se résume ainsi : tuméfaction de la jointure, généralement sous forme globuleuse; — hydarthrose; — parfois çà et là, sensation de plaques dures semblant constituer sur quelques points une sorte de *blindage* de la coque articulaire, blindage ferme et rénitent; — quelquefois aussi, sensation de petites masses dures, de macarons, qu'on prendrait volontiers pour des corps étrangers intra-articulaires, mais qui ne sont que des infiltrats de la fibro-synovite. La perception de ces plaques dures constitue, comme l'a dit mon père à qui tout ce passage est emprunté, un bon signe en faveur de la qualité spécifique de la lésion, car on ne trouve certainement

---

1. A. Fournier, *Arthropathies tertiaires.*

rien de semblable dans les arthropathies étrangères à la syphilis, notamment dans le rhumatisme simple et dans les arthropathies scrofuleuses.

Autre détail négatif, qui comporte également une signification séméiologique; dans les intervalles qui séparent ces portions épaissies, nulle part *on n'a la sensation de fongosités.* Or, comme l'a remarqué le Dr Morestin, « dans une lésion articulaire chronique, c'est là un élément *majeur* de diagnostic, car cela constitue une différence fondamentale avec les tumeurs blanches qui composent l'immense majorité des arthropathies chroniques. »

Achevons cette ébauche de symptomatologie en ajoutant : En dépit de leur tuméfaction et de leur distension hydarthrosique, les articulations restent indolentes; — troubles fonctionnels légers; rien autre que la gêne articulaire; — mouvements possibles, mais quelque peu difficiles et bornés. Si l'affection, par exemple, occupe le genou ou les genoux, le malade peut encore marcher, mais il ne le fait que péniblement, d'une façon gauche et empêchée; — absence de toute réaction générale ou locale; — nul retentissement sympathique sur aucun viscère.

Donc, comme l'a très bien dit le Dr Méricamp, dans une thèse restée classique, « impossible, avec une telle symptomatologie, de ranger l'affection parmi les tumeurs blanches ou même les arthrites ». Pour en faire une tumeur blanche, où donc sont les fongosités? Pour en faire une arthrite, où donc est la douleur? Où l'attitude vicieuse? Où les contractions *réflexes?*

Sous ces dehors relativement bénins, cette forme n'en comporte pas moins une gravité vraie. Traitée, elle peut guérir, et guérit même presque sûrement; mais, méconnue et non traitée, elle aboutit à des terminaisons sérieuses, à savoir : 1° chronicité avec rechutes préparant l'ankylose; — 2° ankylose incomplète ou complète; — 3° d'une façon exceptionnelle, éventualité possible d'une arthrite aiguë déterminée par l'ouverture dans l'articulation d'une gomme ou osseuse ou synoviale, avec toute la série de conséquences que je n'ai plus à décrire ici.

L'observation suivante, due au Dr Braquehaye, chirurgien de l'hôpital de Tunis, est un modèle du genre; elle se résume en ceci :

Obs. XCI (Dr Braquehaye).

Sujet de 29 ans, issu d'une mère qui reçut comme nourrice la syphilis d'un enfant hérédo-syphilitique. Né petit et malingre; — n'ayant marché que très tard; — toujours dur d'oreilles. — Dans l'enfance, kératite interstitielle. — A 8 ans, douleur vive dans le tibia gauche rapportée à la croissance. — A 18 ans, genou gauche se tuméfiant; traitement par l'iodure dans le service du professeur Lannelongue. Guérison en quelques mois. — A 25 ans, poussée nouvelle dans le genou gauche; deux ans plus tard, le genou droit se prend. — De plus, large ulcération constituée par une syphilide ulcéreuse sur les côtés du genou.

En 1897, épaississement des épiphyses fémorales et tibiales du genou droit; élargissement appréciable de la rotule (un quart en plus de la rotule gauche).

Çà et là, la synoviale semble épaissie et irrégulièrement *blindée*; la pression donne une sensation analogue à celle d'un *kyste à grains riziformes*; les mouvements de flexion et d'extension qui sont bien conservés produisent des craquements très nets, perceptibles à distance. Le genou est indolent à la pression, les os eux-mêmes sont peu sensibles. La percussion du talon, les mouvements spontanés ou provoqués n'éveillent aucune souffrance.

Le malade marche assez facilement, mais avec une boiterie légère. Au genou gauche, pas de liquide, mais épiphyse osseuse épaissie; craquements notables toutefois dans les mouvements de flexion et d'extension; épiphyse toujours volumineuse, etc.

Mais, lorsqu'une arthropathie de ce genre vient, en raison d'une complication quelconque, à présenter des abcès, des fistules, de l'empâtement péri-articulaire, etc., *elle ressemble alors absolument à la tumeur blanche tuberculeuse*, elle donne l'idée d'une tumeur blanche, et c'est alors que surtout de regrettables erreurs sont possibles, disons même faciles à commettre. Mon maître, le professeur Gaucher[1], a produit un cas de ce genre dans lequel le diagnostic différentiel ne put être établi que par la coexistence d'autres lésions spécifiques. Voici comment il raconte ce cas :

Obs. XCII (Prof. Gaucher). — *Arthropathie considérée comme tumeur blanche, guérie par traitement spécifique.*

Une femme de 26 ans, mariée, ayant un enfant de 6 ans, bien portant, dont le mari paraît indemne de syphilis et qui, elle-même, ne présente aucun antécédent personnel, aucune trace de syphilis acquise, m'est amenée au mois de mars 1899 à l'hôpital Saint-Antoine pour des lésions *réputées tuberculeuses* et considérées comme incurables. Depuis dix-huit mois, cette femme est atteinte d'une arthropathie du genou droit qui est tuméfié et volumineux; — la tuméfaction de l'articulation est considérable; les condyles fémoraux sont très notablement augmentés de volume; les tissus péri-articulaires sont épaissis et il y a un peu d'hydarthrose. Mouvements très difficiles, mais peu de douleur à la pression.

1. *Annales des maladies vénériennes*, 1906, p. 19.

Cette arthropathie était considérée comme une tumeur blanche. En même temps, cette femme présentait une infiltration du sterno-mastoïdien gauche, laquelle avait été prise pour une masse de ganglions tuberculeux, et enfin, il existait une *ostéite suppurée* du tiers interne de la clavicule gauche, évoluant depuis six mois et ayant déterminé une fracture ouverte de l'os.... *Un tel ensemble éveillait bien l'idée de la tuberculose.* Eh bien, cette soi-disant tumeur blanche du genou était une arthropathie syphilitique, de même que la lésion sterno-mastoïdienne et celle de la clavicule n'étaient constituées que par un ostéome gommeux suppuré.

Et, en effet, soumises exclusivement au traitement mercuriel par les injections de benzoate, toutes ces lésions guérirent en moins d'un mois et demi. Le genou notamment recouvra son volume normal avec ses mouvements normaux, et cette guérison s'est maintenue depuis neuf ans.

A plus forte raison, l'erreur qui consiste à rapporter à la scrofule des manifestations d'arthropathies hérédo-syphilitiques sera-t-elle plus facile à commettre, si les individus malades présentent, comme dans l'une des observations précitées, l'ensemble des symptômes de l'habitus de la scrofule.

Qu'on se rappelle, à ce propos, la curieuse observation du Dr Lorenzo Mannino, relative à un miséreux de Palerme, âgé de 27 ans, hérédo-syphilitique, qui, *demi-sourd, demi-aveugle, boîteux, ankylosé du genou, ankylosé du coude,* était en outre *criblé d'ulcérations profondes et serpigineuses* dont l'une occupait tout le tiers de l'avant-bras, et une autre dénudait le frontal, etc. Il était *hideux d'aspect* et exhalait de toute sa personne une odeur fétide. En outre, il était affecté de plusieurs arthropathies qui complétaient ce tableau et donnaient au malade *l'apparence typique du scrofuleux.* Tous les médecins de Palerme avaient traité cet homme comme *scrofuleux* depuis huit ans, mais tous leurs traitements l'avaient laissé dans le même état, si bien qu'à la fin, il était devenu « *un vrai tissu de plaies, objet de dégoût* pour tous. »

Eh bien! un traitement spécifique mixte « guérit tout cela; — l'amélioration fut même remarquablement rapide; l'état général se releva simultanément; bref, la guérison fut complète au bout de trois mois([1])! »

« Des observations de ce genre, disait mon père dans son cours, devraient être encadrées, pour rester incessamment soumises aux regards du médecin. »

1. *Rivista clinica di Bologna,* nov. 1888.

2° *Seconde forme* : **Pseudo-tumeur blanche des syphilitiques.**
— Une seconde forme consiste dans cette curieuse arthropathie
hyperostosique décrite par mon père sous le nom de *pseudo-
tumeur blanche des syphilitiques*, laquelle a pour caractère d'être
essentiellement constituée par une hyperostose épiphysaire et de
ne devoir son aspect arthropathique qu'à une intumescence
osseuse.

Alors qu'elle affecte le genou, qui est son siège par excellence,
elle se présente sous une forme *globuleuse* tout à fait spéciale ;
à première vue, on croirait à une tumeur blanche, mais au palper,
on s'aperçoit non sans étonnement que cette tumeur est « *tout
en os* » ; les doigts de l'observateur, en effet, au lieu d'une tuméfaction dépressible qu'ils s'attendent à trouver, sont étonnés, si
je puis ainsi dire, de ne rencontrer que des tissus durs, manifestement osseux.

Au coude, l'aspect globuleux est remplacé par la forme dite « en
gigot. »

3° *Troisième forme* : **Arthrite ostéophytique.** — Une troisième
forme est l'arthrite ostéophytique, dont on doit encore la connaissance à mon père, et qu'un de ses internes, le D⟨r⟩ Méricamp, a
parfaitement décrite dans son excellente thèse inaugurale.

On l'avait tout d'abord appelée arthrite déformante ; ultérieurement, on a été amené à substituer à cette appellation celle
d'arthrite ostéophytique en vue d'éviter une confusion avec une
autre forme dont j'aurai à parler dans quelques instants.

Cette forme est constituée, non plus comme la précédente
par une hyperostose massive qui, dans son irrégularité morbide,
conserve cependant une certaine régularité comme configuration
générale, mais bien par une série de végétations irrégulières et
ostéophytiques de l'épiphyse, végétations qui bourgeonnent à
l'aventure en donnant naissance à des saillies, des mamelons, des
apophyses osseuses, dont la situation, le volume et la forme sont
susceptibles de toutes les bizarreries possibles. De là, naturellement, des anomalies d'aspect, des originalités et même des
bizarreries de configuration qui constituent la caractéristique
dominante de cette variété.

Les ostéophytes qui se développent de la sorte sur les épiphyses, et cela au voisinage même de la surface articulaire, peuvent constituer tout naturellement des obstacles matériels à l'exercice des mouvements. D'autre part, ils ne laissent pas de réagir sur la synoviale, les cartilages, les ligaments, etc. Toujours est-il que, d'une façon ou d'une autre, ils deviennent l'origine de troubles fonctionnels plus ou moins importants (difficulté et limitation de certains mouvements, attitudes vicieuses, atrophie musculaire consécutive, arrêt de la croissance du membre affecté), etc.

Généralement, ces arthropathies ostéophytiques se constituent dans le jeune âge; puis elles persistent, se modifient, s'aggravent, se compliquent de diverses façons. J'en citerai comme exemple, un cas typique décrit tout au long par le Dr Méricamp dans sa thèse inaugurale.

Obs. XCIII. — Observation relative à un homme de 28 ans, manifestement entaché d'hérédité syphilitique, ayant à différentes époques présenté des lésions multiples du pharynx, du voile du palais, de la lèvre supérieure, des fosses nasales, etc. et portant en outre des productions ostéophytiques multiples, localisées surtout au niveau du coude et de l'épaule du côté droit ([1]).

4° *Quatrième forme : rhumatisme chronique déformant.* — Une dernière variété (sur laquelle je désire d'autant plus appeler l'attention qu'elle a été méconnue jusqu'à ce jour quant à ses relations avec l'hérédo-syphilis) est le rhumatisme chronique déformant, entité nosologique qui a connu bien des vocables, qui autrefois était appelée rhumatisme noueux, rhumatisme goutteux, puis, qui, depuis lors, a été successivement qualifiée des noms de *rhumatisme chronique primitif, poly-arthrite déformante* (Jaccoud), *rhumatisme chronique osseux multi-articulaire* (Besnier).

Cette variété, je le répète, n'est autre que la forme usuelle du rhumatisme chronique vulgaire, n'ayant rien de spécifique, et que l'hérédo-syphilis s'approprie, si j'ose ainsi dire, en tant que manifestation parasyphilitique; c'est une pathogénie, sur laquelle on discutera peut-être, mais c'est là un fait clinique irrécusable, je

---

1. *Contribution à l'étude des arthropathies syphilitiques tertiaires,* Paris 1882. — Obs. XI, page 81.

crois. D'une façon quelconque, par un processus quelconque, l'hérédo-syphilis aboutit à réaliser le rhumatisme chronique et cela dans sa forme usuelle courante, voilà un résultat qu'a établi l'observation clinique et que j'accepte pour ma part. Je vais essayer de justifier cette manière de voir.

Ainsi que le rhumatisme chronique vulgaire, la forme de ce rhumatisme symptomatique de l'hérédo-syphilis est constituée (soit dit sommairement, car je ne perdrai pas le temps du lecteur à décrire une entité pathologique déjà décrite des centaines de fois) par ceci : un rhumatisme chronique, et généralement chronique d'emblée; — un *rhumatisme extensif et progressif*; — et surtout (caractère majeur) un rhumatisme *déformant*; déformant à un degré considérable, mais *déformant à sa façon*, dirai-je, déformant d'une façon toute particulière, créant des déformations régulières, déterminées à l'avance, toujours les mêmes et assujetties à des types préétablis; — un rhumatisme à *localisations symétriques et spéciales se portant surtout sur les mains et les pieds* et aboutissant en définitive à des *attitudes vicieuses, stables, définitives*, par le fait combiné de lésions articulaires, de lésions osseuses, de contractures musculaires d'abord passagères et plus tard permanentes, finalement de rétractions persistantes. On connaît ces attitudes tout à fait spéciales et classiques. Exemples : attitudes des doigts qui se présentent ou bien inclinés parallèlement vers le bord cubital de la main, *en coup de vent*, a-t-on dit, ou bien bizarrement déviés suivant l'axe (type de flexion, type d'extension); attitudes des orteils, qui sont déviés, bouleversés dans leur situation, bizarrement imbriqués, etc. Tout cela est connu et n'est plus à décrire.

Eh bien, ce que j'affirme, c'est que *tout cela peut être l'œuvre de l'infection hérédo-syphilitique*, tout cela se rencontre dans l'hérédo-syphilis tardive, et j'ajoute : tout cela n'y est même pas rare, puisque en un seul jour j'ai pu en montrer 6 exemples à la Société de dermato-syphiligraphie.

Voici d'ailleurs une série de cas qui, je l'espère, seront de nature à porter la conviction dans l'esprit du lecteur.

Obs. XCIV (Personnelle). — *Rhumatisme chronique déformant*

sur une femme de 24.ans. Un frère et une sœur affectés d'accidents hérédo-syphilitiques. — Début de ce rhumatisme à quatorze ans.

Femme A..., âgée de 24 ans. Cette femme fait partie d'une famille de *21 enfants*, dont la mère a eu deux maris. En l'absence de renseignements sur les ascendants, l'hérédo-syphilis s'atteste ainsi sur elle : d'abord polymortalité des jeunes dans la famille (14 enfants morts, et morts en bas âge, sur 21); en outre, enfance chétive; marche et dentition tardives; vulnérabilité dentaire très accentuée; sillons très profonds sur les incisives et les canines supérieures; malformation très marquée des cuspides sur les incisives et les canines qui ont l'aspect de dents « en clous de girofle » ou en « gâteau de miel ».

Stigmates oculaires : pupilles larges, ne réagissant pas à la lumière; papilles grisâtres, teinte ardoisée péri-papillaire, et dystrophie diffuse pigmentaire de la chorio-rétine.

D'autre part, hérédo-syphilis encore démontrée sur une sœur et sur un frère de la malade, à savoir :

1° Sœur aînée, âgée de 28 ans, présentant ceci comme antécédents morbides : à 13 ans, lésions gommeuses du palais et du pharynx, traitées par mon père; au même temps, périostite tibiale. — A 21 ans, vaste syphilide ulcéro-gommeuse de la face, ayant évolué sans le secours d'aucun traitement spécifique durant trois ans, puis ayant à cette époque cédé très rapidement à un traitement ioduré également institué par mon père. Depuis lors, différentes localisations de gommes qui récidivent dès que la malade reste plusieurs mois sans traitement; actuellement, par exemple, gomme de la région mastoïdienne droite, datant d'un mois.

2° Frère, âgé de 22 ans. Accidents oculaires que je n'ai pu constater moi-même, mais sur lesquels j'ai obtenu les renseignements suivants : cataracte congénitale droite; ultérieurement kératite, ayant rendu opaque presque toute la cornée gauche; tentative d'opération (?) faite récemment pour rendre au malade la vue de l'œil droit.

La malade vient à l'hôpital chercher un soulagement aux douleurs articulaires excessives dont elle souffre depuis longtemps. Elle présente, en effet, les symptômes les plus accentués d'affections articulaires chroniques reproduisant un type parfait de rhumatisme déformant que je crois inutile de décrire ici, la planche n° 17 (même malade que sur la planche n° 16, page 116), pouvant avec avantage se substituer à toute description. Elle a commencé à souffrir de symptômes articulaires vers l'âge de 14 ans, et, alors, elle a été obligée de rester au lit durant quatre années consécutives. Ce rhumatisme a débuté par les petites articulations des doigts, puis envahit ensuite progressivement les articulations des poignets, des coudes, des cous-de-pied, des genoux, et, finalement, des épaules et de la hanche. Évolution symétrique, déformations, atrophie musculaire, ankylose et douleurs, n'est-ce pas là le tableau complet du rhumatisme chronique déformant, s'acheminant vers l'infirmité absolue et complète ?

Une telle observation, on en conviendra, était fortement suggestive. Elle me donna l'idée de rechercher si l'hérédo-syphilis n'aurait pas une part dans la genèse de ce singulier rhumatisme; j'instituai donc une enquête en ce sens.

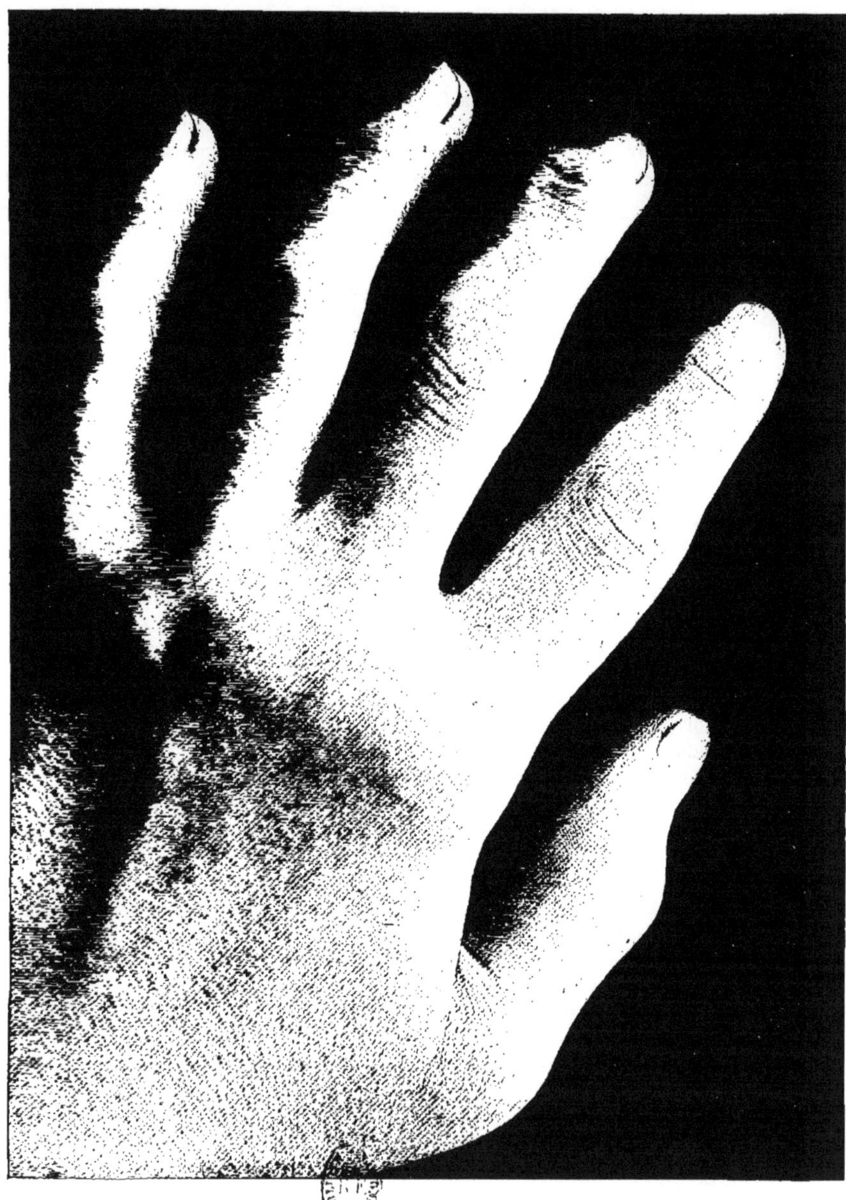

Rhumatisme hérédo-syphilitique chez une jeune fille de 24 ans. — Multiplicité de localisations. — Polymorphisme : 1° rhumatisme déformant; - - 2° hydarthrose symétrique de Clutton (voir page 116 la photo n° 16 prise sur la même malade).

Masson et Cⁱᵉ, Éditeurs.

La riche collection de mon père fut la première mine où je fouillai. J'y trouvai deux cas du même ordre. A savoir :

1° Le premier, observé avec M. le Dr Leroux, relatif à deux sujets issus d'un père dûment syphilitique, qui tous deux étaient affectés d'un rhumatisme chronique déformant.

Sur l'un d'eux, âgé de 23 ans, choroïdite spécifique diagnostiquée et traitée par le Dr Galezowski. Puis, dix-huit mois plus tard, c'est-à-dire à 25 ans, début déjà bien accentué de rhumatisme chronique déformant.

Sur la sœur de ce malade, âgée de 34 ans, rhumatisme chronique déformant des mains.

2° Sur une seconde malade, âgée de 55 ans, que mon père a observée en ville avec le Dr Monod, on constatait, indépendamment de multiples stigmates et accidents de syphilis héréditaire (notamment lymphangite gommeuse et ulcérations gommeuses) diverses affections articulaires qu'on ne pouvait rapporter qu'au rhumatisme chronique déformant.

Ce rhumatisme, racontait la malade, avait débuté à 17 ans par une arthropathie des genoux qui était devenue rapidement chronique, puis s'était éternisée depuis lors, en s'accompagnant de douleurs très vives, toujours spécialement nocturnes. Plus tard, l'affection se dissémina, disons mieux, se quasi-généralisa, en intéressant successivement, à ne parler que de ses déterminations principales, les doigts, les épaules et les coudes, partout avec les particularités distinctives du rhumatisme chronique déformant.

Puis, j'eus l'heureuse chance de rencontrer une observation que mon maître, le professeur Gaucher, a publiée dans la *Médecine Moderne* de 1905, observation particulièrement remarquable en ce que, sur une femme hérédo-syphilitique, l'explosion d'un rhumatisme chronique déformant se trouve en quelque sorte encadrée entre deux explosions de syphilides tertiaires, cela de la façon suivante :

A 39 ans, syphilide ulcéreuse au niveau de la face antérieure des genoux ; — à 48 ans, syphilide kératosique plantaire ; — et, comme intermédiaire, à 44 ans, rhumatisme déformant des genoux, des poignets et des doigts. Alternance très significative, on en conviendra, et semblant faite à dessein pour témoigner d'une connexion intime entre cette forme d'accident et la syphilis.

Une photographie de la collection de mon père (V. pl. n° 18, page 128) n'est pas moins instructive en montrant sur l'une de ses malades hérédo-syphilitique, âgée de 56 ans, la coïncidence des deux lésions suivantes : d'une part, arthropathies multiples déformantes des pieds, gros orteils infléchis presque à angle droit sur le métatarse, comme couchés sur les orteils voisins, et, tout disloqués comme articulation; — et, d'autre part, syphilides gommeuses incontestables, que le traitement du reste guérit avec une rapidité significative.

Une malade du service de la clinique ne fut pas moins intéressante pour moi, toujours au même point de vue.

Voici, en quelques mots, son observation :

OBS. XCV (Personnelle). — *Rhumatisme chronique déformant sur une femme hérédo-syphilitique ayant présenté à maintes reprises des lésions gommeuses des membres inférieurs. Début de ce rhumatisme à 21 ans.*

X..., âgée de 45 ans, est entrée à l'hôpital Saint-Louis pour être traitée d'un vaste ulcère de la jambe qui depuis longtemps résistait à divers traitements et qui, manifestement syphilitique, ne céda qu'à des injections de calomel. Elle portait de nombreuses cicatrices aux jambes, consécutives à des ulcérations anciennes d'origine spécifique. Elle fut encore reprise à 32 ans et dans les années suivantes d'ulcérations semblables qui guérirent toujours par l'iodure de potassium. Or, elle présentait à cette époque de nombreuses difformités de rhumatisme chronique. Ce rhumatisme remontait comme origine première à l'âge de 21 ans. De très nombreux remèdes, racontait-elle, lui avaient été administrés, mais aucun ne lui avait jamais rien fait, ne l'avait même jamais soulagée; en tout cas, aucun n'avait enrayé la marche extensive et progressive des affections articulaires. (Plusieurs spécimens de ces arthropathies ont été recueillis par la photographie. Collection de mon père.)

Eh bien, cette femme était, elle aussi, une hérédo-syphilitique. On ne connaissait rien à la vérité de ses ascendants, si ce n'est que sa mère était devenue aveugle à 20 ans et qu'elle était accouchée à huit mois d'un enfant mort. Quant à elle, elle portait des stigmates significatifs de syphilis héréditaire, à savoir : marbrures de la chorio-rétine et foyers atrophiques d'ancienne choroïdite à la périphérie du fond de l'œil et tous stigmates que le Dr Antonelli n'hésita pas à déclarer « absolument significatifs d'une hérédité syphilitique ». En outre, de temps en temps, écoulements d'oreilles; ouïe presque abolie du côté droit: et enfin, autre stigmate curieux qu'il n'est pas rare de rencontrer chez les hérédo-syphilitiques, incontinence d'urine s'étant prolongée jusqu'à 16 ans.

On a dit, alors que le Dr Poncet soutenait la cause du rhumatisme tuberculeux : « il ne suffit pas qu'un rhumatisme se produise sur un sujet tuberculeux pour que ce rhumatisme soit réputé tuberculeux ». Rien de plus vrai. On dira de même ici : il ne suffit pas qu'un rhumatisme se produise sur un sujet hérédo-

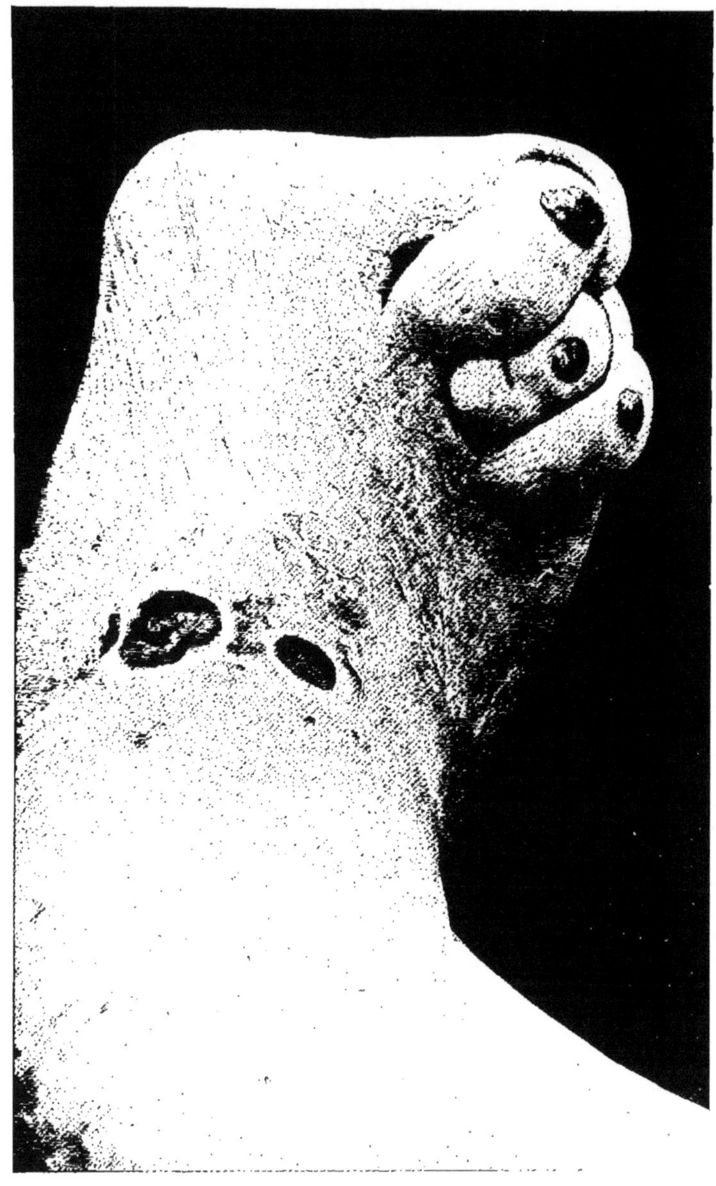

Rhumatisme hérédo-syphilitique chez une femme de 56 ans. — Arthropathies déformantes des pieds. — En coïncidence : syphilides gommeuses (V. page 127).

Masson et Cie, Éditeurs.

syphilitique pour qu'il soit taxé d'hérédo-syphilitique; cela est non moins exact. Et, cependant, en l'espèce, on ne saurait s'empêcher, au nom du bon sens clinique, de rechercher s'il n'y aurait pas une affinité, une relation quelconque de provenance entre le rhumatisme et l'hérédo-syphilis, alors que l'on voit ce que nous venons de voir dans les observations précitées, à savoir : des manifestations de rhumatisme chronique coexister sur certains sujets hérédo-syphilitiques avec des manifestations hérédo-syphilitiques diverses, ou bien alterner avec elles, et cela, pour de longues années, pour de véritables tranches de vie, voire pour des existences tout entières.

C'est là, je l'avoue, une impression qui m'est venue, à l'observation et à la méditation des cas précédents, et cette impression s'est convertie en une suspicion véritable le jour où, par une occurrence singulière, il m'est arrivé de pouvoir présenter à la Société de dermato-syphiligraphie 6 cas d'arthropathies déformantes sur des sujets affectés de syphilis héréditaire, cela en 1901 [1]. Ce soupçon depuis lors s'est confirmé dans mon esprit par une remarque qui m'avait échappé jusqu'alors, remarque relative à *l'époque d'invasion* où se fait le plus souvent le rhumatisme déformant sur les sujets hérédo-syphilitiques et qu'il me reste à formuler.

Inutile de dire que ce rhumatisme, dans ses formes ordinaires, est une manifestation de *l'âge mûr*, dépassant même le plus souvent la quarantième ou cinquantième année. Tous les auteurs sont d'accord sur ce point. A ne citer qu'un de nos classiques, le professeur Dieulafoy s'exprime ainsi dans son traité de Pathologie : « Le rhumatisme chronique déformant s'observe particulièrement de 40 à 50 ans. »

Eh bien, tout au contraire, d'après ce qu'il m'a été donné de voir, je puis affirmer ceci : c'est que *le rhumatisme déformant de l'hérédo-syphilis a pour caractère de survenir à une **période jeune** encore de la vie*, que dis-je, même *presque dans l'enfance, pour certains cas*. Je l'ai vu même, au moins dans un cas dont il va être question, apparaître d'une façon presque *congénitale*. Voici mes preuves.

1. *Société de dermatologie et de syphiligraphie*, 1901, p. 1081.

Sur 9 cas, où j'ai pu noter d'une façon précise l'échéance à laquelle s'est fait en pareil cas le rhumatisme chronique, j'ai constaté ceci :

Une seule fois, invasion des accidents d'arthropathie à l'âge de 44 ans; tandis que 9 autres fois, l'invasion s'est faite à des âges bien autres, à savoir :

A 31 ans.	1 cas.
A 24 —	1 —
A 22 —	1 —
A 21 —	1 —
A 17 —	1 —
A 14 —	1 —

Dans deux autres cas, même, cette invasion s'est faite d'une façon plus précoce encore, à savoir : dans un cas, à 8 ou 9 ans; et, dans un autre, au cours de l'enfance.

Voici sommairement les deux cas en question :

Obs. XCVI (Personnelle). — Jeune fille âgée de 17 ans. Dystrophiée, voire dégénérée, restée infantile, petite, ne mesurant que $1^m,41$; n'ayant ni poils axillaires, ni poils pubiens, complètement glabre, en un mot; non encore réglée; peu développée cérébralement; en outre, présentant, sur différents points du corps, quelques cicatrices d'origine indéterminée, et, notamment sur la jambe droite, la cicatrice d'une lésion qui a évolué dernièrement sous nos yeux et qui n'était autre qu'un type parachevé de gomme syphilitique, laquelle a rapidement guéri sous l'influence d'un traitement ioduré.

Pas de renseignements sur l'état syphilitique des parents; mais polymortalité extrême dans la famille : sur onze frères ou sœurs, deux seulement vivent encore, les neuf autres sont morts en bas âge.

Or, actuellement, la malade présente tous les signes classiques du rhumatisme chronique déformant, qu'il suffira d'énoncer, car les planches ci-jointes, n°˙ 19 et 20, les signaleront au lecteur mieux que toute description.

Mains affectées dans tous les doigts, qui sont tordus en ligne brisée suivant le type dit de flexion (Charcot); atrophie musculaire accompagnant ces arthropathies et faisant de la malade une impotente, une estropiée; déformation des orteils de chaque pied dévié complètement en dehors, dirigé transversalement et obligeant les autres orteils à chevaucher sur lui.

Tuméfaction et déformation de plusieurs grandes articulations, notamment du poignet, dont l'apophyse cubitale est volumineuse, et du genou qui est hypertrophié en masse et globuleux.

Point essentiel à signaler : contrairement à ce qui a lieu d'habitude, chez cette malade l'affection *a débuté dans l'enfance, vers l'âge de 8 ou 9 ans.* Depuis cette époque, et d'une façon presque permanente, elle a souffert au niveau des genoux, des épaules, etc.; depuis neuf ans, elle n'a eu qu'une seule période de rémission pendant quelques mois d'été.

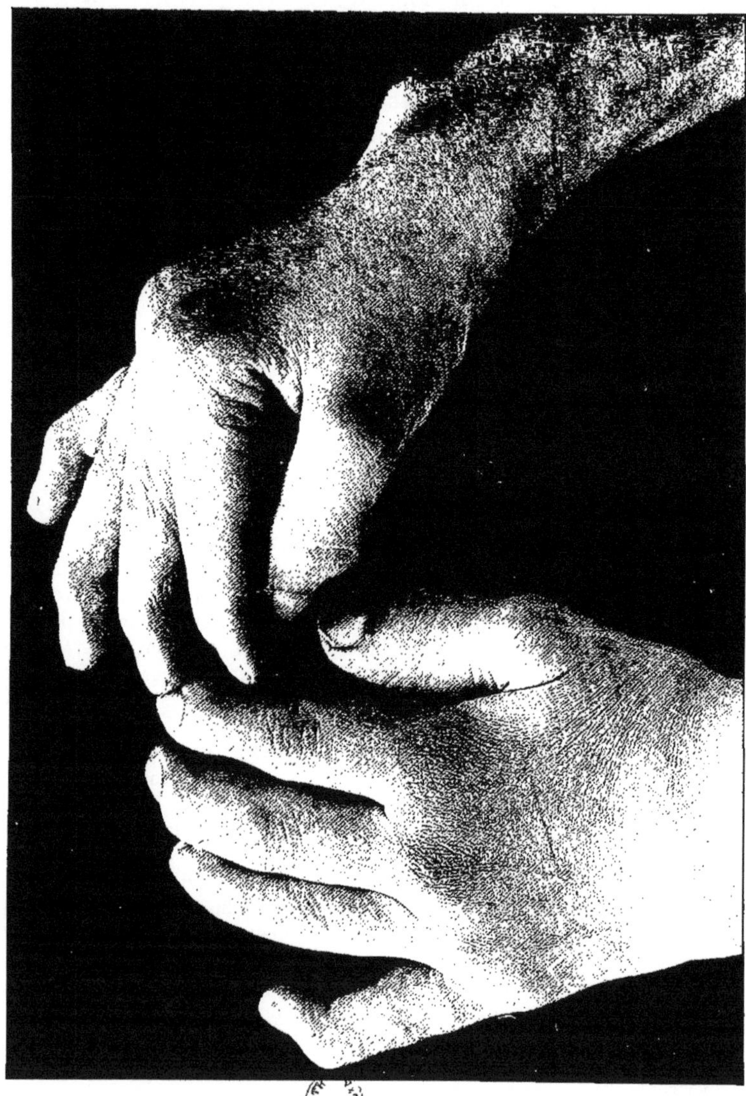

Rhumatisme hérédo-syphilitique chez une jeune fille de 17 ans. — Multiplicité
de localisations. — Lésions chroniques déformantes des mains. — Arthropathies. — (Même malade que sur la photographie n° 20.)

Masson et Cie, Editeurs.

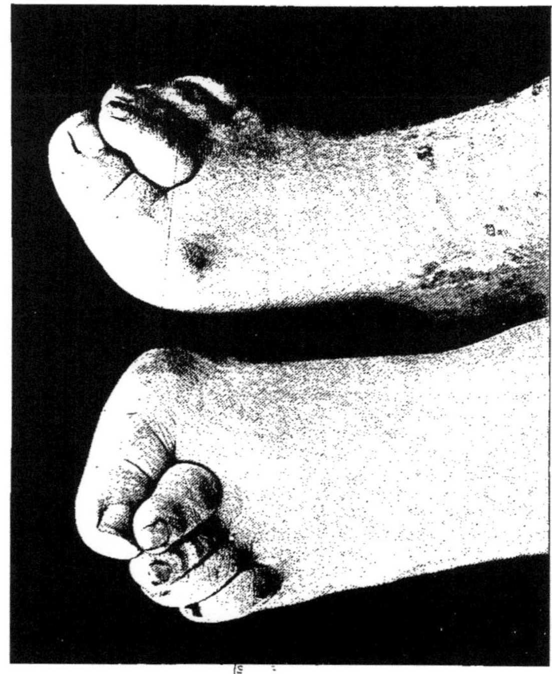

Rhumatisme hérédo-syphilitique chez une jeune fille de 17 ans. — Multiplicité de localisations. — Arthropathies chroniques déformantes des orteils. — (Même malade que sur la photographie n° 19.)

MASSON et C⁰, Éditeurs.

La connexion des symptômes articulaires avec d'autres phénomènes syphilitiques survenus chez cette malade, a conduit mon
maître, le professeur Gaucher, à considérer dans ce cas la syphilis
héréditaire comme étiologie « probable » du rhumatisme chronique déformant.

Enfin, il me reste à signaler un cas que je dois à un médecin
distingué dont la mémoire m'est chère, le Dr Barthélemy. Ce cas
est relatif à un enfant de 15 ans chez lequel ce rhumatisme déformant était congénital et ne fit que s'accroître rapidement, au
point qu'à la quinzième année, les mains se présentaient déjà à
l'état que reproduit cette planche n° 21, page 132, à savoir : sous
forme d'un type déjà fortement accompli de déformation chronique spéciale

Or, recherchant les causes de ce rhumatisme, le perspicace
observateur qu'était le Dr Barthélemy ne tarda pas à trouver une
syphilis héréditaire de *seconde génération*. Nul doute dans ce cas
ne pouvait subsister sur une transmission d'hérédité syphilitique
du grand-père au père et du père au petit-fils, comme nous allons
le voir.

Le père de l'enfant présentait les stigmates les plus caractéristiques d'hérédo-syphilis, et le grand-père avait été soigné pour des
accidents très manifestes de syphilis acquise.

Quant à l'enfant en question, c'était le type de l'hérédo-syphilitique dégénéré. Il était, suivant l'expression du Dr Barthélemy,
prodigieusement infantile, presque nain, non dégénéré intellec-
tuellement, mais dégénéré physiquement. Il mourut de tuberculose aiguë.

Ajoutez enfin cette autre confirmation indirecte et non moins
curieuse : la sœur de ce même enfant, âgée de 18 ans et vierge,
indemne de toute syphilis acquise, avait été affectée de plusieurs
gommes syphilitiques du sein gauche, qui avaient été prises par
divers médecins pour une tuberculose mammaire, au point
qu'on avait parlé d'en débarrasser la petite malade chirurgicalement. Or, elle guérit de ces lésions en quelques semaines par
le sirop de Gibert.

Comment ne pas soupçonner la syphilis de par le rapprochement des deux cas qui précèdent?

Voyez plutôt : deux enfants hérédo-syphilitiques se présentent l'un avec une dégénérescence physique, du nanisme et du rhumatisme chronique déformant, et l'autre avec des gommes multiples, que guérit le traitement spécifique.

Je crois donc, d'après tous les faits que je viens d'énoncer, pouvoir conclure en disant :

Le rhumatisme chronique déformant est au nombre des manifestations par lesquelles peut se traduire l'hérédosyphilis.

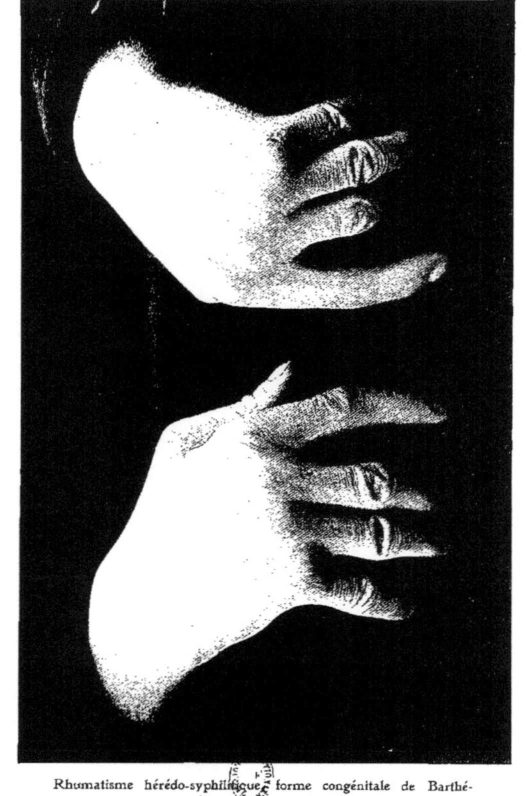

Rhumatisme hérédo-syphilitique, forme congénitale de Barthélemy (V. page 131).

Masson et C⁰, Éditeurs.

XVII

LAXITÉ ARTICULAIRE

Luxations spontanées, luxations volontaires, luxations récidivantes.

Les diverses lésions articulaires qui précèdent comportent comme épiphénomène possible, mais à coup sûr très rare, un accident particulier et très curieux, à savoir la *laxité articulaire*.

Ce relâchement de l'articulation n'est pas toujours sans en compromettre la stabilité, la solidité, l'aplomb, alors bien entendu, que l'affection siège aux membres inférieurs. De là possibilité de conséquences diverses : Traumatismes intra-articulaires, *déchirements*, *diastasis*, entorses, subluxations, voire luxations, voire luxations récidivantes.

Je dois la connaissance de ces épiphénomènes des arthropathies hérédo-syphilitiques à mon confrère le docteur Legrain, bien connu déjà par de nombreuses contributions à l'histoire pathologique de l'hérédo-syphilis.

Cet aimable confrère m'écrivait ceci récemment.... « J'ai observé, il y a plusieurs années déjà, deux cas de *luxations récidivantes*, l'un de l'épaule, l'autre du coude, tous deux survenus, chose curieuse, à l'occasion de très minimes traumatismes intéressant ces articulations, chez deux enfants issus de parents syphilitiques. Je me demandais depuis lors si la syphilis héréditaire ne pouvait constituer un facteur de laxité articulaire par relâchement particulier des ligaments et jouer un certain rôle dans l'étiologie encore si obscure des luxations récidivantes. Et j'en étais là de mes réflexions quand, en juin 1910, j'eus l'occasion d'être fixé sur le point en question par le fait que voici :

A cette époque en effet, je reçus dans mon service pour une prétendue hernie inguinale (laquelle n'était autre qu'une gomme du cordon) un indigène de 25 à 26 ans que je connaissais déjà pour l'avoir vu exécuter en public de curieuses dislocations articulaires. Séjournant à l'hôpital plusieurs mois, il en profita pour nous montrer tous ses talents, qui étaient véritablement merveilleux en l'espèce.

Ainsi, il avait appris à *luxer* presque toutes ses articulations, à savoir notamment : La mâchoire inférieure, ses doigts, ses poignets, ses coudes, ses épaules ; — il pouvait même, par un simple effort, luxer ses clavicules en avant du sternum.

La photographie que je vous envoie ci-jointe (et que je reproduis ici, pl. n° 22) vous montrera ce sujet luxant son maxillaire inférieur en avant (d'où prodigieuse grimace du visage), luxant ses tibias en arrière, subluxant son articulation tibio-tarsienne gauche et distordant ses poignets de la plus étrange façon.

Chez ce sujet l'hérédité spéciale n'était pas douteuse (crâne acrocéphale et, de plus, très aplati latéralément; voûte palatine ogivale, etc.).

Toutes les articulations chez ce sujet avaient un jeu véritablement extraordinaire. Je crois donc pouvoir attirer l'attention de mes collègues sur les rapports possibles des *luxations récidivantes* avec l'hérédo-syphilis comme origine possible. » (Dr E. Legrain.)

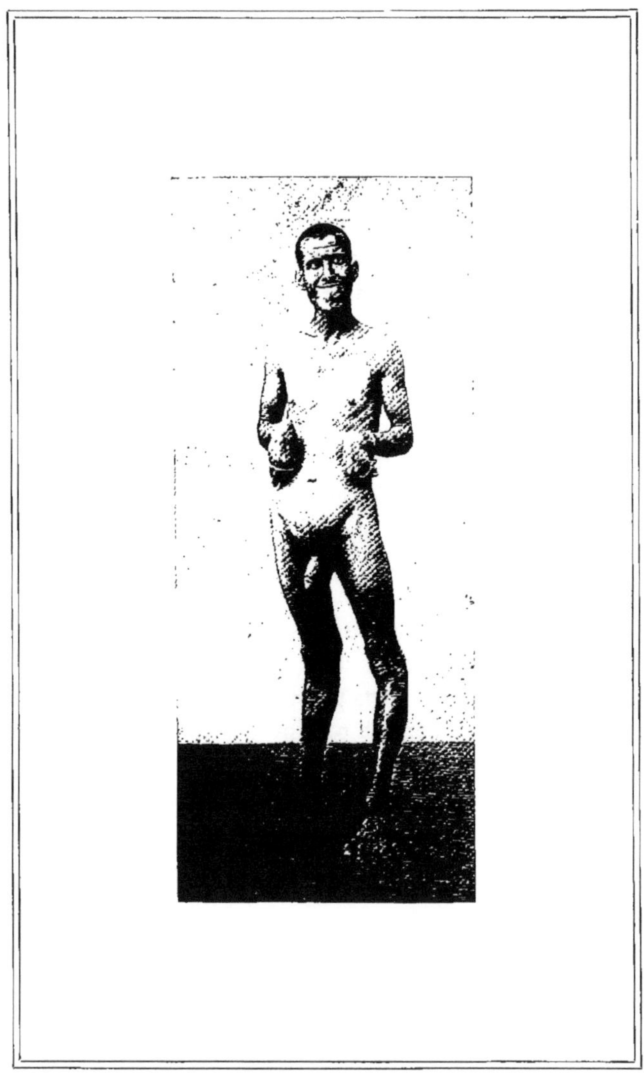

Laxité articulaire. — Luxations spontanées, volontaires, récidivantes, observées chez un homme hérédo-syphilitique âgé de 26 ans.

Masson et C⁰, Éditeurs.

XVIII

AFFECTIONS GANGLIONNAIRES

Les affections ganglionnaires sont assez communes dans l'hérédo-syphilis de l'âge adulte, beaucoup moins communes cependant que dans un âge antérieur, notamment dans la seconde enfance et l'adolescence.

Elles relèvent de trois ordres de causes, à savoir : fréquemment de la tuberculose; — quelquefois de la syphilis; — exceptionnellement de la lymphadénie.

I. — *Tuberculeuses*, elles conservent leur physionomie d'origine et constituent ce qu'on a appelé les bubons strumeux ou scrofuleux, aboutissant a la forme caséeuse, à l'abcès et à l'ulcération écrouelleuse. Ce sont là toutes lésions connues, qu'il suffira d'indiquer.

II. — *Lymphadéniques*, elles ont leur substratum dans des hyperplasies de tissu adénoïde; elles consistent, dans leur type le plus usuel, en des tuméfactions ganglionnaires, avec coïncidence d'une *splénomégalie* plus ou moins considérable.

Les tuméfactions ganglionnaires de cet ordre ont des sièges assez spéciaux. « Les ganglions cervicaux sont les premiers atteints, du moins pour l'immense majorité des cas. Viennent ensuite les ganglions inguinaux, les sous-maxillaires, les parotidiens, ceux de l'aisselle, ceux des régions sus-claviculaires et, enfin, les épitrochléens. — Les ganglions poplités ne sont jamais touchés. — Il est exceptionnel que l'affection débute par les glandes de l'aine. — En quelques cas l'affection s'est encore portée sur les ganglions du mésentère ou des bronches. » (Dr Majerezak)[1].

Ces bubons lymphadéniques sont de volume variable. En général, ils ne dépassent pas la proportion d'une noisette ou d'une

1. De la lymphadénie chez les syphilitiques, *Thèse de Paris*, 1902.

noix; mais on en a vu de gros comme des œufs, voire comme le poing et même au delà. Quelquefois ils forment, au cou notamment, de grosses tumeurs bosselées.

Ils sont fermes, durs, indolents, libres de toute adhérence avec la peau sus-jacente, qui conserve sa coloration normale. Ils ne présentent aucune tendance à la suppuration. Ils sont constitués histologiquement par une simple hypertrophie du tissu réticulé qui constitue normalement les ganglions lymphatiques.

Coïncidemment, la rate est toujours plus ou moins hypertrophiée, cela à des degrés divers. On l'a vue considérable, énorme, au point de peser plus de 2 kilogrammes; mais, hypertrophiée, elle n'est pas pour cela déformée. Elle est dure et se présente revêtue d'une capsule épaisse, adhérente au péritoine. Ses lésions sont comparables à celles des ganglions lymphatiques.

Je passe sur les symptômes généraux, les lésions du sang, et les autres altérations organiques dont l'ensemble constitue le tableau de la lymphadénie, tableau qui ne serait pas ici à sa place. Qu'il me suffise de dire, au point de vue étiologique. que *la lymphadénie a été trop souvent rencontrée dans la syphilis pour n'être pas réunie à cette dernière par une relation de cause à effet.*

Dans une thèse intéressante datant de 1903, une douzaine de cas de cet ordre ont été cités et relatés par Mlle Majerezak, élève de mon père.

D'après l'auteur de ce très estimable travail, la lymphadénie syphilitique répondrait aux deux modalités auxquelles on a donné ·les noms de *lymphadénie aleucémique* et *lymphadénie leucémique.*

Rationnellement, il était à préjuger que ce que fait la syphilis, l'hérédo-syphilis doit aussi le réaliser. Et, en effet, les auteurs sont d'accord sur la fréquence vraiment notable de la syphilis congénitale chez les enfants atteints de leucémie. Birsch-Hirschfeld en a cité 4 cas et Monti un (¹).

Ordenstein a également émis l'idée d'une relation entre la leucocythémie et la syphilis héréditaire. « Ayant appris que le père d'un malade leucocythémique avait été atteint de syphilis constitutionnelle, je fus conduit par là à prescrire au fils un traitement

---

1. *Cassel, Berlin, Klin. Wochens,* 1898, XXXV, 76-78.

antisyphilitique. La liqueur de Van Swieten lui fut donc administrée pendant plusieurs mois, et cela avec un bénéfice surprenant, alors que tout autre traitement avait échoué(¹) ».

Je n'ai trouvé dans la littérature médicale qu'une observation de lymphadénie survenue à un âge avancé de l'hérédo-syphilis. Elle est due à mon père. Malheureusement elle est réstée incomplète, la malade ayant quitté Paris prématurément,

Je ne ferai que signaler ce fait, curieux par sa rareté. Le voici :

Obs. XCVII. — Mme X., âgée de 25 ans, est née d'un père syphilitique. Elle a été traitée dans son enfance pour divers accidents d'hérédité spécifique. Elle est restée indemne au delà d'accidents spécifiques jusqu'à l'âge de 22 ans, âge auquel se manifesta sur elle une glande du cou, occupant la région cervicale antérieure gauche. Cette glande fut négligée tout d'abord, puis traitée par les antiscrofuleux (huile de foie de morue, sirop iodotannique, bains sulfureux, bains salés, etc.). Elle se développa lentement d'une façon indolente et finit par acquérir le volume d'une très grosse noix, puis d'une mandarine. Quand je la vis pour la première fois, elle ne présentait aucun symptôme inflammatoire ; elle roulait librement sous le doigt, et les téguments ne présentaient à son niveau que des maculatures brunes, résultat d'applications topiques, notamment de teinture d'iode.

Plus tard l'attention fut appelée vers la syphilis, et l'on prescrivit un traitement mixte, qui n'eut pas le moindre effet. L'état général était satisfaisant. La malade n'accusait aucune gêne locale, aucune douleur, aucune souffrance, et ce fut seulement un soupçon théorique qui me conduisit à examiner la rate. Or, je trouvai cet organe très développé, offrant comme matité les dimensions d'une main d'adulte. Pas d'autre symptôme à signaler, notamment pas d'autre tuméfaction ganglionnaire. Je prescrivis alors le recours aux rayons X, l'hydrothérapie tiède, et un traitement iodo-mercuriel. Malheureusement la malade dut quitter Paris quelque temps après, mais je n'hésite pas à croire au diagnostic de lymphadénie développée chez un sujet hérédo-syphilitique, diagnostic basé sur l'hypertrophie splénique et sur les caractères de l'adénopathie qui n'était très sûrement ni une adénopathie gommeuse, ni une adénopathie tuberculeuse.

III. — *Hérédo-syphilitiques*, elles sont d'une façon sommaire des adénopathies **gommeuses** qui se constituent à l'état d'hypertrophies ganglionnaires essentiellement chroniques.

Elles naissent à froid, sourdement, insidieusement ; au delà elles continuent de même à se développer d'une façon indolente, sans éveiller la moindre réaction locale, le moindre trouble sympathique. Devenues adultes, elles bifurquent, si je puis ainsi parler, c'est-à-dire se transforment en telle ou telle des lésions suivantes :

1. Marcy, thèse, 1889.

les unes évoluant à la façon de gommes spécifiques, c'est-à-dire se ramollissant, pour s'ouvrir, s'évacuer, puis dégénérer en plaie à ciel ouvert, plaie offrant les caractères de l'ulcère gommeux. (La planche ci-jointe (n° 23) constitue un bel exemple de cette première variété); les autres, au contraire, subsistant en l'état où les surprend leur apogée et s'immobilisant en cette forme comme volume et comme évolution. Dans une observation de Rivington, observation majeure où l'on trouve au grand complet tous les caractères de l'estampille hérédo-syphilitique, des adénopathies cervicales de ce genre subsistaient depuis 14 ans([1]).

Sans tenir compte de ce dernier cas, qui sans doute ne constitue qu'une curiosité exceptionnelle, toujours est-il que ces lésions sont susceptibles d'une singulière durée et d'un *statu quo* non moins surprenant, et cela sous une forme encore non précisée anatomiquement.

A remarquer que les adénopathies de ce dernier ordre se montrent toujours plus ou moins rebelles au traitement spécifique. Quelquefois même elles lui sont absolument réfractaires, comme si elles rentraient dans la catégorie des affections parasyphilitiques. Seraient-elles donc en effet parasyphilitiques en quelques circonstances? On ne saurait vraiment le dire, d'autant que leur structure histologique, je le répète, n'a pas encore été étudiée suffisamment et reste à déterminer.

Comme siège, ces adénopathies d'hérédo-syphilis ont des localisations préférées, à savoir : les régions latérales du cou et sous-maxillaires. Il est beaucoup plus rare de les observer aux régions inguinales ou axillaires. Quelquefois encore on les a rencontrées dans le médiastin et le mésentère. Notons au passage un rapprochement curieux : c'est que les sièges de prédilection de ces adénopathies hérédo-syphilitiques sont exactement ceux qu'affecte de préférence la scrofule.

Presque toujours, enfin, les adénopathies de l'hérédo-syphilis se circonscrivent à une ou quelques régions. Il est des cas cependant où elles se multiplient et se disséminent comme si elles tendaient à une sorte de généralisation. Ainsi, dans l'observation précitée

1. *The Medical Times*, 13 oct. 1872.

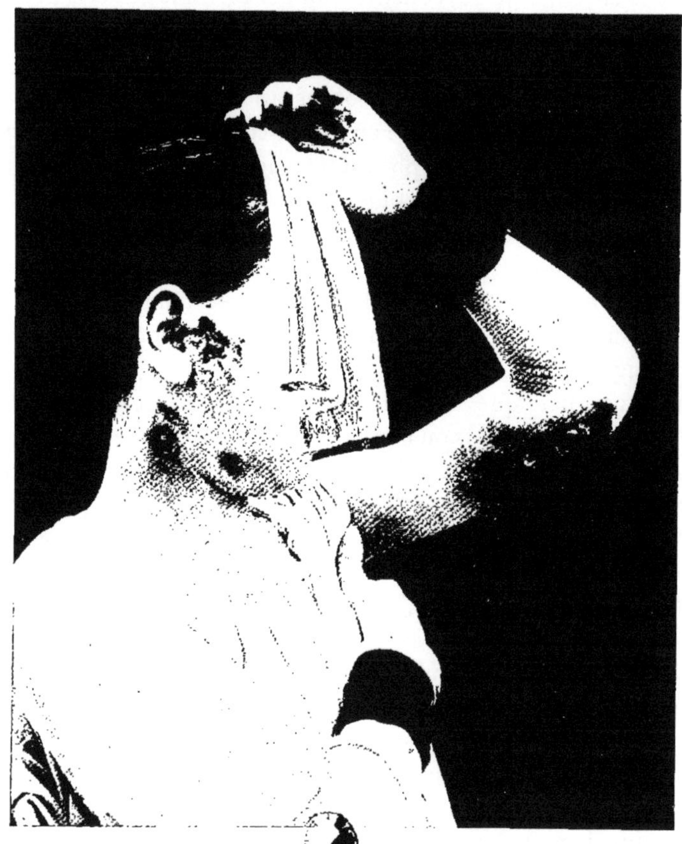

Gommes ganglionnaires ramollies et ulcérées. — Jeune fille de 18 ans.

Masson et Cie, Éditeurs.

de Rivington, on constatait toute une série de pléiades ganglionnaires, les unes constituant des chapelets cervicaux qui descendaient de l'oreille jusqu'à la clavicule, d'autres occupant les aines, d'autres remplissant le creux axillaire, etc. (¹).

De toute évidence l'intérêt capital de ce sujet réside dans ce fait que les adénopathies de l'hérédo-syphilis prennent souvent, fort souvent même, la **physionomie des adénopathies scrofuleuses**, et cela de par leur multiplicité, leur localisation, leur aspect aphlegmasique, leur évolution chronique, leur résistance au traitement, etc. Positivement donc, elles constituent en bien des cas ce qu'on a justement appelé une **fausse scrofule ganglionnaire**. Cette fausse scrofule ganglionnaire est bien faite pour donner le change, et de cela je ne veux comme preuve que l'histoire de ce malade âgé de 48 ans et dont la planche n° 24, page 140 semble bien faite pour démontrer l'erreur possible que je viens de signaler.

Porteur depuis plusieurs années de ces « écrouelles » réputées tuberculeuses et soignées comme telles sans succès, ce malade ne fut guéri de cette lésion si importante et si tenace que le jour où, dans le service de mon père, il fut reconnu entaché d'hérédité syphilitique et soumis comme tel à un traitement antisyphilitique. Ces prétendues écrouelles tuberculeuses guérirent alors d'une façon vraiment miraculeuse et purent être rattachées à leur véritable origine syphilitique.

Jusqu'à ces vingt dernières années on peut dire qu'on avait englobé les lésions de cet ordre dans le cadre de la scrofule vraie. Parlons net : on en avait fait de la scrofule.

Que de cas déjà ai-je eu à citer dans ce volume comme ayant donné lieu à des confusions de ce genre !

Tel, à n'en rappeler qu'un seul, le cas du Dr Braquehaye (²) relatif à un sujet de 29 ans qui présentait en même temps qu'une grosse tumeur ganglionnaire du triangle crural, tumeur indolente et dure, un habitus malingre, une kératite chronique, une édentation complète, deux arthropathies chroniques des genoux, un abcès blafard et fongueux de la cuisse, etc....

1. *La Syphilis héréditaire tardive*, p. 440, Prof. Fournier, 1886.
2. *Annales de dermatologie*, 1898, p. 405.

Telle encore se présentait une observation que mon maître le professeur Gaucher a présentée avec M. Louste à la Société de Dermatologie en 1905, observation se résumant en ceci :

Jeune homme pâle, chétif, petiot; amaigri et fébricitant; affecté d'une toux quinteuse et suffocante; portant une canule trachéale constamment souillée d'un pus abondant et fétide; présentant aux régions cervicale, sous-maxillaires et préauriculaires de grosses masses ganglionnaires; portant au front une lésion ulcéreuse d'apparence lupique; constellé çà et là de cicatrices d'abcès froids, offrant en un mot l'habitus, les symptômes extérieurs et les symptômes généraux d'un tuberculeux. Tout le monde eût pris ce pauvre être pour un phtisique descendant une pente fatale, et personne n'eût songé à lui prescrire le traitement de la vérole. Ce fut seulement sur les instances du Dr Barthélemy, qui connaissait le malade de vieille date et en savait les antécédents, qu'un traitement de ce genre lui fut ordonné dans le service de la clinique. Or, ce traitement ne tarda pas à être suivi des résultats les plus significatifs et les plus heureux. En deux mois, modification complète de l'habitus et de la santé; état général considérablement amélioré; retour de l'appétit; augmentation du poids du corps (gain de 8 livres en 3 semaines); adénopathies cervicales diminuées de moitié; lésion ulcéreuse de la tempe guérie, cicatrisée; toux disparue, expectoration devenue insignifiante, etc.

« Ce malade, dit notre maître, était donc surtout un hérédo-syphilitique, que l'on aurait facilement méconnu sans les renseignements qui nous furent transmis par M. le Dr Barthélemy, renseignements qui nous mirent sur la piste d'une hérédo-syphilis (syphilis paternelle, polymortalité (8 frères morts), dystrophies diverses, perforation nasale, cicatrices laryngées, stigmates oculaires, etc.), et nous autorisèrent à prescrire le traitement qui sauva le malade »(¹).

Cette similitude de lésions tuberculeuses et de lésions hérédo-syphilitiques se rencontre pour ainsi dire à chacun des chapitres de ce livre. Je n'insisterai donc en l'espèce que pour répéter une

---

1. J'aurais à produire ici plusieurs observations de même ordre (par exemple, celle qui est relatée par MM. Nicolas et Laurent dans le *Lyon Médical* du 7 fév. 1909). Mais je crois la démonstration faite sur le sujet en question et n'insisterai pas davantage.

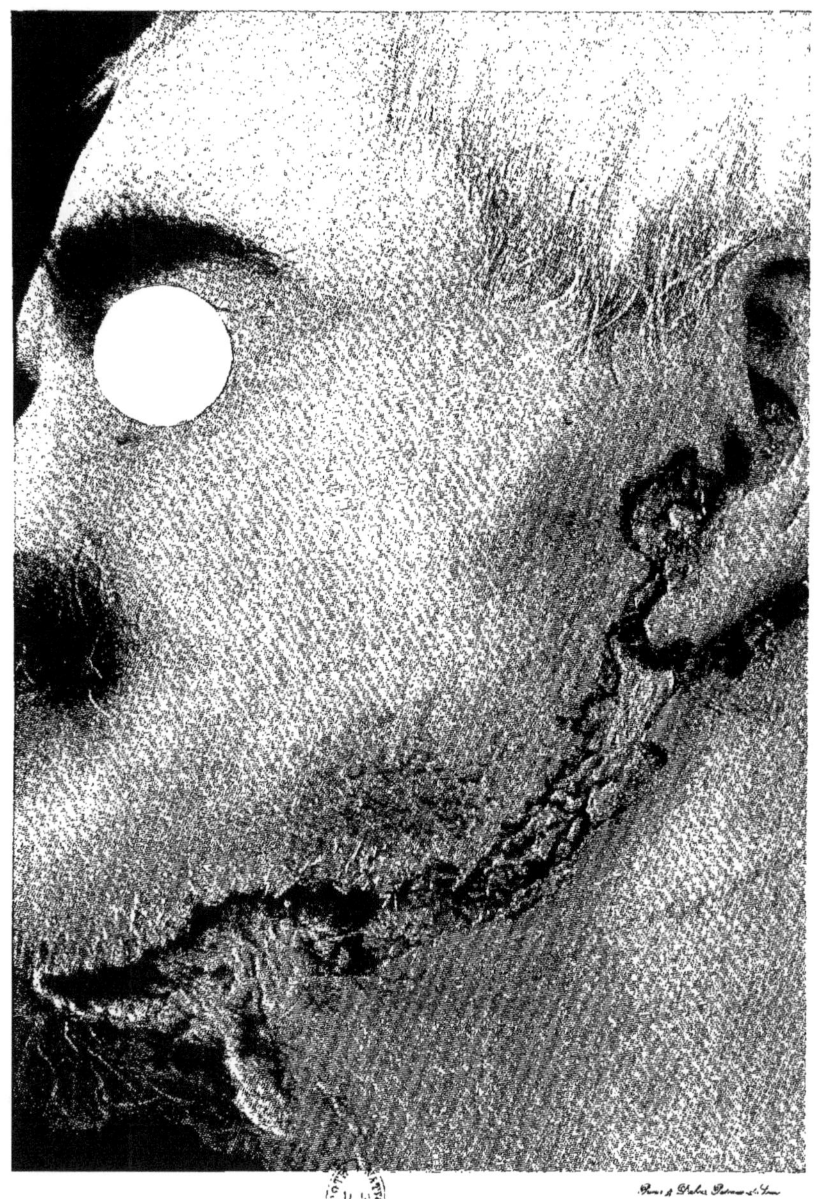

Gommes ganglionnaires ulcérées simulant " l'écrouelle tuberculeuse " ; —
observées sur un homme hérédo-syphilitique, âgé de 48 ans. (V. page 139).

MASSON et Cᵉ, Éditeurs.

fois de plus : **Cette fausse scrofule ganglionnaire de l'hérédo-syphilis est particulièrement trompeuse et merveilleusement faite pour égarer le diagnostic.**

Un cas très intéressant est à rapprocher du chapitre qui précède. Il est relatif à une tumeur adéno-thyroïdienne, qui détermina une mort subite par compression de la trachée.

Ce cas a été observé par le Dr H. Barth sur une femme hérédo-syphilitique âgée de 22 ans.

La tumeur était mixte en quelque sorte, c'est-à-dire constituée à la fois par le lobe médian du corps thyroïde, gros comme une pomme d'api, et par un groupe de ganglions cervicaux latéraux. Elle coudait et comprimait étroitement la trachée, en donant lieu à une forte dyspnée, avec cornage intermittent, congestion faciale, angoisse, accès de suffocation, etc. Elle embrassait si étroitement l'organe qu'on jugea l'opération impossible. Dans ces conditions le cas devenait des plus graves; et, en effet, dès le troisième jour de de son entrée à l'hôpital, la malade fut emportée brusquement par une syncope. Voici un résumé de ce cas.

Obs. XCVIII (Dr Barth). — *Tumeur gommeuse adéno-thyroï-dienne. — Goître suffocant. — Mort subite.*

X... âgée de 22 ans, entre à Lariboisière le 20 décembre 1883. Père très probablement syphilitique. Sujette dans l'enfance à divers accidents considérés comme scrofuleux (abcès aux jambes, avec gonflement des os et suppuration prolongée, otorrhées chroniques, coryza). Mariée depuis 3 ans. Deux enfants : le premier venu avant terme, et le second mort de convulsions le 2e jour.

Depuis quelque temps enrouement marqué et gêne respiratoire, puis tuméfaction du cou ayant augmenté progressivement.

État actuel : faciès coloré, légèrement cyanotique; dyspnée très manifeste, avec cornage intermittent, surtout inspiratoire, parfois extrêmement bruyant.

Corps thyroïde tuméfié, surtout au niveau de la fourchette sternale où apparaît une saillie médiane arrondie, du volume d'une pomme d'api. Cette tumeur est dure, non mobile, et se prolonge en bas sous le sternum et latéralement vers les régions sterno-mastoïdiennes.

Des deux côtés du cou les sterno-mastoïdiens sont soulevés par une chaîne ganglionnaire formée de glandes dures, lardacées, adhérentes les unes aux autres, et se continuant en bas et en dedans avec la tumeur thyroïdienne.

Vu la dyspnée menaçante, l'éventualité de la trachéotomie est discutée; mais, après sérieux examen, on reconnaît que le volume et la dureté de la tumeur thyroïdienne, et surtout sa forte prolongation en bas, rendent cette opération presque impossible et lui enlèvent toute chance de succès.

On institue donc un simple traitement par l'iodure de potassium et des frictions mercurielles *in situ*.

Dès le 3ᵉ jour, après une nuit pendant laquelle elle a étouffé plus que de coutume, la malade est emportée subitement par une syncope.

L'autopsie démontre que la tumeur inférieure du cou n'est autre chose que le lobe médian du corps thyroïde déplacé. Cette tumeur, grosse comme un œuf de pigeon, repousse la trachée en arrière, à une profondeur de plusieurs centimètres, la coude et l'aplatit entièrement. A la coupe, elle paraît formée par un tissu squirrheux grisâtre, ne donnant pas de suc par le grattage. Le larynx est sain. De même pour la trachée, qui cependant présente en un point deux petites ulcérations, grandes comme des lentilles, à bords indurés, découpés à l'emporte-pièce.

Des deux côtés de la tumeur thyroïdienne sont des masses ganglionnaires qui offrent une consistance lardacée et fibroïde. L'examen histologique, pratiqué par M. le Dʳ Gombaud, montre l'altération du corps thyroïde essentiellement constituée par une infiltration diffuse de noyaux embryonnaires dans les alvéoles, avec épaississement fibroïde des travées fondamentales, et artérite oblitérante des petits vaisseaux. Des coupes, pratiquées au niveau des ulcérations trachéales et dans l'épaisseur des ganglions, montrent qu'il s'agit d'une inflammation fibro-caséeuse à forme diffuse, très analogue à ce que l'on trouve dans certaines gommes syphilitiques infiltrées, notamment dans les testicules syphilitiques.

La recherche des bacilles tuberculeux, pratiquée en divers points des tissus malades, n'a donné que des résultats négatifs.

« Somme toute, cette thyroïdite fibro-caséeuse à forme diffuse offrait des caractères histologiques très analogues à ce que l'on trouve dans certaines gommes infiltrées, notamment dans le testicule syphilitique (¹) ».

1. *France Médicale*, 84, p. 549.

XIX

AFFECTIONS LARYNGÉES

Les accidents laryngés d'origine hérédo-syphilitique que l'on observe dans l'âge adulte sont de deux ordres :

Les uns sont des accidents vulgaires, simples épiphénomènes de lésions spécifiques d'un âge antérieur.

Les autres sont des lésions spécifiques actuelles, se produisant pour la première fois et cela sous une influence syphilitique héréditaire.

I. — Les premiers sont à coup sûr les plus fréquents et de beaucoup. Besoin est à peine de rappeler qu'ils peuvent être graves, graves jusqu'au point de menacer parfois la vie, et cela pour la raison qu'ils dérivent toujours de lésions antérieures plus ou moins importantes, telles que cicatrices vicieuses, brides ou adhérences empêchant l'écartement des cordes vocales, destruction, voire occlusion membranoïde de la glotte, rétractions inodulaires d'un tissu muqueux devenu fibroïde, bref toutes lésions de sclérose laryngée sous des formes diverses.

A citer comme exemple un cas du docteur Capart (de Bruxelles), relatif à une laryngite ulcéreuse hérédo-syphilitique, laquelle avait laissé après guérison le larynx déformé « au point qu'il n'avait plus l'aspect d'un larynx ». Ce n'était plus, dit le texte de l'observation, qu'une sorte d'entonnoir informe qui, inférieurement, débouchait dans la trachée par un orifice étonnamment rétréci, rétréci à ce point qu'il eût à peine admis une plume de corbeau. Et comment, par quoi était comblé cet orifice? Par les bords des cordes vocales inférieures qui, à cela près d'une étroite boutonnière, se trouvaient intimement soudées l'une à l'autre.

On conçoit à quels dangers exposent de semblables scléroses laryngées, lorsque, sous l'influence d'une cause quelconque, leur tissu cicatriciel devient le siège d'un processus inflammatoire.

La pathogénie de tels cas se conçoit aisément. C'est qu'en effet les larynx qui ont subi de telles lésions et qui sont guéris en

apparence ne sont, à vrai dire, qu'en état de *guérison précaire.*
Leurs tissus anciennement malades sont exposés à s'enflammer, à
s'éroder, à s'ulcérer, dès qu'intervient une cause légère d'irritation
(refroidissement, par exemple), *a fortiori* dès qu'intervient une
cause majeure de phlegmasie laryngée, telle que bronchite, coque-
luche, pyrexies, et, parmi ces dernières notamment, rougeole ou
fièvre typhoïde. Il en est de ces larynx — et cette comparaison
s'impose — comme de ces langues syphilitiques qui, après guérison, restent sclérosées, dures, rouges, dépapillées, mamelonnées,
et qui, consécutivement, s'enflamment, s'érodent, se crevassent,
s'ulcèrent à tout moment, sous l'influence de la moindre excitation
buccale, comme assez souvent aussi sans cause appréciable.

Sur le larynx comme sur la langue, ces récidives apparentes
d'accidents sont bien moins des retours, des rentrées en scène de
lésions spécifiques, que des *phlegmasies vulgaires entées sur des
reliquats posthumes d'anciens syphilomes.* Ce sont, purement et
simplement, des lésions de cicatrices, des lésions de tissus pathologiques sur lesquels la moindre irritation appelle un processus
inflammatoire d'ordre érosif et ulcéreux.

Or, ce qui, pour la langue, n'est qu'un accident désagréable et
douloureux, devient, au larynx, un danger véritable, et cela en
raison des conséquences mécaniques que comporte toute inflammation laryngée. Greffée sur des tissus chroniquement altérés, la
moindre phlegmasie se transforme là en une affection sérieuse,
susceptible de complications graves, susceptible même de menacer
la vie. On a vu plusieurs fois des sujets hérédo-syphilitiques,
guéris d'anciennes laryngites spécifiques qui dataient du premier
âge, être repris d'accidents laryngés d'une intensité peu commune
à propos de phlegmasies locales qui, sur tout autre terrain,
n'eussent certainement pas abouti à de semblables conséquences.
On a même vu se produire dans ces conditions spéciales un
œdème suraigu de la glotte, exigeant une trachéotomie immédiate
ou déterminant une asphyxie rapide.

De sorte, en définitive, que certains sujets hérédo-syphilitiques
meurent, dans un âge plus ou moins avancé, par le fait de lésions
dont ils sont guéris. Proposition d'apparence paradoxale, mais
que se charge de légitimer la clinique (A. Fournier).

II. — Au contraire, dans les accidents du second groupe, le larynx est pris tardivement, sans lésions antérieures qui en aient fait un lieu d'élection.

Les Drs Poyet, Morel Mackensie, Roland Mackensie et Solis Cohen sont, je crois, les premiers auteurs qui aient signalé de tels cas.

« En opposition avec l'opinion reçue par les syphiligraphes, dit ce dernier, j'ai lieu de croire que de telles manifestations peuvent retarder jusqu'à la 3o° ou la 4o° année. » Mais ces cas, je le répète, sont peu fréquents.

D'après les quelques cas que j'ai pu réunir, il m'a semblé que l'invasion de ces accidents avait tendance à se produire à des étapes assez jeunes de l'âge adulte. J'en citerai comme exemples les deux observations suivantes.

Obs. XCIX (Sommaire) (Dr Cartaz).

Jeune fille de 20 ans, assez grande, bien développée, bien que (notons au passage cet intéressant détail) *elle n'ait jamais eu ses règles.* — Père syphilitique et mort d'accidents syphilitiques.

A six semaines, paralysie des bras et des jambes, qui a persisté deux mois, en laissant à sa suite une boiterie du côté gauche, avec atrophie de tout le membre inférieur de ce côté. — A 14 ans, kératite interstitielle double, ayant laissé à sa suite un léger leucome sur les cornées.

Il y a deux mois, elle a ressenti pour la première fois des douleurs de gorge et de l'enchifrènement. Jamais, au dire de sa mère, elle n'avait éprouvé d'accidents de ce genre avant cette époque.

Actuellement, *rhinite chronique*, avec tuméfaction assez considérable de la muqueuse des cornets, rougeur très vive de la muqueuse, mais sans ulcérations, et mucosités purulentes abondantes. Pas de perforation de la cloison.

Gomme ulcérée, du volume d'une grosse cerise, siégeant sur la partie gauche et près du bord du voile du palais, ayant déchiqueté le bord gauche de la luette. L'ulcération a provoqué la perforation du voile, dont le bord n'était rattaché sur le côté au pilier antérieur que par une languette qui s'est déchirée quelques jours plus tard. — Adénite sous-maxillaire à gauche.

Au larynx, *l'épiglotte* a une coloration rouge sombre; elle est tuméfiée et légèrement ulcérée sur le bord et du côté droit. Les bandes vocales et les cordes vocales sont rouges et la muqueuse gonflée, mais pas d'ulcérations.

Voix nasonnée. — Pas de troubles de la déglutition. — Pas de gêne respiratoire.

Amélioration rapide sous l'influence d'un traitement mixte [1].

____

1. Dr Cartaz. *Des accidents laryngés de la syphilis héréditaire tardive.* Société française d'otologie et de laryngologie. Séance du 11 mai 1889.

De même une observation de V. Fisichello (déjà citée du reste page 40) nous montre une jeune fille hérédo-syphilitique de 22 ans en proie à une poussée phagédénique disséminée de la plus haute gravité. Ce phagédénisme, qui d'abord avait criblé d'ulcérations le tégument externe, envahit plus tard les muqueuses, rongea le septum nasal, ravagea le palais, le voile du palais, le pharynx, dévora la luette, corroda l'épiglotte et pénétra jusqu'à la fossette glosso-épiglottique. Elle ne céda qu'après quatre mois à un traitement intensif par les injections de calomel et l'iodure de potassium.

Les laryngopathies hérédo-syphilitiques de l'âge adulte affectent, d'après mon père, les trois formes usuelles des laryngites tertiaires, à savoir :

1° Forme d'infiltration hyperplasique et diffuse, épaississant en nappe la muqueuse, semblant l'hypertrophier, et aboutissant dans la plupart des cas à une dégénérescence scléreuse, décrite par certains auteurs sous le nom d'*hypertrophie fibroïde du larynx*.

2° Forme circonscrite ou gommeuse, dans laquelle des lésions nettement délimitées suivent le processus usuel des affections gommeuses de tout siège.

3° Forme scléro-gommeuse, sorte de combinaison des deux types précédents.

D'une façon générale, je me bornerai à dire que ces laryngites font presque invariablement leur début par l'épiglotte, d'où elles envahissent ultérieurement les parties plus inférieures du larynx, et qu'elles ne diffèrent en rien des lésions qu'on rencontre dans la syphilis acquise. Ainsi que le dit le Dr Cartaz, on y trouve « les vastes ulcérations envahissant les replis adjacents ary-épiglottiques et les sinus pharyngo-laryngés.... Elles affectent en général une marche descendante de la langue au larynx.

Deux particularités à signaler :

1° *Fréquence des altérations concomitantes de la gorge.* — Dans presque toutes les observations il y avait des ulcérations gommeuses du voile, du pharynx, ou des cicatrices, ou des brides pharyngées, vestiges d'ulcérations guéries ou réparées dans la mesure où elles sont réparables....

Cette coexistence de lésions est certainement plus fréquente dans les cas de syphilis héréditaire que dans la syphilis acquise.

2° *Rapidité d'évolution et insidiosité.* — Ce n'est souvent que par les troubles respiratoires que l'attention est éveillée, car la dysphagie est rare et l'affection le plus souvent indolente.

Les troubles de la voix varient depuis un enrouement léger, une certaine raucité jusqu'à l'aphonie la plus complète, et cela suivant l'état des lésions, leur étendue et surtout leur siège. Ils n'offrent rien de particulier, sinon qu'ils indiquent une lésion laryngée.

De même pour les troubles respiratoires qui sont proportionnés à l'étendue des lésions : dyspnée légère au début, cornage modéré, jusqu'à la dyspnée profonde et à l'attaque de suffocation nécessitant la trachéotomie.

Il va sans dire que ces lésions sont parfois d'un diagnostic assez difficile, et il va sans dire aussi que les lésions avec lesquelles elles doivent être mises en parallèle sont toujours, comme dans les paragraphes précédents, d'origine tuberculeuse, cela sous telle ou telle des formes suivantes : lupus laryngé et phtisie laryngée. Je renvoie aux livres spéciaux, notamment au traité de mon père, pour un diagnostic différentiel que je ne saurais aborder ici.

XX

SYSTÈME CIRCULATOIRE

Avant d'aborder l'étude des manifestations splanchniques qui peuvent se produire chez l'adulte sous l'influence d'une affection héréditaire, je crois nécessaire de placer une réflexion préalable.

Il n'est pas douteux que les documents dont nous disposons actuellement sur cet ordre de manifestations soient infiniment moins nombreux que ceux dont nous avons pu faire profit pour décrire les manifestations qui précèdent relativement aux accidents cutanés, muqueux, osseux, articulaires, etc.

Qu'est-ce donc à dire? Ces manifestations viscérales seraient-elles donc en réalité beaucoup plus rares que ces dernières? J'ai tout lieu de le croire, et c'est là une raison pour que notre documentation à leur égard soit moins fournie. Mais à coup sûr aussi cette raison n'est pas la seule. Ce qui contribuerait encore, à mon sens, à accroître notre pénurie relative d'observations sur les affections spécifiques viscérales, c'est que le public n'a guère notion des méfaits de la syphilis sur les viscères. Il est de notoriété commune que les maladies de la peau, des muqueuses, des os, des articulations, des yeux même, peuvent être et sont souvent le produit de la syphilis; aussi bien les malades vont-ils dans les hôpitaux spéciaux quand ils sont affectés à la peau, aux muqueuses, aux os, aux yeux, etc.; tandis qu'ils prennent le chemin des hôpitaux généraux, en se gardant bien de venir vers nous, alors qu'ils souffrent d'une affection des viscères thoraciques ou abdominaux.

Mais n'importe pour l'instant. Nous n'en sommes pas encore à discuter sur des questions secondaires de fréquence; il est plus essentiel et moins prématuré d'établir d'abord l'authenticité des viscéropathies tardives de l'hérédo-syphilis, et telle va être ma tâche. A cela, pour l'instant, doivent se borner nos efforts.

I. *Affections cardiaques*. — Je n'ai pas connaissance d'une seule observation établissant d'une façon certaine une filiation entre l'hérédo-syphilis et une affection du cœur survenue *pour la première fois* dans l'âge adulte. Il est pourtant plus que probable par analogie que des faits de cet ordre ont dû se produire, comme aussi qu'il s'en reproduira. Puisque tous les viscères ont pu être affectés par l'hérédo-syphilis dans un âge plus ou moins avancé de la vie, comment le cœur aurait-il le privilège d'échapper seul à ce fait général? Toujours est-il, je le répète, que des exemples du genre sont encore à se produire.

En revanche, voici un fait des plus inattendus, des plus curieux et qui-même n'est pas très rare : c'est que certaines cardiopathies, bien qu'issues d'une cause héréditaire (par exemple, d'un arrêt primordial de développement), *restent latentes et longtemps latentes, puis n'entrent décidément en scène qu'à une époque postérieure, comme dans l'adolescence surtout, et même aussi quelquefois dans l'âge adulte.*

Tel est le cas, par exemple, pour le *rétrécissement mitral*, qui, comme on le sait, n'est le plus souvent qu'une séquelle héréditaire de la syphilis ou de la tuberculose. Parfois il n'apparaît ou ne semble apparaître que *tardivement*, à longue échéance. C'est de la sorte qu'il s'est révélé pour la première fois à *vingt-huit ans* sur un malade que le Dr Marcel Labbé a très bien étudié ([1]). Voici un résumé de sa curieuse histoire.

OBS. C (Dr Marcel Labbé). — *Rétrécissement mitral ne se manifestant qu'à l'âge de 27 ans sur un sujet hérédo-syphilitique.*

A 27 ans seulement (qu'on remarque l'âge), ce malade est venu réclamer des soins à l'hôpital Saint-Antoine. Jusqu'à ce jour il n'avait éprouvé, bien qu'exerçant un métier manuel, d'autres troubles qu'un certain essoufflement à la suite d'efforts ou de courses un peu rapides.

On reconnaît aussitôt sur lui l'existence d'un rétrécissement mitral pur bien caractérisé : à la pointe, frémissement présystolique, roulement diastolique, souffle présystolique et dédoublement du second bruit. Contrairement à ce qu'on observe dans le rétrécissement mitral, le cœur bat lentement; au repos, le matin, rien que 48 à 5o pulsations. Le mouvement et la marche accélèrent les pulsations en proportion moindre que d'habitude.

Jusqu'à ce jour cette lésion cardiaque a été bien supportée; le malade n'a pas

1. *Presse Médicale*, 5 août 1908.

eu d'accidents asystoliques. Pas d'œdème des membres inférieurs. Foie de volume normal. Urine normale. En outre. tuberculose manifeste du sommet droit au premier degré, sans bacilles de Koch.

Or, ce malade était certainement un *hérédo-syphilitique*, chez lequel l'hérédité spécifique « s'imposait » de par toute la série des signes suivants :

Petitesse de taille (1 m. 51); exiguïté du développement; sujet à la fois petit et grêle. d'aspect infantile. Organes génitaux peu développés. Intelligence puérile. Dents mal plantées, irrégulières, inégales : incisives médianes supérieures à bord libre arciforme; incisives latérales en pointe, la droite ressemblant plutôt à une canine qu'à une incisive. Voûte palatine ogivale. Père mort de paralysie. Polymortalité infantile dans la famille. Sur 10 enfants, 2 seulement survivent, les autres étant morts en bas âge, etc.

« Rien d'étonnant, ajoute l'auteur, à ce que le rétrécissement mitral par dystrophie native ne se démasque pas avant un certain âge, notamment avant la puberté, car il est infiniment mieux toléré que le rétrécissement mitral acquis. En effet, *tant que le cœur suffit à sa tâche, la cardiopathie reste latente*; mais, s'il vient à fléchir, alors elle se démasque. Or, pendant les premières années de la vie, le cœur atteint de rétrécissement mitral congénital remplit ses fonctions suffisamment; il est petit et ne met en circulation à chaque systole qu'une faible quantité de sang; mais l'organisme n'en souffre point parce que, lui aussi, il est insuffisamment développé. *A petit cœur, petit corps*, telle est la loi.... Mais quand, à l'époque de la puberté, l'organisme se développe, quand il y a suractivité de nutrition dans tous les organes, alors, le cœur ne pouvant suivre le développement du corps, le déséquilibre se manifeste, et le rétrécissement mitral, jusqu'alors latent, se révèle. C'est ce qui est arrivé dans ce cas, alors que le malade avait déjà dépassé depuis longtemps l'époque de la puberté (¹). »

Je me rappelle avoir observé dans le service de mon père un cas analogue sur une jeune fille hérédo-syphilitique affectée d'un

---

1. C'est ce qu'ont dit de même MM. Gilbert et Rathery dans une remarquable étude sur le nanisme mitral. « ... Le rétrécissement mitral congénital reste toujours *silencieux* dans les premières années de la vie.... Tant que le corps et ses organes conservent un volume proportionné à celui de l'ondée sanguine qu'ils reçoivent. le cœur suffit à sa tâche. et nul trouble ne vient révéler la sténose orificielle. Mais, lorsqu'au moment de la puberté tous les tissus entraînés dans le mouvement de croissance générale ont besoin d'une plus grande quantité de liquide nourricier, le cœur va augmenter de volume et une disproportion s'établit entre la cavité ventriculaire et l'orifice auriculo-ventriculaire. Le rétrécissement devient perceptible fonctionnellement (c'est ce que nous voyons communément survenir dans le rétrécissement mitral qui n'apparait cliniquement qu'au moment de la puberté). » (*Presse Médicale.* 12 mai 1900. p. 231.)

rétrécissement mitral pur d'ordre congénital. Sa lésion resta latente et la malade indemne de tout accident jusqu'à l'âge de 18 ans, âge auquel éclata toute la série des curieux symptômes suivants :

Œdème des jambes. Cyanose des extrémités des orteils, douloureuse, suivie d'exfoliation épidermique qui aboutit progressivement à une véritable gangrène superficielle. Ulcérations multiples sur les membres inférieurs d'aspect ecthymateux. Crachats hémoptoïques. Albuminurie à 4 gr. d'albumine par litre. Rien aux poumons. Mais, au cœur, souffle présystolique et dédoublement du second bruit à la base.

En un mot, sur une malade incontestablement hérédo-syphilitique, rétrécissement mitral resté latent jusqu'à l'âge de 18 ans, puis prenant une importance presque subite à cet âge.

De même, j'ai eu l'occasion de donner mes soins, il y a cinq ans, à une jeune fille de 22 ans qui se plaignait alors de céphalées violentes et de douleurs diverses, mais qui à cette époque n'accusait aucun trouble cardiaque. Un traitement approprié dissipa très rapidement tous les symptômes susdits. Puis, trois ans et demi plus tard entrèrent en scène les symptômes d'un rétrécissement mitral que j'avais bien perçu par l'auscultation dès mon premier examen, mais *qui jusqu'alors n'avait en rien incommodé la malade.* Or, cette jeune fille était manifestement entachée de syphilis héréditaire et nul doute que son rétrécissement ne fût d'ordre congénital. Voici, au surplus, le résumé très succinct de son observation :

Obs. CI (Personnelle). — *Rétrécissement mitral ne se manifestant qu'à l'âge de 25 ans et demi sur une jeune fille hérédosyphilitique.*

Seule survivante de 3 enfants dont les deux premiers sont morts en bas âge.
Enfant chétive à développement très lent. N'a commencé à marcher qu'à 25 ou 26 mois.
A l'âge de 6 mois, kératite grave.
Écoulements d'oreilles dans l'enfance; ouïe presque abolie du côté droit, où le tic-tac de la montre n'est perçu qu'à 5 ou 6 centimètres de distance seulement.
Infantilisme très accusé. Bien qu'âgée de 22 ans, la malade, petite et étriquée, en paraît 15 à peine. Membres grêles, fluets. Pas de seins. Réglée à 14 ans, assez régulièrement, mais règles extraordinairement douloureuses, obligeant toujours la malade à rester couchée 2 ou 3 jours.
Bosses frontales très développées.
Dystrophies dentaires multiples; érosions en gradins sur toutes les incisives, dont une, l'incisive latérale droite, présente sur son bord libre une échancrure

semi-lunaire tout à fait typique. Les premières grosses molaires sont presque complètement cariées; l'une d'elles se présente sous forme d'une dent courte, à plateau parfaitement lisse, ayant perdu ses cuspides.

Mentalité infantile. Ne peut s'astreindre à aucun travail. N'a qu'une seule idée qu'elle me confesse ainsi : « engraisser, grandir et se marier ».

Sous l'influence d'un traitement antisyphilitique longtemps prolongé, une amélioration très considérable s'est produite dans cet état, et à tous égards : d'abord, disparition complète et permanente de tous les symptômes douloureux, céphalées, douleurs osseuses, et même douleurs menstruelles.

Amendement notable de l'état intellectuel.

Léger développement de tout l'être; élévation de la taille et léger embonpoint; toutes les robes ont dû être allongées et élargies.

Seul a persisté — et même s'est légèrement accusé — un rétrécissement mitral que j'avais découvert, et cela par hasard, en auscultant la malade lors de ses premières visites il y a 5 ans (souffle présystolique, roulement diastolique, dédoublement du second bruit); rétrécissement dont la malade ne se plaignait pas alors, mais sur lequel elle a attiré mon attention depuis 15 à 18 mois. Depuis cette époque elle se plaint de palpitations assez pénibles dès qu'elle monte un peu vite un escalier, ou à propos d'une émotion, d'une colère. Et je m'attends à voir ces troubles augmenter si, malgré la défense que j'en ai faite, la malade, actuellement âgée de 27 ans, se marie, comme elle ne cesse de l'ambitionner, et devient enceinte.

II. *Affections artérielles*. — Je disais au début de ce chapitre combien il est difficile de déterminer, à propos d'une manifestation cardiaque survenant dans l'âge adulte chez un hérédo-syphilitique, si cette manifestation est le résultat d'une lésion plus ou moins récente, c'est-à-dire contemporaine de l'âge adulte, ou bien d'une lésion antérieure restée jusqu'alors silencieuse. Et je concluais en ajoutant qu'un grand nombre d'affections cardiaques venant à se manifester chez de tels malades restent indécises comme échéance non d'apparition, mais de formation. Eh bien, c'est précisément une remarque de ce genre qui doit retrouver place ici, à propos des *affections artérielles* dont il me reste à parler.

Certes, bien nombreuses sont les manifestations artérielles qui se produisent dans l'âge adulte chez les hérédo-syphilitiques. Mais combien le nombre en est-il dont la production puisse être sûrement rattachée à l'âge adulte et non à une époque antérieure? Combien en est-il dont on puisse dire à coup sûr : voilà une lésion dont l'origine ne remonte pas loin dans le passé, pas plus loin que la jeunesse, par exemple.

Ainsi, j'ai en main une belle observation relative à une jeune femme qui, à l'âge de 35 ans, se trouva affectée d'un anévrisme carotidien et fut opérée à cet âge par le regretté professeur Berger. Or, à l'époque où elle subit son opération, cette femme faisait remonter le début de son mal à quelques années, « à quatre ou cinq ans, tout au plus », disait-elle, sans se risquer à préciser mieux. Cette femme assignait donc sa trentième année d'âge comme début de son mal. Mais quelle assurance avons-nous pour affirmer que cet anévrisme n'existait pas en germe beaucoup plus tôt, avant l'époque où son existence clinique a pu être affirmée !

Il faut vraiment des circonstances spéciales, — exceptionnelles, par conséquent, — pour être en mesure d'assigner avec quelque vraisemblance une date d'origine à une lésion cardiaque ou arté- rielle. De ce nombre, par exemple, serait le fait d'un ou de plu- sieurs examens médicaux pratiqués à dates connues sur le malade, et n'ayant pas alors donné lieu à une constatation de la lésion.

C'est précisément d'une constatation de cet ordre que pourrait se réclamer une observation que voici :

Obs. CII (Prof. Fournier).

X..., âgé de 40 ans, est certainement de souche syphilitique. Sa mère a eu 12 grossesses, et il ne lui reste que 4 enfants, tous les autres étant morts en bas âge. A 6 ans, il a été affecté sur les jambes d'énormes ulcérations qui ont laissé des cicatrices brunâtres. A 23 ans, il a éprouvé une lésion semblable à la verge, lésion certainement gommeuse en raison de l'excavation cicatricielle profonde, véritablement putéiforme, qui lui a succédé. A 28 ans, il a été pris sans cause d'une diarrhée rebelle à tout remède, qui n'a pas duré moins de 2 ans. A cette époque (voilà ce qui nous intéresse) il a vu nombre de médecins qui l'ont examiné avec soin, ausculté, et *n'ont pas constaté sur lui le moindre trouble cardiaque.*

C'est seulement 8 ans plus tard qu'il a commencé à ressentir divers accidents de ce côté, à savoir : depuis 4 ans surtout, anhélation dans la marche, essouf- flements, angoisse à la suite d'un effort même minime. Tout cela s'est accru considérablement depuis quelques mois. Ces derniers temps, consultation de M. le Pr Dieulafoy, qui a diagnostiqué, assure-t-on, une « insuffisance aortique. » Je trouve sur lui en effet, à la date du 4 juillet 1900, les signes classiques de cette affection : souffle aspiratif au second temps, présentant son maximum à la partie interne du second espace intercostal droit, pouls de Corrigan, etc. Traitement : injections avec la solution aqueuse de biiodure ioduré, et iodure de potassium.

Effets étonnamment favorables de ce traitement. Deux mois plus tard, le malade peut sans fatigue aller et venir, vaquer à ses occupations, voire faire d'assez longues visites à la grande Exposition. Je ne l'ai pas revu depuis lors, mais je tiens de son médecin habituel qu'il avait longtemps continué le traitement, qu'il le reprend même encore de temps à autre, très exactement, et que, somme toute, « il va bien. » Les bruits morbides persistent toujours, mais « très modifiés », amoindris, atténués et « l'essoufflement a presque disparu ».

Voilà donc une lésion aortique qui, suivant toute probabilité, ne s'est produite comme conséquence d'hérédo-syphilis *que vers la 36° année, donc, en plein âge adulte.*

Je citerai enfin le cas suivant, qui a été présenté à la Société des Hôpitaux par MM. Chiray et Ségard. Mon maître, M. le professeur Gaucher, a déclaré qu'à sa connaissance c'était là la première observation d'un anévrisme aortique d'origine hérédo-syphilitique. J'ai donc à tous égards devoir d'enregistrer ici l'observation qui va suivre.

OBS. CIII (MM. Chiray et Ségard). — *Anévrisme d'origine hérédo-syphilitique observé à 55 ans.*

C..., âgé de 55 ans. — Rien de connu sur les ascendants, si ce n'est que le père présentait une « ulcération chronique de la jambe. » Mais. renseignements bien suffisants sur le malade pour attester son hérédité syphilitique, à savoir : à 8 ans. abcès inguinal ; à 14 ans, abcès nouveaux dans les régions cervicale et sus-claviculaire. A plusieurs reprises, écoulements d'oreilles. Actuellement surdité droite, et double otorrhée ancienne. A plusieurs reprises également, maux d'yeux, n'ayant pas cependant laissé de traces. Actuellement. hypermétropie. A l'examen du fond de l'œil, petit placard choroïdien, de l'espèce de ceux dont la cause la plus fréquente est la syphilis héréditaire (Dr Cantonnet). Une incisive accessoire mal développée à la mâchoire inférieure ; nombreuses caries et absence d'un grand nombre de dents. Testicule gauche petit et induré, sans que le malade ait gardé le souvenir d'avoir jamais éprouvé la moindre orchite.

L'histoire des accidents cardio-vasculaires actuels remonte assez haut. Dès l'âge de 8 à 9 ans, le malade était anormalement essoufflé à propos du moindre effort ; il ne pouvait ni courir comme ses camarades, ni gravir rapidement des escaliers. Vers 30 ans. la gêne cardiaque s'est aggravée. Par moments, oppressions pénibles, palpitations, vertiges accompagnés de pâleurs subites, de sueurs abondantes, et terminés par des vomissements. Parfois même, vertiges assez intenses pour que le malade doive s'arrêter instantanément, s'asseoir ou se mettre à genoux. Amélioration passagère par une cure de repos et par un traitement digitalique et iodé.

D'autre part, depuis deux ans, toux persistante, avec expectoration purulente.

L'examen de l'aorte révèle un léger soulèvement de la paroi thoracique au niveau des 2° et 3° côtes droites (partie interne), et ce point est le siège d'un centre de battements différents de ceux du cœur. La main perçoit à ce niveau un thrill très intense s'étendant jusqu'à 8 centimètres du bord droit du sternum dans les 2° et 3° espaces intercostaux droits. A ce niveau, zone submate et double souffle : le premier, systolique et rapeux, se propageant jusqu'à l'aisselle droite et dans toute la zone précordiale; le second, diastolique et léger.

Ces divers signes semblent bien indiquer l'existence d'un anévrisme de la portion initiale de la crosse aortique. L'examen radiographique confirme cette impression, en ajoutant ce renseignement que des masses ganglionnaires, probablement tuberculeuses, sont accolées au bord gauche de l'anévrisme. L'examen du cœur ne révèle qu'un certain degré d'hypertrophie.

L'examen des artères montre un retard très facilement appréciable entre les divers pouls (radial, carotidien, fémoral) et le choc systolique de la pointe. Artères humérales très sinueuses et notablement indurées.

Aux poumons, sommet droit mate avec rudesse inspiratoire; au sommet gauche, submatité et murmure affaibli; tous signes permettant de croire à une tuberculose pulmonaire.

Les auteurs commentent ainsi leur intéressante observation :

« 1° Le malade en question ici est-il bien un hérédo-syphilitique?

« 2° Son anévrisme est-il d'origine hérédo-syphilitique?

« I. — Sur le premier point, nous croyons qu'il ne saurait y avoir de doute.

« Bien qu'on n'observe pas dans la famille de ce sujet la polymortalité si fréquente chez les syphilitiques, il reste encore assez de raisons importantes pour affirmer la syphilis. Nous retiendrons principalement comme telles : la triade d'Hutchinson, presque complète; en particulier les lésions de choroïdite sur lesquelles nous nous sommes expliqués; l'existence d'un testicule petit et dur; la forme spéciale des adénites cervicales, ayant laissé des cicatrices analogues à des brûlures. On sait qu'à l'heure actuelle beaucoup de syphiligraphes pensent que ces lésions dites scrofuleuses marquent souvent une hérédité syphilitique. Enfin, la perforation spontanée du voile à l'âge de 12 ans nous paraît un argument définitif. En effet, une perforation à cet âge ne peut guère être produite que par l'hérédo-syphilis tardive, une ulcération tuberculeuse ou un lupus du voile. Mais, seule, la perforation syphilitique présente les caractères que nous trouvons ici, à savoir: insidiosité du développement, soudaineté de l'apparition. Le lupus ronge plutôt les bords que le centre du voile, et d'ailleurs il est pratiquement fort rare. Les ulcérations tuberculeuses ne se voient guère que chez les tuberculeux pulmonaires avancés, et, si l'on peut soupçonner à l'heure actuelle la tuberculose pulmonaire chez ce malade, du moins doit-on reconnaître qu'elle est trop peu avancée pour qu'on puisse en placer le début dans l'enfance. D'ailleurs, les ulcérations tuberculeuses du voile sont d'évolution lente, toujours plus ou moins douloureuses, tous caractères qu'on ne retrouve pas ici.

« II. — *L'anévrisme aortique peut-il être attribué à l'hérédo-syphilis ?* — Sur ce point un doute important pourrait naître du fait que le malade a présenté à deux reprises, à 17 et 27 ans, des attaques de rhumatisme articulaire aigu. Mais il semble bien que la lésion cardiaque ne puisse leur être attribuée.

« La principale raison est la suivante : le malade a spontanément raconté et plusieurs fois confirmé que, dès l'âge de 8 ans, il souffrait d'essoufflements, que pendant toute son enfance il est resté incapable de courir comme les autres enfants, et ce renseignement capital, que nous lui avons fait préciser maintes et maintes fois, nous permet de supposer que dès ce moment la lésion aortique était créée.

« Or, le rhumatisme n'étant survenu qu'à l'âge de 28 ans ne saurait être mis en cause, tandis que l'hérédo-syphilis peut être légitimement suspectée, d'autant qu'elle se trouvait en pleine évolution à ce moment, puisque la perforation est survenue à 12 ans.

« Un second argument pourrait être tiré de ce fait que, lorsque le malade a particulièrement souffert de vertiges et de troubles circulatoires en rapport avec l'anévrisme, il s'est toujours trouvé rapidement amélioré par l'iodure.

« Un troisième argument pourrait encore être invoqué contre l'origine rhumatismale et à l'actif de la syphilis, c'est qu'il paraît curieux qu'une attaque rhumatismale assez violente pour léser aussi profondément l'aorte n'ait laissé aucune trace sur les valvules cardiaques.

« En résumé, nous pensons qu'on peut avec beaucoup de vraisemblance incriminer ici l'hérédo-syphilis.

« Notre opinion s'est d'ailleurs fortifiée par la lecture de constatations anatomiques faites par quelques auteurs à l'étranger, en particulier par Wiessner ([1]). Cet auteur, ayant examiné histologiquement la paroi de l'aorte chez un certain nombre de fœtus et de

---

1. *Centralblatt für allg. Pathol. und path. Aucher*, 31 octobre 1905.

nouveau-nés morts de syphilis héréditaire, est arrivé aux conclusions suivantes : Il existe neuf fois sur dix dans ces cas des lésions qu'on ne retrouve jamais sur les autres fœtus ou nouveau nés. Ces lésions siègent dans la tunique moyenne des gros vaisseaux, près de l'adventice, dans ce qu'il appelle la « grenzzone », la zone frontière. Elles consistent en infiltrats cellulaires groupés autour des vasa vasorum fortement dilatés. Ces lésions sont celles des enfants morts avant terme ou peu après la naissance. Chez ceux qui sont morts après quelques mois, on ne constate qu'une prolifération conjonctive et une oblitération de vaisseaux de la « grenzzone ». Ces lésions sont analogues à celles qui ont été décrites dans l'aorte syphilitique de l'adulte. Elles permettent de concevoir l'identité des processus dans l'infection acquise et dans l'infection héréditaire ; et, en nous montrant la prédominance des lésions dans la tunique élastique, elles font comprendre la genèse ultérieure des anévrismes par l'hérédo-syphilis [1]. »

1. *Bulletin de la Société des Hôpitaux de Paris*, 9 octobre 1908.

XXI

PNEUMOPATHIES

Ce chapitre est d'importance tout à fait majeure, car, en fin de compte, l'ordre de cas qu'il comprend finit toujours par aboutir à l'alternative que voici :

Ou bien lésion pulmonaire d'hérédo-syphilis restant méconnue en tant que lésion syphilitique ; et alors, mort probable, sinon certaine ;

Ou bien lésion reconnue pour ce qu'elle est, traitée en conséquence ; et alors, guérison presque certaine ; cela, alors que le malade semblait voué au sort usuel d'un phtisique vulgaire ; auquel cas, disons le mot qui n'a rien d'exagéré, quasi-résurrection de ce moribond.

Ce chapitre, malheureusement, est l'un de ceux sur lequel ma collecte de documents a été la moins copieuse. Sans doute les observations n'y font pas défaut, mais, pour une raison que j'exposais tout à l'heure, elles y sont vraiment peu nombreuses.

Par une chance opposée, je pourrai cependant ici suppléer à la quantité par la qualité, s'il m'est permis de m'exprimer ainsi, car je dispose sur ce point de deux observations empruntées à des maîtres, observations que je pourrai vraiment qualifier d'exceptionnelles, et présenter comme des plus convaincantes et des plus instructives en l'espèce.

J'y arrive immédiatement.

La première, devenue classique dans le public médical qui s'intéresse à notre spécialité, est due à M. le docteur Lancereaux. Elle est relative à une pauvre femme qui, à 41 ans, vint mourir à l'hôpital de la Pitié, avec l'aspect, la physionomie et tous les symptômes les plus habituels de la phtisie tuberculeuse. Or, ce n'était cependant pas une phtisique ; ce n'était qu'une hérédo-syphilitique avec *gomme pulmonaire simulant la phtisie*.

Cette malheureuse est devenue en quelque sorte légendaire

parce que, indépendamment de sa gomme thoracique, elle avait littéralement accumulé sur sa personne les spécimens des grands méfaits de l'hérédité syphilitique, à savoir : dystrophies, arrêts de développement et même monstruosités; — elle était petite, étriquée; — elle n'avait ni seins, ni vagin, ni ovaires, ni utérus (en tant du moins qu'organes susceptibles d'accomplir les fonctions auxquelles ils sont préposés); — elle avait été aveugle pour un temps, à la façon de nombre d'hérédo-syphilitiques; — de même elle avait été et était restée absolument sourde; — bref, elle représentait l'être amoindri, inférioristé, atrophié, abâtardi, dégénéré, qu'engendre si souvent l'hérédo-syphilis.

Son histoire a été racontée *in extenso* par M. Lancereaux et je n'en donnerai qu'un très court extrait. Elle se compose de deux ordres de symptômes; les uns attestant l'hérédo-syphilis; les autres témoignant d'une cachexie qui prend le masque de la phtisie tuberculeuse.

Obs. CIV (D* Lancereaux).

I. — Comme témoignages d'hérédo-syphilis :
Père très vraisemblablement affecté de syphilis. Polymortalité des jeunes. Sur douze enfants, trois survivants seulement, tous les autres étant morts en bas âge. Maux d'yeux dès le jeune âge. Plusieurs crises de surdité. Céphalées chroniques. Petitesse de taille. Développement difficile et incomplet. Seins non développés. Pénil glabre. Atrésie vaginale. Anomalies dentaires. Aplatissement du nez à la base. Surdité définitive et absolue.

II. — Symptômes d'une affection thoracique simulant la phtisie. Toux habituelle quinteuse; expectoration purulente; plusieurs hémoptysies, dont l'une considérable. Plusieurs foyers de matité dans le thorax ; souffle bronchique; puis caverneux; puis gargouillement. Troubles de l'état général; langueur, pâleur, amaigrissement. Fièvre; symptômes progressifs de cachexie. Marasme. Mort en apparence de cachexie tuberculeuse.

A l'autopsie, absence de tubercules, mais, en revanche, poumon droit farci de gommes; cavités dans les trois lobes. Les plus vastes peuvent contenir un œuf de pigeon; elles sont comme sculptées dans un tissu grisâtre, ferme et résistant, véritable induration chronique du tissu pulmonaire.

D'autre part, infantilisme viscéral des plus remarquables. Les ovaires et l'utérus ont tout au plus le développement qu'on observe chez une jeune fille de 8 à 10 ans. L'utérus notamment est très petit. Les ovaires, qui sont rudimentaires, ne contiennent pas de vésicules de de Graaf.

« On pourrait contester ici la réalité de la syphilis; mais les renseignements qui nous ont été fournis par la malade, et cela à plusieurs reprises : la mort prématurée de la plupart de ses frères et sœurs, l'arrêt de développement, l'état particulier du système dentaire et la perte des cheveux sans cause appréciable, comme aussi les caractères des lésions constatées à l'autopsie sont, à notre avis, autant de preuves qui militent en faveur d'une maladie syphilitique ; et, d'ailleurs, comment se rendre compte autrement des nombreux accidents éprouvés par cette femme depuis sa naissance jusqu'au moment de sa mort ? La syphilis une fois admise, n'est-il pas rationnel de supposer que l'altération particulière du poumon et la lésion hépatique sont ici un effet direct de cette maladie ? ([1]). »

Toute autre fut la terminaison du cas qui va suivre, cas non moins important que le précédent, voire contenant en plus sur le diagnostic de l'hérédo-syphilis les plus utiles renseignements.

Il s'agit dans cette observation d'une pneumopathie, qui tout d'abord qualifiée de phtisie tuberculeuse, fut démasquée à temps, ramenée au diagnostic de syphilome pulmonaire, traitée en conséquence et *guérie*. — Or, à quoi fut due la modification, la transformation du diagnostic ? Quels symptômes, quels stigmates, quels incidents signalèrent l'erreur et dépistèrent la syphilis ? Tout cela fut des plus curieux, comme on va le voir. Les premiers soupçons, dans ce cas vraiment mémorable, vinrent d'un léger *état leucoplasique* de la langue, et les seconds de quelques légers symptômes semblant dénoncer le tabès et, par conséquent, mettant la syphilis en cause.

Cette piste fut suivie, et l'état hérédo-syphilitique du malade dûment établi. Là-dessus, institution d'un traitement approprié, et alors, coup de théâtre habituel du traitement d'épreuve, alors qu'un tel traitement tombe à pic, c'est-à-dire succès, c'est-à-dire guérison du malade.

Voici ce cas, tel qu'il m'a été raconté par mon père :

Obs. CV (Professeurs Dieulafoy, Landouzy et A. Fournier).

« Un homme de 3 {} ans, de bonne santé jusqu'alors, ayant des antécédents tuberculeux de famille, commence à dépérir, à perdre

---

1. Lancereaux. *Traité de la Syphilis*, 1866, p. 431.

ses forces et à maigrir ; en même temps, il présente des phénomènes non douteux d'une induration pulmonaire. Deux médecins,
et non des moindres, sont appelés d'abord à examiner ce malade,
et tous deux dénoncent à la famille l'imminence probable d'une
tuberculose pulmonaire. — Quelques mois après, le professeur
Dieulafoy est consulté. Il accepte d'abord le diagnostic de tuberculose pulmonaire ; mais, étudiant de plus près le malade, il
arrive à mettre en doute ce diagnostic pour des raisons diverses :
1° absence de bacilles de Koch dans les crachats, qui sont examinés
à maintes et maintes reprises ; 2° absence des réflexes rotuliens ;
3° constatation sur la langue du malade d'un état leucoplasique
non douteux, bien que le malade ne fume pas ; 4° constatation
d'une toux singulière, coqueluchoïde, paraissant plus en rapport
avec une toux spasmodique de tabès qu'avec une tuberculose pulmonaire.

Ces trois derniers signes (absence des réflexes rotuliens, toux
spasmodique et leucoplasie) appellent l'attention de notre éminent
collègue sur l'existence possible d'une hérédité spécifique et,
malgré l'absence de tous renseignements sur les ascendants du
malade, M. Dieulafoy, soupçonnant « syphilis sous roche », se
décide à prescrire un traitement spécifique.

Et alors, coup de théâtre : l'état général se modifie de jour en
jour, s'améliore ; les symptômes pulmonaires se calment ; bref, le
malade va mieux, puis de mieux en mieux, et véritablement se
rétablit.

Intervient à cette époque le professeur Landouzy, qui confirme
le diagnostic de pneumopathie syphilitique ; d'autant, on le sait,
que, pour notre éminent doyen, la leucoplasie serait un signe
presque infaillible de syphilis. Le traitement spécifique est donc
continué. — Les choses vont de mieux en mieux et, décidément,
la prétendue tuberculose d'autrefois fait place à une pneumopathie
syphilitique, devenue évidente.

Donc, plus de tuberculose ; syphilis seule en cause, voilà ce qui
est accepté. Mais quelle est donc cette syphilis ? D'où provient-
elle ? Cela restait à établir.

Très aimablement alors, MM. Dieulafoy et Landouzy me
convient à examiner le malade, et je ne viens, « en cinquième roue

de carrosse », que pour confirmer le diagnostic de mes collègues, en ne faisant qu'y ajouter quelques particularités non remarquées jusqu'alors, ou tout au moins non estimées à leur juste signification, à savoir : malformations craniennes, caractérisées surtout par une *oxycéphalie* très accentuée; — *malformation du thorax,* caractérisée surtout par des dépressions latérales ; — et enfin, *absence congénitale des deux incisives supérieures latérales,* avec écartement des deux incisives médianes. [On sait que ce dernier signe (absence congénitale des incisives latérales supérieures) n'est pas sans présenter une fréquence réelle dans l'hérédo-syphilis.] »

Au total, donc, cette observation se résume en ceci :

Pneumopathie syphilitique, se présentant sous le masque d'u te phtisie vulgaire; — démasquée par divers symptômes de spécificité syphilitique ou stigmates d'hérédo-syphilis ; — rapportée d'après cela à la syphilis, traitée alors par la médication spécifique et guérie par elle.

Je le répète, la littérature médicale est pauvre en cas de cet ordre. Cette disette de documents a une première raison, cela va sans dire, dans la rareté même des cas ; — mais elle en a bien sûrement aussi une seconde qui n'est autre que la méconnaissance fréquente de tels cas qui restent imputés à la tuberculose.

On sait, en effet, que le syphilome pulmonaire n'a pas de symptômes propres qui le désignent formellement au diagnostic. Il n'a comme symptômes locaux que ceux d'une infiltration solide du parenchyme pulmonaire, dégénérant plus tard en une caverne, et comme symptômes généraux ceux d'un dépérissement progressif, d'une phtisie commune. De là, une confusion plus que facile avec la phtisie tuberculeuse.

Cette confusion a été presque constamment commise jusqu'à une époque qui n'est pas encore éloignée de la nôtre, et elle doit l'être encore fréquemment aujourd'hui, car toutes les préventions contre la phtisie d'origine syphilitique sont loin d'être dissipées. De nos jours même, en effet, combien peu de praticiens croient à la réalité d'une phtisie syphilitique et surtout d'une phtisie hérédo-syphilitique !

D'autre part, remarquons bien ceci : dans les cas où la phtisie d'origine syphilitique a été reconnue et diagnostiquée, comment l'a-t-elle été? Grâce à ses symptômes propres? Non, puisqu'elle n'en a pas. Grâce seulement à des coïncidences, à quelques symptômes *à côté*, si je puis ainsi parler, à des circonstances de hasard, disons le mot, à des *éventualités*.

Comme exemples, on a été conduit à la soupçonner ou à la reconnaître : dans tel cas, par une exostose; dans tel autre, par une syphilide; ici, par une gomme; là, par une cicatrice, par une leuco-plasie buccale, par un sarcocèle, par un tabès, etc.; — ou bien encore, s'il s'agissait d'hérédo-syphilis, on a été conduit à la soup-çonner par quelque stigmate d'hérédo-syphilis ou par quelque circonstance d'hérédité, telle que polymortalité infantile dans une famille, voire par quelque symptôme constaté non pas sur le malade, mais sur un collatéral, etc. (¹).

Or, qu'est-ce que tout cela, sinon *incidents fortuits, rencontres de hasard, éventualités.*

C'est dire que tout cela peut faire défaut. C'est dire que ce qui fera la lumière dans un cas sera exposé à manquer dans un autre.

Conséquemment, on le voit, la syphilis pulmonaire *court grand risque d'échapper au diagnostic*, de se dissimuler, de rester latente, méconnue.

Pour être reconnue, elle doit être recherchée, *recherchée directement*. — Et comment? De deux façons :

1° Par un examen somatique complet, assez complet pour ne pas laisser inaperçu le moindre symptôme de nature à déceler la syphilis ;

2° Par une enquête assez complète sur tous signes ou stigmates d'hérédo-syphilis comme aussi sur toutes circonstances d'ordre quelconque susceptibles de révéler une hérédité syphilitique.

Mais je m'aperçois que je ne fais que répéter ce qu'a déjà dit mon père dans une page que j'ai devoir de reproduire ici :

« De ce qui précède dérive un enseignement majeur pour la pratique : c'est qu'étant donné sur un enfant ou un adolescent, voire sur un adulte, une affection pulmonaire qui se présente avec les symptômes généraux et locaux de la phtisie pulmonaire, il y a toujours lieu de songer à la syphilis comme origine possible de

---

1. Voir un exemple du genre dans un cas relaté précédemment (page 46).

cette affection ; — c'est que, dans ces conditions, la plus élémentaire prudence impose au médecin le devoir d'instituer une enquête sur les antécédents et d'y rechercher non pas seulement la syphilis banale, la syphilis acquise, mais ce à quoi on ne songe guère ou l'on n'a guère songé jusqu'à ce jour, à savoir : la syphilis héréditaire.

« Voyez, en effet, ce qui a lieu dans la plupart des observations de phtisie syphilitique qui sont relatées dans la science. Comment a-t-on été conduit à soupçonner et à découvrir la syphilis comme cause de phtisies jusqu'alors réputées tuberculeuses ? Presque invariablement par le fait d'un hasard, par un incident fortuit, par l'invasion inattendue et tout éventuelle d'un symptôme patent de syphilis, tel qu'exostose, gomme, etc. Sans ce hasard, je répète le mot et j'insiste à dessein, l'affection pulmonaire eût continué, comme devant, à passer pour tuberculeuse, et vous savez le résultat d'une erreur de ce genre.

« Eh bien, il ne convient pas que le diagnostic d'une affection aussi capitale que la phtisie syphilitique soit laissé à la merci d'un hasard, d'un incident. C'est un devoir médical pour nous d'aller au-devant de ce hasard ou, en autres termes, de dépister la syphilis avant l'entrée en scène et sans le concours éventuel d'une manifestation incidente. Et comment satisfaire à ce devoir ? Tout simplement en nous imposant l'obligation, dans tous les cas où nous aurons à instituer le diagnostic d'une affection pulmonaire, d'ouvrir une enquête, et une enquête complète, suffisante, sur les antécédents du malade en vue d'une syphilis d'ordre quelconque, voire d'une syphilis héréditaire à longue portée.

« A coup sûr, cette enquête n'aura pas de résultats utiles dans l'énorme majorité des cas, étant donnée l'énorme supériorité de fréquence de la phtisie tuberculeuse par rapport à la phtisie syphilitique. Mais tenez pour certain qu'à un jour donné, le jour où peut-être vous vous y attendrez le moins, elle aboutira à redresser une erreur diagnostique, à convertir en une phtisie spécifique une phtisie jusqu'alors imputée à la tuberculose, c'est-à-dire au total, à sauver la vie d'un malade [1]. »

---

1. *Syphilis héréditaire tardive*, p. 542.

Une dernière remarque :

Avec toutes raisons M. le professeur Baumel, dans une récente leçon faite à Montpellier sur la pseudo-tuberculose pulmonaire de provenance hérédo-syphilitique, faisait remarquer à ses auditeurs que, dans les cas de ce genre, il y a parfois indication à *agir sur de simples probabilités*, sans attendre de l'enquête sur les ascendants des renseignements souvent destinés à rester défectueux, sinon même déficients.

C'est ainsi qu'il en a agi lui-même sur une jeune fille de 18 ans, dont les antécédents hérédo-syphilitiques n'étaient basés que sur de simples probabilités, et *il a eu lieu fortement de s'en applaudir* ; cela même dans un cas en apparence des plus défavorables, à savoir : dans un cas où des signes cavitaires très accentués et une forte déformation du thorax allant jusqu'à l'atrophie de la moitié droite, ne pouvaient laisser de doute sur des lésions pulmonaires considérables (¹).

1. *Sur un cas de pseudo-tuberculose pulmonaire, fonction de syphilis héréditaire tardive.* — *Gazette des Hôpitaux*, 29 mars 1904.

XXII

AFFECTIONS HÉPATIQUES

Autant les affections héréditaires du foie sont communes dans la jeunesse et surtout dans l'âge le plus tendre, autant elles deviennent rares à des périodes avancées de la vie. C'est dire que je n'ai pu en réunir encore qu'un petit nombre, seize environ ; — mais dans ce petit nombre, il en est, par bonheur, qui trouveront toutes garanties d'authenticité dans le renom scientifique de leurs parrains.

Obs. CVI. — De ce nombre assurément sera une belle observation du Dr Lancereaux, que je citerai en première ligne. Rien n'y manque, en effet. C'est une histoire complète d'hérédo-syphilis où se trouvent réunies toutes les garanties désirables pour ne laisser aucun doute sur les relations des lésions du foie avec l'hérédité spécifique [1].

La malheureuse femme qui fut le sujet de cette observation célèbre, presque légendaire, était un type parachevé d'hérédo-syphilitique, et cela à tous égards : 1° comme accidents morbides : ophtalmies chroniques, avec quasi-cécité, maux d'oreilles avec surdité complète ; perte du sens de l'olfaction, etc., etc. ; — 2° puis encore, comme dystrophies natives : infantilisme, petitesse de taille, non-développement du système pileux, seins rudimentaires, étroitesse du vagin, permettant difficilement l'introduction du petit doigt, utérus nain, absence de menstruation, etc. : — voire comme polymortalité collatérale (sur douze frères et sœurs, neuf morts, et tous avant l'âge de 3 à 4 ans).

A la suite d'accidents multiples, notamment d'accidents pulmonaires dont je ne dirai rien ici, cette femme vint mourir, à l'âge de 41 ans, dans le service de M. Lancereaux, et l'autopsie révéla sur elle (à ne parler que de ce qui a trait à notre sujet actuel), les particularités suivantes :

1. Observation déjà citée, page 150.

... Le foie, plus volumineux qu'à l'état normal, déborde les fausses côtes ; sa coloration lui donne l'aspect de la *noix muscade* ; de nombreuses taches jaunes, légèrement irrégulières, se dessinent à sa surface sur un fond brunâtre. La capsule de Glisson, épaissie au niveau du ligament suspenseur, offre avec le diaphragme plusieurs adhérences plus ou moins lâches. Sur la face convexe se remarquent des *sillons* profonds, ayant des directions variables et présentant à leur niveau un épaississement de la capsule ; les lèvres de ces sillons sont unies par des tractus de tissu conjonctif ; mêmes altérations à la face concave. Des faisceaux fibreux tapissent le fond des cicatrices ; les cellules hépatiques du voisinage sont granuleuses et atrophiées ; dans le reste de l'organe, la trame fibreuse du foie est épaissie ; granulations graisseuses abondantes à l'intérieur des cellules.

Rate et corps thyroïde augmentés de volume et un peu indurés.

Les ovaires et l'utérus n'ont que le développement qui s'observe sur une jeune fille de 8 à 10 ans. Les ovaires, à l'état rudimentaire, ne contiennent pas de vésicules de de Graaf. L'utérus est relativement très petit, etc. Tout porte à croire qu'il n'y a jamais eu de rapport sexuel, d'ailleurs presque impossible à cause de l'étroitesse remarquable de la vulve et du vagin ([1]).

Les observations suivantes ne sont pas moins faites pour imposer la conviction.

Obs. CVII. — Le Dr Hutchinson a relaté l'histoire d'une femme très manifestement hérédo-syphilitique (de par des antécédents nets de kératite de l'enfance et des dystrophies dentaires toutes spéciales) qui, vers 31 ans, fut prise de dépérissement général avec pâleur, teint blême, puis ascite. Cette ascite devint bientôt considérable, s'accompagna d'anasarque, et exigea dans l'espace de trois ans une foule de ponctions, à savoir : 13 d'abord, puis 6 plus tard, puis nombre d'autres encore. L'une de ces ponctions amena « jusqu'à deux seaux de liquide ». D'autre part, il est bien précisé dans l'observation que, lors de ces ponctions et après évacuation du liquide, on sentait très nettement le bord du foie qui était arrondi, dur et nodulaire. L'organe était très diminué de volume. La malade était très débilitée. On eut enfin l'idée de recourir à l'iodure de potassium, lequel fit merveille et détermina une *guérison* jusqu'alors vainement attendue.

Obs. CVIII (sommaire). (Prof. Laschkewitch).

Mme P., âgée de 22 ans, est admise à la clinique en décembre 1871. Elle donne l'impression d'une fillette de 13 ans à peine. Pâleur, constitution détériorée. Développement très arriéré ; thorax étroit ; seins non développés, absence de poils sur la symphyse ; jamais de règles. Examinée au point de vue sexuel par le professeur Lazarewicz, qui a diagnostiqué un développement rudimentaire de l'utérus. Os minces, surtout côtes et clavicules. Sur le thorax, développement considérable des veines sous-cutanées. Pas de renseignements sur les parents. On sait seulement que le père était atteint d'ulcérations sur les extrémités supérieures et inférieures. Mais l'aspect général de la malade fait bien présumer

1. *Traité de la syphilis*, 1re édit., p. 431.

une affection héréditaire, soupçon qui sera bientôt confirmé par la nature des lésions observées.

État cachectique, épuisement général; tuméfaction du foie et de la rate. Urine albumineuse, mais sans cylindres. On soupçonne tout d'abord une dégénérescence amyloïde.

Régime reconstituant; fer, etc. Amélioration provisoire, permettant à la malade de sortir de l'hôpital.

Un mois plus tard, aggravation de tous les symptômes. Foie présentant une diminution notable, surtout au niveau du lobe gauche, qui, autrefois confondu avec la rate, en est séparé aujourd'hui par un espace libre de trois travers de doigt. Disparition progressive de ce lobe. Ascite, puis bientôt anasarque. Albumine augmentée. L'ensemble de ces phénomènes conduit au diagnostic suivant : *Foie syphilitique, dégénérescence amyloïde des reins.* Diarrhée. Dépérissement progressif et rapide ; mort, avec symptômes d'une pleurésie intercurrente.

L'autopsie, pratiquée par le professeur Obolensky, révèle (indépendamment de diverses lésions que je passerai sous silence) une diminution considérable du foie. Capsule adhérente sur toute la surface de l'organe. Lobe droit divisé en deux lobules par un tissu cicatriciel. A leur tour, ces deux lobes se sont divisés en lobules plus petits par des bandes cicatricielles. Tissu du foie contenant un grand nombre de cicatrices constituées par du tissu conjonctif adulte. Lobe gauche du foie très atrophié et pareillement divisé en plusieurs lobules par du tissu cicatriciel.

Rate très augmentée de volume ; parenchyme dur, anémié; corpuscules de Malpighi hypertrophiés. Réaction amyloïde donnée par la teinture d'iode.

Reins augmentés de volume, à parenchyme ferme, avec glomérules de Malpighi très nets.

Réaction fournie par l'iode tout à fait caractéristique.

Ganglions mésentériques et bronchiques augmentés de volume.

Utérus rudimentaire. Hymen intact.

L'auteur ajoute : les lésions trouvées sur le foie et la rate sont si caractéristiques qu'elles ne permettent pas de doute sur leur origine syphilitique. — Aucune considération n'autorise à mettre en cause une syphilis acquise; au contraire, on peut invoquer en faveur de la syphilis héréditaire l'habitus général, le retard du développement de l'organisme, et l'état maladif continu depuis l'enfance.

Obs. CIX (Coupland).

Coupland a raconté, dans le *Medical Times* de 1880, l'histoire d'une jeune fille de 18 à 19 ans, hérédo-syphilitique, mal développée, portant sur une incisive médiane supérieure ce qu'il appelle « l'encoche caractéristique », et faisant partie d'une famille (n'oublions pas cela) où 15 grossesses n'avaient laissé que 5 enfants survivants. Cette jeune fille ne présenta jusqu'à 15 ans aucun accident spécial. A cet âge seulement, elle commença la série des lésions qui devaient l'amener à la mort, à savoir : nodosités sur les tibias et les os des avant-bras; gommes périostiques du tibia droit, avec nécroses superficielles ; gommes du frontal et du pariétal, avec nécroses, dont l'une envahit les deux tables ; phlegmon de la jambe, consécutif aux nécroses tibiales; accidents spléno-hépatiques et rénaux. A l'autopsie, périhépatite, foie gras, avec une gomme caséeuse; rate hypertrophiée, pesant 13 onces, ferme, lardacée, et d'aspect brillant; néphrite parenchymateuse.

Obs. CX (Ripoll).

Une observation relatée par Ripoll est relative à une jeune fille de 20 ans, issue d'un père et d'une mère syphilitiques et restée indemne de tout accident jusqu'à l'âge de 19 ans. « Au cours de cette année, dit l'observateur, les règles, jusqu'alors du reste irrégulières, se supprimèrent tout à fait. Le foie se prit alors à augmenter de volume, tout en restant indolore, et bientôt se développa *un des ictères les plus intenses que j'aie jamais observés....* D'emblée, j'instituai un traitement en conséquence. Or, sous l'influence de la liqueur de Van Swieten administrée d'abord pendant 15 jours, puis de l'iodure de potassium, cet ictère, qui avait mis 4 mois à se développer, disparut complètement en un mois en même temps que la tuméfaction de l'hypocondre. Par précaution, l'iodure fut continué pendant trois mois. Depuis lors, aucun accident nouveau.

Dans son important travail sur la *famille syphilitique,* le Prof. Tarnowsky résume ainsi l'histoire d'un de ses malades :

Obs. CXI (Pr Tarnowsky).

Un jeune homme né d'un père syphilitique et d'une mère saine, présente dès les premières années de sa vie des phénomènes de syphilis héréditaire sous forme d'ulcérations étendues aux membres inférieurs.

A 27 ans, il fut atteint d'une affection articulaire syphilitique du genou.

A 3o ans, il eut une *hépatite syphilitique.*

A 36 ans, il eut des gommes de la gorge et du larynx qui amenèrent plus tard un rétrécissement de cet organe et nécessitèrent la trachéotomie.

Il serait sans profit, me semble-t-il, de poursuivre cette énumération pour ajouter aux observations qui précèdent d'autres observations de même ordre que j'emprunterais, par exemple, à Schwimmer, Murchison, Tissier, Mracek, etc. Je n'en citerai plus qu'une seule, et celle-ci encore d'un intérêt pratique tout spécial. Elle me servira, en effet, à démontrer qu'en certains cas où la démonstration d'une origine héréditaire à assigner aux accidents ne peut être faite d'une façon scientifique, complète, péremptoire, il a parfois suffi de simples *présomptions rationnelles,* de *probabilités,* pour soupçonner une telle origine, pour instituer *empiriquement* le traitement en ce sens et en tirer parfois le meilleur profit. Je dois cette observation à M. le D' Goubert, ancien élève de mon père et suis persuadé qu'on ne la lira pas sans intérêt.

Obs. CXII (D' Goubert). — Une jeune femme de ma clientèle, âgée de 36 ans, de bonne santé antérieure, s'était prise depuis quelques années à dépérir lentement et progressivement, sans présenter toutefois dans son état quelque symptôme prédominant. Alanguissement général, perte des forces, inappétence, amaigrissement, teint plombé, un peu jaunâtre, mais sans ictère ; état de malaise continu, avec défaillances. Mais rien autre de spécial, rien de défini, de catégorique en un mot.

En l'examinant avec soin, je crus trouver finalement l'explication probable de cet état dans une lésion du foie qui, certainement, se tuméfiait depuis un certain temps. Ce foie me donnait bien l'impression d'un foie syphilitique ; — mais d'où pouvait provenir la syphilis en l'espèce ?

Nul antécédent et nul signe de syphilis acquise sur la malade, qui était une très honnête bourgeoise, mariée, mère de famille, et dont le mari reniait tout antécédent suspect. Toutefois, à force de chercher, de fureter, je parvins à réunir les éléments *probables* (simplement probables, je répète à dessein) d'une histoire d'hérédo-syphilis. A savoir :

Père de ma cliente mort jeune encore (47 ans) d'une affection du cerveau ; — mère hémiplégique depuis plusieurs années ; — un frère à la fois chétif et dégénéré, tout au moins original, bizarre, détraqué, pour ne rien dire de plus ; — un enfant de 6 ans malingre, se développant mal, et affecté d'hémichorée.

Si imprécise et insuffisante qu'elle fût, cette documentation n'était pas cependant, me sembla-t-il, sans donner un soupçon et, sans m'autoriser à *tenter* un traitement spécifique. Je fis cette tentative, et bien m'en prit, car, en quelques mois, elle détermina la *guérison*, je dis bien la guérison de ma malade, dont le foie diminua presque à vue d'œil, puis revint à son volume normal, en même temps que la santé générale se rétablissait.

Et ce n'est pas tout. Car, encouragé par ce résultat, je prescrivis le même traitement à l'enfant qui, lui aussi, se rétablit et devint ce qu'il est aujourd'hui, c'est-à-dire un bel enfant.

Et ce n'est pas tout encore; car la mère, à ce moment, devint enceinte et accoucha quelques mois plus tard d'un enfant qui s'est toujours admirablement bien porté.

Sans doute il serait prématuré de vouloir dès maintenant établir une statistique sur la fréquence relative des échéances d'invasion des affections hépatiques dérivant de la syphilis héréditaire.

Les quelques chiffres suivants ne seront donc qu'une amorce pour ceux qu'une étude ultérieure pourra produire.

I. — Il est de notion commune que les manifestations hépatiques de l'hérédo-syphilis sont extrêmement communes dans les tout premiers temps de la vie.

II. — Au delà des premiers mois et surtout des premières années, elles diminuent progressivement de fréquence et cela dans une proportion considérable.

Le Dr Hudelo, dans le remarquable travail qu'il a consacré à l'étude des lésions hérédo-syphilitiques du foie, les a vues réparties de la sorte :

De 2 à 5 ans. . . . . 4 cas.
De 5 à 10 — . . . . 8 —
De 10 à 20 — . . . . 25 —
De 20 à 25 — . . . . 3 —
De 25 à 35 — . . . . 4 —

Au delà, deux cas seulement : un à 41 ans, et un à 43 ans.

En dehors du premier âge, le maximum de fréquence serait donc de 10 à 20 ans, et cela pour une forte proportion ! — Il est juste d'ajouter comme correctif, je pense, qu'un certain nombre de cas qui se produisent dans l'âge adulte passent et restent inaperçus, du fait même qu'*à priori* on les tient en suspicion et qu'à raison de l'âge on ne les considère pas comme possiblement syphilitiques. Il y a donc là, sûrement, matière à revision.

Pour ma part, voici ce que m'a fourni le dépouillement des seize observations que j'ai pu consulter sur l'échéance d'invasion des accidents hépatiques d'origine héréditaire dans l'âge adulte :

Vers la vingtième année . . . . 3 cas.
A 21 ans. . . . . 1 —
A 22 — . . . . 1 —

A 23 ans.	3 cas
A 24 —	1 —
A 25 —	1 —
A 26 —	1 —
A 30 —	2 —
A 31 —	1 —
A 35 —	1 —
A 42 —	1 —
	Total. . . 16 cas.

Au point de vue clinique, l'hérédo-syphilis ne se comporte pas toujours de la même façon sur le foie. « Il en est évidemment de cet organe comme des téguments où, sans qu'on puisse en dire le pourquoi, les lésions et les processus morbides les plus dissemblables sont observés. »

Le Dr Barthélemy, dans l'excellent mémoire qu'il a consacré à cette étude (¹), a essayé de classer sous quatre formes les types anatomiques que l'hérédo-syphilis est susceptible de revêtir, et cela de la façon suivante :

1° **Forme congestive** : simple congestion chronique du foie développée sous l'influence de la dyscrasie hérédo-syphilitique ; forme encore mal connue, et surtout, « mal déterminée, » dit l'auteur.

2° **Hépatite interstitielle diffuse** : *cirrhose plutôt hypertrophique qu'atrophique*. — Caractérisée anatomiquement par des lésions très accentuées de l'organe qui est tuméfié, irrégulier de surface, bosselé, marronné ; — tissu hépatique hypertrophié, induré, sclérosé, labouré de profonds sillons fibreux qui partagent le foie en lobules et le font ressembler au rein des jeunes animaux ; — périhépatite ; et, souvent aussi, *splénomégalie*, et parfois même rate très volumineuse.

Cette seconde forme comporte une *variété* par annexion à la sclérose d'ilots hépatiques ayant subi la dégénérescence gommeuse (*forme scléro-gommeuse*) ;

3° **Forme gommeuse**, où des productions gommeuses existent à l'état isolé dans le foie. Forme relativement rare, voire très rare, et pouvant rester inoffensive, silencieuse même au cas où les gommes ne seraient pas volumineuses à l'excès ; forme ne constituant souvent qu'une « trouvaille d'autopsie ».

---

1. BARTHÉLEMY. *Syphilis héréditaire tardive. — Lésions du foie. — Archives gén. de Médecine*, 1884, t. I.

4° **Forme amyloïde**, de beaucoup la plus grave des hépatopathies syphilitiques. — « Toutefois, ajoute l'auteur, la gravité ici tient moins à la forme elle-même qu'à l'état général préexistant. En autres termes, ce n'est pas la dégénérescence amyloïde qui crée la gravité, mais l'état général qui permet à cette dégénérescence de se réaliser ; celle-ci est donc bien plutôt une résultante, un aboutissant, qu'un point de départ ou qu'une cause. »

Parfois associée à la précédente, cette forme constitue alors une *variété* dite *amylo-gommeuse*.

A son tour, envisageant au point de vue clinique les manifestations hépatiques de la syphilis héréditaire, le Dr Fouquet, dans un remarquable travail[1], s'est efforcé de les catégoriser en trois formes qu'il a qualifiées ainsi :

1° *Forme hypersplénomégalique* caractérisée par l'adjonction aux altérations hépatiques d'une rate hypertrophique, quelquefois très hypertrophique, véritablement énorme.

« Comme dans la syphilis acquise, cette forme, sur laquelle Hanot a attiré l'attention, est caractérisée par un foie augmenté de volume, une rate très hypertrophique et un ictère métapigmentaire plus ou moins accusé. La rate surtout atteint un volume qui peut être énorme. Cette forme, qui a une évolution lente, s'accompagne fréquemment d'ascite. L'ictère, qui dans quelques cas est très foncé, peut évoluer par poussées, séparées par des intervalles d'accalmie relative. Comme l'a bien démontré Hanot, cette forme rappelle par son allure clinique la cirrhose hypertrophique biliaire, avec laquelle elle est souvent confondue. » (Fouquet.)

2° *Forme pseudo-cancéreuse* avec foie augmenté de volume, à surface inégale, mamelonnée, rappelant le foie marronné du cancer ;

3° *Forme anémique*, constituée par de multiples et diverses altérations des globules, à types hématologiques variés.

« Très savantes à coup sûr et très curieuses sont les classifications, précitées, et nul plus que moi n'apprécie les efforts et le talent de leurs auteurs. Je me demande seulement si ces précisions de formes soit cliniques, soit anatomiques, ne sont pas encore prématurées » (Prof. A. Fournier).

Car, au total, sommes-nous bien sûrs de connaître dès à présent la syphilis héréditaire et, spécialement, la syphilis héréditaire de l'âge adulte, d'une façon assez complète pour formuler des règles

---

1. Dr Fouquet. *Étude sur la syphilis héréditaire du foie.*

et des lois à son sujet? Sans doute nous connaissons les grandes lignes du sujet, mais de combien de cas disposons-nous encore pour être en droit de synthétiser ?

Je trouve précisément la réponse à cette question dans une addition certes bien inattendue que le professeur Hayem vient de faire au sujet actuel, addition majeure, qui va exiger de moi actuellement de nouveaux développements et qui est de nature, certes, à soulever de longues discussions.

Somme toute, je crois que, quant à présent, nous avons l'obligation de nous en tenir à de prudentes réserves, en restant dans des termes généraux et en nous bornant à dire ce que l'observation courante nous permet de considérer comme à peu près démontré actuellement, à savoir, par exemple, que :

Si le foie silex est la forme anatomique qu'affectent les hépatites du jeune âge, le foie sclérotique est celle que préfère l'hépatite de l'âge adulte ;

Que *la vraie cirrhose est pour l'adulte la forme de beaucoup la plus commune*, qu'elle est notamment beaucoup plus commune que la forme gommeuse ;

Et que, sous cette forme, elle se traduit le plus habituellement par la symptomatologie qui a été résumée par mon père dans le tableau suivant :

I. — « Entrée en scène insidieuse et effacée ; — début de l'affection se dissimulant pour un temps plus ou moins long sous un ensemble de troubles d'une banalité absolue, tels que les suivants : alanguissement général, perte des forces, lassitude, amaigrissement, teint plombé, un peu jaunâtre, mais sans ictère ; en un mot, état de malaise, avec nutrition défaillante, mais sans localisation possible à déterminer.

II. — « Puis, un peu plus tard, intervention de divers troubles digestifs : perte d'appétit, digestions pénibles, symptômes de dyspepsie, flatulences, météorisme, nausées et vomituritions ; constipation, avec accès de diarrhée ; malaise abdominal vague, avec tension vers l'hypogastre ; — mais toujours pas d'ictère.

III. — Ultérieurement enfin, apparition d'un symptôme essentiel, propre à fixer l'attention, à savoir : développement de l'abdomen, développement dû à un épanchement péritonéal.

La constatation de cette ascite dirige naturellement l'attention vers le foie, et c'est alors que trois ordres de signes décèlent les modifications subies par ce viscère, à savoir :

1° *Volume du foie.* — En général le foie est augmenté de proportions et déborde le rebord costal dans une étendue variable. Il n'est pas rare qu'il dépasse les côtes de plusieurs centimètres, et on l'a vu plus tard descendre jusqu'au niveau de l'ombilic, voire jusqu'à la crête iliaque.

Inversement (mais seulement dans une période avancée de la maladie), on l'a trouvé diminué de volume, petit et comme rétracté.

2° *Altérations de forme.* — Quelquefois à l'excès de volume de la glande hépatique s'adjoint une altération plus ou moins notable dans la configuration de l'organe, dont le rebord inférieur décrit une courbe irrégulière et dont la surface est inégale, bosselée, mamelonnée, lobulée.

3° *Modifications de consistance.* — Plus rarement l'exploration révèle des inégalités de consistance dans la surface accessible de l'organe, c'est-à-dire des indurations circonscrites, des noyaux isolés d'une rénitence insolite rappelant la dureté des noyaux cancéreux.

Signalons enfin, pour compléter ce rapide aperçu d'ensemble de la maladie, les deux points suivants :

1° *Coexistence très fréquente* avec les lésions hépatiques d'une *hypertrophie plus ou moins considérable de la rate ;*

2° Coïncidence assez commune de *complications rénales,* se révélant par la présence d'une quantité variable d'albumine dans l'urine.

Telle est à coup sûr la forme le plus souvent observée chez l'adulte en tant que manifestation de l'hérédo-syphilis tardive.

Sans entrer dans de plus amples détails, je compléterai cette esquisse symptomatologique par l'exposé d'un fait curieux dont nous devons la connaissance à de récentes interventions chirurgicales.

On sait que les intumescences du foie par syphilis acquise ont pu simuler de véritables tumeurs extérieures au foie, tumeurs qu'on a pu croire isolées ou isolables et dont on a tenté même parfois l'ablation.

Eh bien, la syphilis héréditaire a déjà donné lieu, elle aussi, à de pareilles et curieuses méprises.

A preuve le cas suivant, observé par Konig[1].

Obs. CXIII (sommaire). — Homme de 22 ans, affecté de kératite interstitielle. On trouve sur lui une tumeur épigastrique large comme la paume de la main, mobile sur le foie et sensible à la palpation. Cette tumeur s'accompagne de troubles dyspeptiques et de vomissements. On hésite pour le diagnostic entre un abcès du foie, un kyste hydatique, ou une tumeur hépatique secondaire ; une laparotomie exploratrice est pratiquée. Elle montre un foie gros et dur, parsemé de nodules gris-blanchâtre de volume variable. Un fragment de tumeur examiné permet de faire le diagnostic de gomme syphilitique. Le traitement ioduré amène une guérison complète et définitive.

M. le Pr Delbet a observé un fait de même ordre, mais relatif à un enfant âgé seulement de 2 ans et demi.

1. *Berliner. Klin. Woch.*, 6 février 1905.

XXIII

SPLÉNOMÉGALIES

Il est peu de chapitres dans l'histoire de l'hérédo-syphilis qui aient été plus controversés et qui soient restés, au moins sur nombre de points, plus obscurs que celui-ci. Tout y a été discuté, nié, jusqu'à l'authenticité même d'une relation entre les lésions spléniques et la syphilis. Neumann n'a-t-il pas écrit ceci : « ... Il est toujours très difficile de savoir si la syphilis peut être cause de l'hypertrophie de la rate, et il est encore plus difficile d'apprécier si la syphilis héréditaire peut ne se manifester que dans la rate ou le foie.

Quelques points toutefois commencent à se dégager dans ces obscurités. Ainsi on peut actuellement considérer comme certain :

1° Que des splénomégalies ont été observées maintes fois dans l'hérédo-syphilis, et cela en des conditions ne permettant pas de méconnaître une relation causale entre elles et l'hérédité spécifique;

2° Qu'on les a observées notamment *en coexistence avec des affections du foie*, dont l'origine hérédo-syphilitique ne saurait pas davantage être récusée;

3° Qu'on les a observées avec des foies très inégalement développés, tantôt volumineux, tantôt moyens ou même à peine exagérés de volume;

4° Que, de ces divers types, le plus fréquent est celui où, avec un foie moyennement ou légèrement tuméfié, la rate se présente au contraire avec des proportions bien supérieures, c'est-à-dire se présente *volumineuse, considérable, énorme*, voire parfois *colossale*, voussurant l'hypocondre, déformant le flanc, descendant jusqu'à la fosse iliaque, bref, remplissant, ou peu s'en faut, la moitié gauche de l'abdomen([1]);

1. A noter au passage que plus d'une fois ces hypertrophies colossales de la rate ont pu donner le change pour des lésions leucocythémiques.

5° Que, pour un certain nombre de cas, ces splénomégalies sont des *rates cireuses*, ayant subi la dégénérescence dite *amyloïde*. Exemples :

I. — Dans un cas précité, dù à Coupland, on trouva, à l'autopsie d'une jeune fille hérédo-syphilitique, sans parler de multiples lésions osseuses tout à fait caractéristiques, un foie gras avec périhépatite, gomme caséeuse, et une rate hypertrophiée, pesant 13 onces. Le tissu de cet organe était ferme, lardacé, d'aspect brillant. C'était évidemment une rate cireuse.

II. — De même, dans un cas observé par le professeur Laschkewitz sur une jeune femme qui était un type d'hérédo-syphilitique, l'autopsie révéla : d'une part, un foie *atrophié*, parcouru par de profondes scissures cicatricielles qui le lobulaient étrangement, et ayant perdu une partie de son lobe gauche ; — d'autre part, au contraire, une rate très augmentée de volume, à parenchyme dur, anémié, à corpuscules de Malpighi hypertrophiés 'et présentant, par la teinture d'iode, la réaction caractéristique de l'amylose ; — et des reins ayant subi cette même dégénérescence.

III. — Dans un autre cas, observé par Morris, *tous* les viscères présentaient un type de la dégénérescence amyloïde.

6° Que ces splénomégalies de l'hérédo-syphilis ne s'observent que très exceptionnellement isolées (je ne sache même pas qu'on les ait jamais rencontrées sous ce type). Dans tous les cas relatés dans la science, elles coexistaient avec des affections d'autres sièges, notamment du foie ou des reins, parfois aussi de ces deux viscères ;

7° Enfin, qu'elles peuvent être différemment constituées (comme nous en verrons un exemple dans l'une des observations qui vont suivre) et que leur structure histologique, probablement complexe et variable, est loin encore d'être déterminée.

Fréquence. — Ces splénomégalies sont peu communes. Je n'en ai récolté que 13 cas.

Échéances d'invasion. — Comme *échéances d'invasion*, ces 13 cas se trouvent distribués ainsi dans ma statistique :

Aux environs de la 20° année	3 cas.
A 21 ans	1 —
A 23 —	2 —
A 24 —	2 —
A 25 —	2 —
A 26 —	1 —
A 29 —	2 —
Total	13 cas.

Voici l'un de ces cas, qui a été longuement étudié par un médecin éminent, le docteur Siredey, médecin de l'hôpital Lariboisière. Au double point de vue clinique et histologique, c'est un beau spécimen de ces curieuses splénomégalies de l'hérédo-syphilis.

Obs. CXIV (recueillie dans le service du docteur Siredey, par M. Léon Tissier, interne des hôpitaux) (Sommaire).

X... âgé de 19 ans ; pas de renseignements certains sur les ascendants. Père suspect de syphilis, ayant eu deux enfants morts dans le jeune âge. Mais, hérédité syphilitique manifeste et reconnue tour à tour par plusieurs médecins, notamment par MM. Siredey, Duplay, A. Fournier, etc. En effet, c'est un petit garçon chétif et souffreteux, de taille exiguë (1 m. 30), à qui on ne donnerait pas plus de onze ou douze ans. — Absolument glabre ; organes génitaux minuscules. — Monorchide. — Infantilisme général. — La face et tout le corps sont décharnés. — Membres grêles. — Muscles atrophiés. — Raccourcissement et atrophie du membre inférieur gauche. Le raccourcissement ne mesure pas moins de 7 centimètres et demi. En outre, teint bistré, jaunâtre, coloration ictérique des conjonctives.

Ce malade entre à l'hôpital pour une affection générale du système osseux, notamment pour une hyperostose du fémur droit à sa partie supérieure.

État général très appauvri. L'attention se concentre sur l'abdomen qui est énormément distendu, principalement à sa partie supérieure, et sillonné par de grosses veines. Par la palpation et la percussion on limite dans l'hypocondre droit une tumeur mate, lisse, à bords tranchants, qui n'est autre que le foie notablement augmenté de volume. Elle descend à trois travers de doigt au-dessous des fausses côtes, remonte jusqu'à deux travers de doigt au-dessous du mamelon, et rejoint en dedans, dans la région ombilicale, une autre tumeur.

Celle-ci, extrêmement volumineuse, occupe tout l'hypocondre gauche, descend dans le flanc du même côté jusque dans la fosse iliaque, c'est-à-dire remplit toute la moitié gauche du ventre et même empiète de quelques centimètres la ligne médiane dans la portion sus-ombilicale. Cette tumeur, constituée par la rate considérablement hypertrophiée, s'étend assez loin en arrière. Elle mesure exactement 26 centimètres de long sur 30 de large dans ses plus grandes dimensions. Sa consistance est uniformément résistante. Sa surface est lisse, régulière, non bosselée.

L'urine ne contient ni albumine, ni glycose.

L'examen du sang, plusieurs fois pratiqué, n'a jamais montré autre chose que des globules rouges et blancs dans les proportions normales de 300 pour 1.

On ne peut relever aucun soupçon justifié d'impaludisme, de rachitisme ou de scrofule. Impossible également, d'après les examens répétés du sang, d'admettre une leucocythémie.

Cependant, avec des péripéties que je passerai sous silence, l'affection du système osseux ne cesse d'évoluer ; l'hyperostose fémorale s'accroît ; la cuisse se tuméfie et présente une sensation molle de fluctuation. Deux ponctions sont faites par MM. Duplay et Reynier et n'amènent que du sang. Une troisième, enfin, fait sortir une grande quantité de sanie sanguinolente et purulente. La tumeur s'aplatit légèrement, mais il est évident qu'on n'a vidé qu'un foyer développé au milieu d'un tissu pathologique. Le fémur est masqué derrière une coque épaisse de tissus qui enveloppent toute son extrémité supérieure.

Cependant, l'économie s'épuise. Survient une violente diarrhée avec vomissements. Le malade s'émacie de plus en plus et finit par succomber dans le collapsus.

L'autopsie montre, d'une part, des altérations très curieuses du système osseux, dont je ne dirai qu'un mot ici. Les os semblent avoir subi une altération dans leur élasticité et leur consistance. Cette altération est surtout prononcée aux membres inférieurs. Le fémur droit est ramolli dans sa totalité ; il présente même une *fracture qui s'est faite d'une façon spontanée*. — Le tibia droit a une consistance molle, *on peut le couper longitudinalement avec des ciseaux*, sans effort, comme du *carton mouillé*. — Le péroné est mou et flexible comme un os décalcifié, etc., etc. — Ces lésions osseuses, en résumé, paraissent consister principalement en des lésions d'*ostéite* avec agrandissement des canaux médullaires et transformation embryonnaire.

D'autre part, comme lésions viscérales : foie gras, jaunâtre, mais de poids normal (1380 g.). Sa surface est inégale, grumeleuse ; à la coupe, il offre une teinte jaunâtre franche, et les saillies granuleuses de la surface apparaissent encore plus accentuées. — Nulle part de rétraction cicatricielle, rien de l'apparence ficelée des foies syphilitiques classiques. On ne découvre nulle part de foyer gommeux ou purulent.

Rate volumineuse, mesurant de haut en bas 24 centimètres, et d'avant en arrière 16 centimètres et demi. — Son poids est de 1380 grammes (égal à celui du foie). — Elle est d'un tissu ferme et sclérosé. La capsule gris-bleuâtre, épaisse, qui l'enveloppe est légèrement ridée ; elle présente une plaque gris-blanchâtre, épaisse de quelques millimètres, vestige d'une périsplénite ancienne. La coupe est d'un noir ardoise. Le tissu splénique est assez ferme et ne se laisse que malaisément déprimer par le doigt. La déchirure en est presque impossible ; pas de boue splénique. On voit sur la coupe quelques traînées blanchâtres de sclérose interstitielle ; nulle part d'abcès, d'infarctus, ni de gommes.

Testicule gauche *petit comme un gros pois et dur comme une bille d'agathe*.

L'examen microscopique pratiqué par le D* A. Siredey a montré que les lésions du foie consistent sommairement en ceci :

1° *Sclérose* à peu près généralisée, affectant principalement le type annulaire avec conservation relative des cellules hépatiques ;

2° Pour la rate, capsule épaissie, ainsi que les prolongements qu'elle envoie dans la pulpe splénique. Ces travées fibreuses modifient un peu l'aspect général de l'organe sur les coupes. Cependant, la trame réticulaire reste assez nette dans les intervalles de ces tractus, et les cellules lymphatiques qui s'y trouvent ne diffèrent pas sensiblement des conditions normales.

Les lésions les plus nettes se rencontrent sur les ramifications du système artériel. Au lieu de l'aspect réticulé que présentent habituellement les couches externes de ces artères, on constate un épaississement fibreux à peu près homogène, de telle sorte que la gaine lymphoïde des artères spléniques est remplacée sur un grand nombre de points par du tissu fibreux ne contenant que de rares noyaux.

Une modification analogue s'observe au niveau des corpuscules de Malpighi.

Quelques-uns sont complètement transformés en amas irréguliers de tissu fibreux, dans les lacunes duquel se rencontrent quelques globules sanguins ; sur quelques points ces masses fibreuses forment de véritables tumeurs.

Toutefois, on rencontre des follicules ayant conservé l'apparence normale. Nulle part on ne voit d'amas caséeux ou de tumeurs embryonnaires pouvant donner l'idée de tubercules et de gommes.

En résumé : *Dégénérescence fibreuse des éléments lymphoïdes* sur un grand nombre de points.

J'arrive enfin au fait nouveau, au véritable *fait nouveau* que M. le professeur Hayem est venu tout dernièrement ajouter à l'histoire clinique de la syphilis héréditaire. Ce dont il va s'agir est de toute première importance, et je tâcherai d'être le fidèle interprête du savant maître.

Il y a environ une dizaine d'années, le professeur Hayem appelait l'attention sur une affection essentiellement constituée par les principaux symptômes suivants :

1° *Ictère chronique,* de durée pour ainsi dire indéfinie ;

2° *Anémie* plus ou moins intense ;

3° *Hypertrophie notable, parfois considérable, de la rate,* avec hypertrophie relativement légère du foie.

Cette affection dont il avait pu, grâce à une heureuse rencontre, réunir 4 types à un moment donné, il n'en avait plus rencontré depuis lors, quand un hasard le remit en présence d'un de ses anciens malades, qui lui fournit l'occasion d'étudier la question à nouveau.

A ce propos, il institua une revision des cas qu'il avait observés autrefois, compléta son enquête, l'élargit, et finalement aboutit à cette conclusion tout à fait inattendue qu'il s'agissait là, étiologiquement, d'un *type syphilitique,* d'un type morbide ayant son origine, son pourquoi, sa cause dans la syphilis ; et par quelle filiation ? par la *filiation héréditaire.* En effet, sur ces 4 malades, indistinctement, il releva des signes et des témoignages non douteux d'hérédo-syphilis que je spécifierai dans un instant.

Puis, de l'ensemble de ces renseignements et de tous ces faits, le professeur Hayem aboutit à la conclusion suivante, que je citerai textuellement :

« ... Ainsi j'ai pu, en 1897, montrer à mon cours 4 malades présentant le symptôme très particulier que j'ai dénommé **ictère** *infectieux chronique splénomégalique*; et, chez tous ces malades — 4 fois sur 4 cas — je trouve, en m'appuyant sur les beaux travaux de mon collègue, M. Fournier, des stigmates plus ou moins nets d'hérédo-syphilis.

Chacun des cas pris isolément peut paraître obscur, mais il est mis en valeur par les 3 autres.

N'est-ce pas très frappant? Est-il possible de croire à de simples coïncidences?

La conclusion qui s'impose est donc celle-ci :

L'ictère infectieux chronique splénomégalique, tel que je l'ai observé, *est une des formes cliniques de l'hérédo-syphilis.* »

Les quatre observations visées par M. Hayem ont été publiées in-extenso dans l'intéressante thèse de M. J. Lévy, en 1898[1]. Très complètes et très savamment documentées (analyses d'urine, du sang, du suc gastrique, etc.), elles seront utilement consultées par les curieux de questions hématologiques. Elles ne le seront pas moins, mais à un autre point de vue, par les syphiligraphes.

Somme toute, presque exactement calquées les unes sur les autres, elles nous montrent l'entité morbide décrite par le professeur Hayem constituée par un syndrome qui se caractérise sommairement comme il suit :

1° Un *ictère chronique*, d'une durée indéfinie, sujet à des poussées paroxystiques passagères, plus ou moins intenses, plus ou moins durables;

2° Une *hypertrophie modérée, molle, lisse et passagère, du foie;*

3° Inversement, une *tuméfaction considérable et permanente de la rate*, avec sclérose progressive et poussées congestives au moment des crises;

4° Quelques *troubles digestifs;*

5° Une *anémie* ordinairement intense (types 2, 3, 4);

Et *rien autre*. — Car, à part cela, *absence de tympanisme, d'ascite* et de *circulation veineuse collatérale.*

Pronostic bénin (survie 20 ans et plus). (J. Lévy.)

Quelques détails :

L'ictère, ai-je dit, est continu, Mais à noter que, dans l'intervalle

1. *De l'ictère infectieux chronique splénomégalique.* Thèse de Paris, 1898.

des crises, il consiste plutôt en un *sub-ictère* qu'en un ictère vrai. Parfois même la coloration des téguments y est si faible, si peu intense que, coïncidant avec un état général satisfaisant, il peut passer inaperçu. — L'urine est biliphéique, simplement, mais elle devient hémaphéique dès la crise déclarée.

Selles restant colorées.

Le foie, dans l'intervalle des crises, est *à peine augmenté de volume*, il ne déborde pas, ou déborde peu le rebord costal. Au moment des crises il se tuméfie, mais seulement d'une façon légère. — Il n'est ni dur, ni douloureux. C'est dire, en somme, qu'il reste presque normal.

Tout au contraire, *la rate est hypertrophiée* d'une façon constante, toujours *considérable*, parfois même *colossale*. — De plus, elle est *dure*, si bien que la main en délimite les bords dans sa portion abdominale avec la plus grande facilité. Au moment des crises elle est sensible à la pression.

Le professeur Hayem a dit très justement que, par l'ensemble de tels caractères, la rate sert en quelque sorte de *signature à la maladie*.

La maladie est fortement déglobulisante ; d'où *anémie chronique*, variable d'intensité, toujours très notable.

Dans les quatre cas où il fut possible de pratiquer le chimisme stomacal, on constata une *hyperpepsie* plus ou moins intense, symptomatique d'une gastrite mixte. — En outre, au moment des crises, troubles digestifs assez accentués.

Comme évolution, maladie essentiellement chronique, — débutant d'une façon insidieuse par de l'ictère, — affectant une marche très lente, traversée par des crises paroxystiques, permettant aux malades de vaquer à leurs occupations et comportant au total un pronostic relativement bénin. — Un seul cas de mort connu. — Dans ce cas, la mort succéda, et cela dans les 48 heures, à une *splénectomie* que l'on s'était laissé aller à pratiquer sur les vives instances de la malade([1]).

Finalement, *durée très chronique*, pouvant être dite presque *indéfinie*. Ainsi, dans les cas de M. Hayem, nous voyons que l'ictère

---

[1]. V. Vaquez et Giroux, *Ictère chronique acholurique avec splémomégalie.* Bulletins de la Soc. méd. des hôpitaux de Paris, 1907, p. 1184.

persistait, pour l'un, depuis *18 ans* et, pour l'autre, depuis *28 ans*. Dans un troisième, apparu à 18 ans, il persistait encore à 34, lors de la splénectomie qui mit fin à la scène.

Dans ce cas, l'examen nécroscopique montra la rate constituée comme il suit :

« Poids : 850 grammes. — *Congestion énorme de la pulpe splénique*; c'est à cette congestion seule qu'est due l'hypertrophie de la rate, car il n'y a ni sclérose, ni hyperplasie des corpuscules de Malpighi, ni transformation myéloïde. Ces corpuscules, de volume normal, sont rares, ou plutôt semblent rares, écartés qu'ils sont les uns des autres par la pulpe hypertrophiée et gorgée de sang. Disons tout de suite qu'ils ont conservé leurs caractères normaux et que l'artère centrale présente seulement çà et là un peu d'épaississement de ses parois.

Quant à la pulpe qui forme la presque totalité de la préparation (on peut parcourir des champs entiers de microscope à un faible grossissement sans apercevoir de corpuscules de Malpighi ni de grandes traînées fibreuses); elle est absolument gorgée de sang et parcourue çà et là par de grands sinus énormément dilatés et remplis également de globules rouges.

C'est la nature et la topographie de cette congestion sanguine qu'il importe de préciser. Le fait essentiel et véritablement spécial est que cette congestion est plus marquée dans les cordons de Billroth que dans les sinus eux-mêmes. Nous voulons dire par là que la majorité des globules rouges siègent entre les sinus et non dans l'intérieur de ceux-ci.

Il s'agit donc là d'un aspect histologique assez rarement rencontré et que d'ailleurs nous n'avons pu reconnaître et interpréter que grâce à des recherches encore inédites de MM. Ménétrier et Gauckler sur les congestions spléniques. Il s'agit là de l'aspect histologique décrit par ces auteurs sous le nom de *congestion des cordons*, par opposition à la congestion des sinus, forme vulgaire réalisée par la rate cardiaque. »

Enfin, j'ai moi-même observé, en 1904, un malade répondant de tous points au syndrome que je viens de décrire et je crois utile d'en rapporter ici la curieuse histoire clinique.

Obs. CXV (personnelle). — Ce malade, G. B., âgé de 43 ans, venait me consulter parce que, souffrant depuis plusieurs années dans le flanc gauche, il avait récemment consulté un chirurgien qui avait diagnostiqué sur lui une tumeur de la rate et proposé une opération immédiate.

En effet, cet individu présentait une *rate énorme*, remplissant tout le flanc gauche, descendant presque jusqu'au pubis et arrivant en travers jusqu'à l'ombilic. Après l'avoir mesurée aussi exactement que possible, j'ai noté alors 26 centimètres de hauteur sur 22 de large.

Ce malade se plaignait en même temps d'une grande faiblesse, qui, depuis plusieurs mois, lui rendait son métier de cocher sinon impossible, au moins très pénible, et d'une pesanteur douloureuse dans tout le côté gauche du ventre. Il présentait en outre un teint ictérique généralisé, mais il ne s'étonnait pas de cette coloration parce qu' « il l'avait toujours eue, disait-il, même depuis l'enfance. »

Le foie n'est ni gros, ni douloureux.

Les urines sont normales; les selles ne sont pas décolorées.

Telles sont les premières constatations faites sur ce malade. En continuant l'examen, on est immédiatement frappé par toute une série de stigmates, qui font penser aussitôt que cet homme est sans doute un hérédo-syphilitique. Voici, en effet, ce qu'apprend l'enquête sur ce point spécial.

Le père du malade est vivant et, paraît-il, bien portant. — La mère a eu d'un premier mari un enfant actuellement vivant, très bien portant, très robuste. — D'un second mariage sont résultées 11 grossesses qui se sont terminées de la façon suivante :

4 fausses couches; 3 enfants morts en bas âge et 4 enfants vivants.

1er enfant : G..., fille, âgée de 45 ans, qui a toujours été « malade » et qui vient d'être opérée d'une tumeur ovarienne. Cette fille n'a jamais eu la force de travailler et elle est restée à la charge de sa famille.

2e enfant : G..., garçon (43 ans). — C'est le malade qui fait le sujet de cette observation.

3e enfant : C..., mort en bas âge.

4e enfant : M..., fille assez bien portante, mais qui a toujours été **obèse**; obèse dès l'enfance, elle est restée telle toute sa vie.

5e enfant : E..., mort en bas âge.

6e enfant : C..., mort en bas âge.

7e enfant : fille, âgée de 28 ans; toujours malade depuis l'enfance. Elle non plus n'a jamais pu travailler, et reste, comme sa sœur aînée, à la charge de ses parents.

« Tous ces enfants, m'a écrit la mère, ont toujours eu, au dire du médecin, le foie malade. Ils ont tous le teint jaune. — Ils ont tous une grosse rate. — Ils ont toujours été malades, même en venant au monde, et ils sont malades, a dit le médecin d'alors, *de la faute de leur père*. Mais ce père n'a jamais rien eu ni au foie ni à la rate. C'est cependant un buveur ».

Notre malade a eu une enfance très difficile, et a toujours été chétif. Il a marché très tard. — Il a été affecté d'*incontinence d'urine* jusqu'à l'âge de 12 ans. — *Il a toujours été jaune*, mais à certaines époques cette coloration s'accentue beaucoup. — Il présente une hernie inguinale double, datant de l'enfance. — Il a été opéré à 25 ans d'un *phimosis* congénital. — Il présente sur les fesses les petites cicatrices spéciales dites *cicatrices de Parrot*. — Il souffre d'une double *lésion mitrale*, bien que n'ayant jamais eu d'affection rhumatismale.

Édentation presque complète, remontant à l'âge de 18 ans. La mâchoire supérieure ne porte plus aucune dent; 4 ou 5 dents persistent à la mâchoire inférieure, mais dans un état tel qu'il serait impossible d'y trouver aucun stigmate.

Ouïe paraissant normale; mais, à 21 ans, le malade a souffert de l'oreille gauche, et est resté complètement *sourd* de cette oreille pendant plus de 6 mois.

L'examen des yeux pratiqué par le docteur Antonelli a fourni les renseignements suivants : « Aux deux yeux, papille pâle, grisâtre, aplatie, en un mot, partiellement atrophique. — La zone centrale, péripapillaire, montre, à part le bord flou des papilles et quelques altérations rudimentaires des vaisseaux, un tacheté de foyers pigmentaires d'un aspect et d'une disposition qui ne laissent aucun doute sur leur nature comme reliquat de *chorio-rétinite* centrale diffuse à forme rudimentaire. D'une façon analogue, tout le fond de l'œil montre, surtout vers la périphérie, une *marbrure* et des stries de *surpigmentation* ou de *dépigmentation* qui témoignent de la dystrophie pigmentaire, suite d'un processus chorio-rétinien de longue durée. — Les pupilles réagissent bien.

L'acuité visuelle, malgré la correction exacte du vice de réfraction (astigmie myopique légère à gauche ; simple myopie légère à droite) n'atteint pour chaque œil que la moitié ou les six-dixièmes de la normale, ce qui est en rapport avec l'état des papilles optiques.

Le malade voit beaucoup plus difficilement quand le jour baisse (*héméralopie rudimentaire*, en rapport avec la dystrophie pigmentaire diffuse du fond de l'œil).

Tout cet ensemble de stigmates, qui suffirait à coup sûr pour attester la syphilis héréditaire, trouve sa confirmation dans les plaies et les cicatrices que le malade porte aux jambes. Depuis l'âge de 6 ans (qu'on remarque cette date), il a eu à l'une et l'autre jambes de prétendus « ulcères variqueux » et, depuis lors, il est resté bien peu de temps sans présenter des lésions aux membres inférieurs qui, d'autre part, ne présentent pas trace de varices.

A 16 ans et à 20 ans, nouveaux ulcères qui laissent sur les jambes de larges cicatrices et qui, au moment du tirage au sort, motivent la réforme du malade.

Depuis lors, le malade a toujours eu des « plaies aux jambes » ; ces plaies durent 2 ou 3 ans et, sous l'influence de pansements très bien exécutés que se fait lui-même le malade, finissent par guérir ; mais à peine sont-elles guéries qu'il s'en ouvre d'autres à leur voisinage.

En janvier 1904, lorsque je vis le malade pour la première fois, je constatai : 1° à la jambe droite, une plaie siégeant à la face interne du tiers inférieur du membre et datant de 3 mois ; — 2° à la jambe gauche, deux plaies, dont l'une, siégeant à la face interne du milieu de la jambe est ouverte depuis 3 mois, et l'autre, située derrière la malléole interne, remonte à 4 ans. Ces plaies, de par leur aspect, leur configuration, l'état de leurs bords, etc., sont « manifestement des syphilides gommeuses » (Prof. A. Fournier). Plusieurs ont évolué comme de véritables gommes ; ainsi le malade raconte qu'après avoir formé sur la jambe de grosses « bosses », ces gommes se sont ulcérées, puis vidées, en laissant des cavités profondes où l'on aurait pu loger un œuf de pigeon.

Pas de syphilis acquise, et même jamais d'affection vénérienne. — Pas de paludisme. Marié à 27 ans. — 3 enfants vivants. — L'un d'eux a une hernie inguinale ; deux autres, âgés de 2 et de 8 ans, ont de l'incontinence d'urine.

Cette longue histoire ne pouvait laisser de doute sur l'origine hérédo-syphilitique de mon malade. En conséquence, je prescrivis un traitement mixte.

Seize mois plus tard le malade revint me rendre visite. Il avait suivi son traitement pendant 4 ou 5 mois. Je ne trouvai pas de changement dans les dimensions de la rate, mais l'état général était véritablement transformé.

Il avait pu reprendre son travail ; il ne sentait plus cette lassitude et cet accablement d'autrefois ; il ne souffrait plus de la rate, et les plaies des jambes étaient presque complètement cicatrisées.

A cette époque, il venait cependant de subir une nouvelle poussée d'ictère, et il était encore très jaune, et son foie était légèrement tuméfié.

Trois ans plus tard (en 1908), je revis le malade. Il me raconta être resté complètement guéri des jambes et en bon état général pendant 18 mois. Il a alors abandonné tout traitement, et les ulcères des jambes ont récidivé.

Voici l'état dans lequel se présentait alors le malade :

État général assez satisfaisant et permettant au malade d'exercer son métier. — Ulcères gommeux des jambes, au nombre de 5, d'aspect absolument typique. — N'éprouve plus de douleurs dans le flanc gauche. — Diminution très sensible des dimensions de la rate, qui ne mesure plus que 21 centimètres en hauteur sur 17 en largeur.

Sous l'influence d'un traitement mixte, institué à nouveau, ces ulcères guérirent presque complètement, bien que le malade n'aie pas cessé de travailler.

Se sentant mieux, le malade abandonna encore son traitement durant plusieurs mois, et revint au bout de ce temps, présentant à la jambe droite 3 nouvelles lésions gommeuses et à la jambe gauche une énorme syphilide gommeuse, d'aspect phagédénique. Ces dernières lésions, soumises à un nouveau traitement intensif, s'arrêtèrent immédiatement dans leur évolution progressive, et lorsque je vis le malade pour la dernière fois, il était dans un état d'amélioration locale et générale considérable.

Voici, d'autre part, les résultats de l'examen du sang qu'ont bien voulu faire pour moi les docteurs Bensaude et Joltrain.

Diminution de la résistance globulaire; hématies granuleuses, modifications morphologiques des globules rouges; sérum contenant des pigments biliaires, alors que l'urine en est exempte. Toutes modifications qui ont été constatées une première fois en 1907, par le docteur Bensaude, et une seconde fois, en 1909, par les docteurs Bensaude et Joltrain.

Je voudrais encore rappeler ici deux observations à coup sûr incomplètes, mais que leur similitude en certains points avec les précédentes m'autorise, je crois, à rapprocher d'elles.

Obs. CXVI (personnelle). — Homme de 40 ans, manifestement hérédo-syphilitique de par les dystrophies et les stigmates multiples qu'il portait.

Poussées d'ictère assez fréquentes, survenant sans cause appréciable depuis de fort longues années.

Rate volumineuse, remplissant tout le flanc gauche, mais n'ayant jamais donné lieu à aucun symptôme douloureux, ni même gênant.

Obs. CXVII (personnelle). — Homme de 47 ans, hérédo-syphilitique et sujet à des poussées d'ictère dans l'intervalle desquelles le tégument reprenait sa coloration normale.

Gros foie.

Rate volumineuse et par moment extraordinairement douloureuse. Toute sa vie, ce malade avait souffert de la rate, et, depuis l'enfance, il portait des ceintures, des bandages qu'il s'ingéniait à faire construire ou à construire lui-même pour soutenir cette énorme tumeur constituée par la rate, et diminuer les tiraillements excessivement douloureux que lui causaient tout heurt, tout cahot, tout exercice violent.

De temps en temps survenait un paroxysme aigu, se caractérisant par une tuméfaction très appréciable de la rate, et par des douleurs extraordinairement pénibles faisant songer à une péritonite aiguë. Dans les derniers mois de sa vie, ces crises se multiplièrent, s'aggravèrent, et le malade succomba vers la cinquantaine avec tous les signes d'une leucémie : grosse rate, gros foie, anémie profonde, hémorrhagies et altérations typiques du sang, telles qu'on les trouve dans la leucémie myélogène.

Jusqu'à la dernière année de sa vie, ce malade ressemblait étrangement au type d'ictère chronique splénomégalique du professeur Hayem ; mais l'altération si particulière du sang, qu'il présenta dans les derniers mois de sa vie et qui, d'après les docteurs Bensaude et Dominici, qui l'examinèrent à différentes reprises, renfermait des globules rouges à noyaux, fait de cette observation un cas particulier bien différent des précédents, et qui soulève à nouveau la question si souvent discutée des rapports de la syphilis et de l'hérédo-syphilis avec la leucocythémie.

XXIV

AFFECTIONS RÉNALES

Rappelons d'abord comme témoignages de l'influence hérédo-syphilitique sur les reins quelques observations anciennes de J. Hutchinson, Morriss, Laschkewitz, etc., relatives à des lésions rénales de diverses natures constatées sur des sujets de divers âges, tous indubitablement entachés d'une hérédité spécifique.

Ainsi à l'autopsie d'une jeune fille de 20 ans, hérédo-syphilitique, Morriss constate des lésions des reins et du foie, avec **dégénérescence amyloïde de tous les viscères**[1].

De même, en 1874, le Dr Laschkewitz publiait la belle observation précitée (page 167) d'une jeune fille de 22 ans, hérédo-syphilitique type de par ses dystrophies multiples, qui mourut d'albuminurie et dont l'autopsie révéla, avec une atrophie considérable du foie, une **dégénérescence amyloïde des reins et de la rate**.

En 1880, Coupland[2] relate l'histoire de deux jeunes filles hérédo-syphilitiques, agées l'une de 12 et l'autre de 19 ans, qui succombèrent à des lésions rénales. Je ne parlerai que de cette dernière qui seule, en raison de l'âge, rentre dans notre cadre. En voici le sommaire très abrégé :

Obs. CXVIII (Coupland).

Jeune fille issue d'une famille où 15 grossesses se sont terminées par 2 fausses couches et 7 morts en bas âge. Mal développée. Incisive médiane supérieure gauche présentant l'encoche caractéristique d'Hutchinson. *Nul accident d'hérédité spécifique jusqu'à l'âge de 15 ans.* A cette époque, début de lésion osseuse au voisinage des genoux, sur les tibias, les avant-bras. Puis nécrose du frontal. Dépérissement, et mort par *néphrite* et phlegmon de la jambe consécutif à une nécrose tibiale.

A l'autopsie : gommes périostiques sur le tibia, nécrose du frontal. Périhépatite. Foie très gros, contenant une gomme caséeuse. Rate ferme, pesant 13 onces. **Néphrite parenchymateuse**, sans dégénérescence lardacée.

1. *Transactions of the pathological Soc. of London*, 1870, p. 214.
2. *Medical Times*, 1880, p. 135.

Noegerath a de même relaté le cas d'une albuminurie avec périostite aiguë des tibias développée sur une femme hérédo-syphilitique de 28 ans[1].

Avec Bartels les observations deviennent plus circonstanciées et plus précises. A citer de lui notamment les deux suivantes, en raison du haut intérêt qu'elles présentent.

La première que le célèbre auteur raconte en détails dans son ouvrage sur les maladies des reins et dont je ne reproduirai ici qu'une analyse très succinte, est consacrée à l'histoire presque extraordinaire d'une jeune femme hérédo-syphilitique qui, de 22 *à* 3o *ans* (notez l'âge), fut en butte à une profusion presque incroyable d'accidents spécifiques, à savoir : ulcérations serpigineuses, à nombreuses récidives; paralysie des membres inférieurs, puis supérieurs, du rectum et de la vessie, déterminée par une tumeur gommeuse intra-vertébrale; affections osseuses desséminées; gommes cutanées; nodi lupiformes, etc.

Or, parallèlement à cette pluie de manifestations, elle fut affectée d'une *néphrite albumineuse chronique*, où l'albumine s'éleva aux proportions les plus élevées. Chose peu croyable, la malade parvint à guérir tout à la fois et de cette paralysie et de cette néphrite, cela grâce aux frictions mercurielles et à l'iodure. Il fallut l'intervention de la tuberculose pour avoir raison de cette singulière résistance, et la malade, infiltrée de partout, finit par s'éteindre à la façon et avec les apparences d'une phtisique dans le dernier degré de la consomption.

A l'autopsie : néphrite parenchymateuse de forme chronique. — Lésions pulmonaires considérables, que je passe sous silence. — Foie granuleux. — Tumeur gommeuse intra-vertébrale. — Lésions osseuses multiples, etc., etc.

La seconde observation de Bartels est non moins curieuse à un autre point de vue, à savoir par la guérison que fournit le traitement dans un cas que l'auteur donne comme un exemple de *dégénérescence amyloïde des reins et de la rate.* En voici un résumé aussi succinct que possible.

Une jeune fille portant des stigmates évidents de syphilis hérédi-

---

1. *New-York medic. journal.* 1886.

taire (affaissement du nez, perforation de la cloison nasale; surdité presque absolue ; tibias présentant une forte courbure à convexité antérieure; rate considérablement augmentée de volume) vint à présenter une *ascite* avec *urine albumineuse* (6 gr. 3o par jour environ, et quelques cylindres). En raison de ses antécédents et de ses tares héréditaires, cette malade fut soumise à un traitement ioduré. Sous cette influence, l'ascite et l'œdème disparurent presque complètement, en même temps que l'albumine décroissait et que la rate diminuait de volume. Traitement continué les quatre années suivantes; guérison confirmée et définitive.

Il est de toute évidence que cette malade fut affectée et guérie d'une maladie du rein ; mais cette maladie était-elle une dégénérescence amyloïde, ainsi que le croit l'éminent Dr Bartels? Cela paraîtra peut-être moins formellement établi.

Une observation de Fuchs mérite encore d'être citée, car c'est un exemple bien certain de maladie de Bright sur un sujet de 26 ans qui, d'autre part, était un type, un archi-type d'hérédo-syphilitique, comme il serait difficile d'en trouver un plus complet. Qu'on en juge.

Obs. CXIX (Dr Fuchs).

1° Son père avait eu la syphilis il y a 3z ans ;

2° Sa mère avait eu 14 grossesses, dont 8 terminées par avortements ;

3° Sur ses sept frères ou sœurs, deux avaient succombé en tout bas âge; un autre était mort de syphilis à un an; une sœur était morte d'épilepsie à 16 ans. Des survivants, une sœur, âgée de 3o ans, avait été paralysée dans son enfance ; et, enfin, un frère, âgé de 23 ans, avait été atteint d'une ostéomyélite, puis d'une kératite ;

4° Le malade, enfin, était un *exemple de* **gigantisme** ; à 17 ans, il mesurait 1 m. 88 et pesait 88 kilogrammes.

Il avait eu une kyrielle d'accidents indubitablement hérédo-spécifiques, à savoir :

A 6 ans, tuméfactions douloureuses des genoux;

A 7 ans, kératite double ;

A 21 ans, ozène, avec écoulement nasal purulent, et expulsion de séquestres;

A 24 ans, surdité subite pendant plusieurs jours.

Ajoutez encore comme autres stigmates : nez en lorgnette. Septum nasal en grande partie détruit. Infiltrats et cicatrices sur la face postérieure du pharynx. Développement minuscule des organes génitaux.

C'est sur un tel sujet qu'à 25 ans apparaît l'albumine dans l'urine, pour s'élever bientôt à la quantité de 4 pour 100. Cellules épithéliales et nombreux cylindres hyalins.

Traitement par iodure de potassium. Sous l'influence de ce traitement la proportion de l'albumine descend progressivement à 0,65 et 0,05 pour 100. Guérison [1].

C'est encore sur un sujet de même ordre exactement qu'on voit, dans une observation présentée par le Dr Touche à la Société anatomique, une maladie de Bright se développer sur une jeune fille de 21 ans et entraîner la mort par urémie. Dans ce cas encore l'hérédo-syphilis s'attestait formellement par toute une série de symptômes et de stigmates les plus probants. A savoir :

Obs. CXX (Dr Touche).

A 21 ans, la malade offrait l'habitus et la taille d'un enfant de 12 à 13 ans.

Elle présentait un effondrement des os propres du nez, une carie de l'apophyse montante du maxillaire et du vomer, avec ozène très prononcé.

De plus, elle était aveugle depuis 13 ans et absolument sourde.

Ses dents vicieusement implantées, crénelées, présentaient toutes les déformations classiques de la syphilis héréditaire.

Enfin, bien que non paralysée, elle était immobilisée dans son lit par des douleurs multiples siégeant sur nombre d'os du squelette (spécialement tibias, omoplates, vertèbres, etc.).

Et ce n'est pas tout, car nous retrouverons dans un instant d'autres stigmates dystrophiques des plus curieux qui furent seulement révélés par l'autopsie.

C'est sur un tel sujet que se déclarèrent, à 21 ans, les symptômes divers d'une affection rénale. Bientôt on nota des vomissements, de l'œdème des jambes; puis des flots d'albumine apparurent dans l'urine et la malade succomba rapidement avec des symptômes d'urémie.

L'autopsie révéla une affection rénale classique.

Substance corticale blanche, pyramides congestionnées, etc. Foie très volumineux, occupant la presque totalité de l'abdomen, et pesant 2 kg. 700. Rate augmentée de volume. Une gomme dans un tibia.

En outre, comme dystrophies : cerveau présentant une asymétrie considérable de ses deux lobes, asymétrie qui se retrouve sur les différentes fosses de la base du crâne.

Cœur très petit; véritable cœur d'enfant.

Aorte à peine plus grosse que l'index.

Organes génitaux internes peu développés [2].

De telles observations sont assez probantes, je pense, pour me

1. *Hereditäre Lues und Riesenwuchs* (Wien. Klin. Wochenschrift, 1895, p. 668).
2. *Bulletins de la Soc. anat. de Paris*, 1900, p. 852.

dispenser d'en produire encore d'autres (comme celles, par exemple, de Schwimmer, de Murchison, Homen, Hédénis, Gaucher, Nobl, etc., pour démontrer ce qui vraiment n'est plus à démontrer, la relation pathogénique de l'hérédo-syphilis avec certaines affections rénales).

Envisageant d'une façon générale l'action de la syphilis sur le rein, M. le professeur Dieulafoy, avec son talent habituel et sa grande expérience clinique, a produit quelques considérations qui doivent trouver place ici.

« La toxine syphilitique est un terrible poison pour le filtre rénal, elle exerce sur le rein une action délétère et parfois meurtrière. Mais elle se comporte différemment suivant qu'elle attaque le rein à une époque voisine de l'infection ou bien, au contraire, à une époque éloignée.

Précoce, elle détermine une *néphrite* au vrai sens du mot, en affectant les *deux* reins uniformément, comme ils le sont dans toutes les néphrites toxi-infectieuses aiguës, dans les néphrites scarlatineuses, par exemple.

Tardive, au contraire, elle ne se traduit pas seulement par des lésions de néphrite au vrai sens du mot ; *elle engendre aussi des* **lésions gommeuses, scléro-gommeuses, scléreuses, atrophiques, amyloïdes**, tantôt prédominantes et tantôt associées à des lésions de néphrite vulgaire. Elle peut produire d'un rein à l'autre des lésions inégales ou dissemblables, voire n'affecter qu'un rein ou même un segment d'un rein.

Il est assez habituel aussi qu'elle **coïncide avec des lésions d'autres sièges** ; à savoir *avec des lésions du foie* ou *de la rate* ou même simultanément avec des lésions de ces deux organes et d'autres encore (¹) ».

Et bien ! ce qu'est l'hérédo-syphilis rénale est précisément ceci : une **syphilis tertiaire rénale**, susceptible de toutes ces modalités, de toutes ces localisations. C'est ce qu'ont précisément montré les diverses observations qui précèdent et c'est pour témoigner de cela que j'ai cru nécessaire d'en citer un certain nombre.

Dernier point, capital pour nous. *A quels termes de l'âge adulte*

---

1. *Manuel de pathologie interne*, t. V, p. 194.

la syphilis rénale de provenance hérédo-syphilitique fait-elle son apparition?

Voici ce que m'a appris sur ce point une petite statistique établie d'après 19 cas que j'ai choisis entre nombre d'autres pour m'avoir semblé mieux étudiés en ce sens.

ÉCHÉANCES DES ACCIDENTS RÉNAUX D'ORIGINE HÉRÉDO-SYPHILITIQUE :

Aux environs de 20 ans.	4 cas.
à 21 —	1 —
— 22 —	4 —
— 23 —	3 —
— 25 —	1 —
— 26 —	3 —
— 28 —	1 —
— 32 —	1 —
— 36 —	1 —
	19 cas.

D'où il suit que l'apparition des accidents rénaux s'est produite, pour l'énorme majorité des cas, entre 20 et 28 ans. La syphilis rénale héréditaire peut donc être dite une syphilis **des jeunes périodes de l'âge adulte.**

Deux cas seulement se sont produits au delà de 28 ans, à savoir : l'un à 32 et l'autre à 36 ans. Or, il est heureux, pour l'authenticité de ces deux cas, qu'ils soient dus l'un et l'autre à l'éminent auteur d'un traité des maladies du rein (Bartels) et qu'ils se soient produits en des circonstances et sur des sujets où leur connexion avec l'hérédo-syphilis fût le moins discutable ou même, disons le mot, irréfutable.

Ajoutons enfin cette considération très importante au point de vue clinique et diagnostique.

L'hérédo-syphilis rénale se produit fréquemment, je serais même tenté de dire habituellement, en coïncidence avec des lésions d'autres organes, notamment avec des lésions du foie ou de la rate, souvent aussi avec des lésions de ces deux organes réunis, voire encore d'autres organes. Une des observations précédentes nous montre même des lésions rénales amyloïdes coïncidant avec des lésions semblables de *tous* les viscères.

XXV

AFFECTIONS DU SYSTÈME SEXUEL

J'ai consacré un des chapitres qui précèdent à l'étude des lésions que détermine parfois, à l'âge adulte, l'hérédo-syphilis sur les téguments cutanés ou muqueux des organes génitaux. Il me reste à signaler les méfaits qu'à la même période de la vie peut déterminer la même influence sur d'autres départements du même système, et cela dans l'un et l'autre sexe.

I. **Chez l'homme.** — Sarcocèle spécifique. — Il n'y a pas d'exagération à dire que le sarcocèle spécifique a toute liberté d'échéance dans l'hérédo-syphilis. Il peut y faire son apparition première *à tout âge*. Fréquemment on l'y rencontre dès les tout premiers temps de la vie, comme aussi dans l'enfance ou l'adolescence. On le constate encore, mais avec une fréquence bien moindre, dans la jeunesse et l'âge adulte, et mon père dit l'avoir constaté sinon dans la vieillesse, du moins en pleine maturité.

En voici quelques observations. — On trouvera notamment dans la première un type parachevé de l'albuginite de Ricord sur un hérédo-syphilitique de 24 ans; et je recommande la dernière à l'attention du lecteur.

Obs. CXXI (Prof. Fournier et D' Brocq).

Un jeune homme de 24 ans, bien portant et d'apparence assez vigoureuse, se présente à l'hôpital Saint-Louis pour une maladie de la langue dont il se dit affecté depuis un an. En effet, il présente à la langue, tout à fait à la partie postérieure de l'organe deux vastes et profondes ulcérations gommeuses dont la description a été donnée dans un chapitre précédent (voir Obs. XL, page 77). Ces ulcérations sont manifestement des gommes profondément ulcérées e bourbillonneuses de fond.

En outre, un examen complet du malade fait constater une autre lésion *don il ne parlait pas,* à savoir un double sarcocèle. Ce sarcocèle est manifestement syphilitique, constitué qu'il est par une tuméfaction ovoïde des deux testicules, avec dureté quasi-cartilagineuse de l'organe, et surface semée çà et là de quelques inégalités pisiformes et très dures (*nodosités de Ricord*). L'affection est tout à fait indolente, ce qui fait, je le répète à dessein, que le malade ne s'en plaint nullement et n'y a prêté jusqu'alors aucune attention.

Intégrité du canal déférent, de la prostate et des vésicules séminales.

De quand date cette lésion? Le malade l'ignore absolument, toujours pour la raison qu'il n'en a jamais souffert. (Il est vraisemblable toutefois qu'elle n'était pas très ancienne, comme l'a démontré la suite de l'observation; car, pour le dire par avance, ce sarcocèle a subi sous l'influence du traitement spécifique un amendement très rapide et une résolution absolue, ce qui n'aurait pas eu lieu de cette façon au cas d'une dégénérescence ancienne et déjà fibro-scléreuse).

Pas de contamination personnelle; mais antécédents hérédo-syphilitiques aussi accusés que possible, à savoir : père du malade affecté deux ans avant la naissance de son fils de divers accidents que plusieurs médecins ont déclarés syphilitiques. Trois ans plus tard, éruptions généralisées, considérées à la Pitié comme « suites d'une ancienne vérole ». Traité enfin à l'hôpital du Midi pour une « vérole constitutionnelle » par le vénérable Dr Puche. — Marié à une époque où il avait encore des plaques muqueuses à la bouche, il ne tarda pas à infecter sa femme, sur laquelle un médecin diagnostiqua une « syphilis constitutionnelle ». Enfin, l'enfant fut reconnu syphilitique à sa naissance et soumis alors à un traitement mercuriel.

Donc, sarcocèle hérédo-syphilitique aussi péremptoirement démontré que possible.

Obs. CXXII (Prof. A. Fournier). — *Double sarcocèle hérédo-syphilitique (22 ans).*

Jeune homme de 22 ans, se présentant avec une série de lésions très évidemment syphilitiques, à savoir :

Multiples ulcérations étendues, creuses, bourbillonneuses de fond, criblant les membres inférieures; ulcérations semblables disséminées sur le tronc. Toutes ces ulcérations sont indiscutablement des syphilides gommeuses. Exostose sur l'un des tibias; l'autre tibia est le siège d'une ostéomyélite sur une grande partie de sa hauteur.

Donc, très certainement, syphilis, et, non moins certainement, hérédo-syphilis. Cela, non pas d'après les renseignements fournis par le malade, renseignements qui sont à peu près nuls, non pas d'après les renseignements fournis par les parents (qui font défaut), mais d'après un ensemble de stigmates tout à fait caractéristiques et suffisants à attester l'hérédité spécifique. A savoir :

Conformation oxycéphalique du crâne extraordinairement accentuée et tout à fait dénonciatrice au premier coup d'œil. Oreilles en anse, saillantes, renversées en dehors, de telle façon que le fond de la conque regarde exactement en avant. De plus, un des pavillons est complètement déformé et forme une grosse bosselure saillante en arrière.

Végétations adénoïdes; myopie extrême; fond de l'œil absolument caractéristique, d'après le Dr Antonelli; cicatrices profuses sur la peau; vestiges de lésions osseuses datant de l'adolescence et du tout jeune âge.

En outre, lésion *dont le malade ne parle absolument pas* : double tumeur testiculaire. Testicules gros comme deux citrons, et présentant la caractéristique usuelle du sarcocèle spécifique, à savoir : conservation de la forme ovoïde de l'organe, rénitence très accusée sous le doigt, dureté presque ligneuse en certains points; indolence absolue, etc.

Le malade dit ne s'être exposé à aucune contamination vénérienne, et n'avoir jamais eu aucun accident vénérien.

Traitement spécifique; guérison rapide.

Obs. CXXIII (Prof. Fournier et Dr Bensaude). — *Sarcocèle hérédo-syphilitique à 36 ans.*

Malade de 36 ans (dont l'histoire est relatée à propos de son affection cérébrale : voir p. 272).

Affecté depuis plusieurs mois de signes évidents d'une encéphalopathie, que les uns considèrent comme une syphilis cérébrale, mais que d'autres affirment déjà comme une paralysie générale progressive.

A l'examen du malade on découvre un gros sarcocèle indéniablement syphilitique : testicule gauche aussi volumineux qu'un citron, régulièrement ovoïde, extrêmement dur, indolent. On ne sait de quand daterait cet accident, dont le malade n'avait jamais parlé et qu'aucun médecin n'avait jamais constaté jusqu'alors.

Hérédo-syphilis d'ailleurs indéniable, cela de par des cicatrices multiples occupant le visage sous la forme dite cicatrices en coup de plomb; ogivalité palatine très accentuée; vulnérabilité dentaire extrême; disparition de la grande majorité des dents à 36 ans; et, enfin, oxycéphalie frappante, donnant à la physionomie un aspect des plus étranges et, pour le syphiligraphe, des plus dénonciateurs.

Je n'ai recueilli qu'un petit nombre de telles observations, une dizaine et c'est tout.

Dans ces 10 cas l'apparition du sarcocèle s'est produite ou du moins a été constatée aux échéances que voici :

A 20 ans	. . . . .	1 cas	A 29 ans	. . . . .	1 cas
A 21 —	. . . . .	2 —	A 32 —	. . . . .	1 —
A 22 —	. . . . .	1 —	A 35 —	. . . . .	1 —
A 24 —	. . . . .	1 —	A 36 —	. . . . .	1 —
A 27 —	. . . . .	1 —			

Le sarcocèle de l'hérédo-syphilis est donc de constatation peu fréquente, cela est indéniable. Mais, à coup sûr, ce serait un tort de vouloir en apprécier la fréquence par le nombre des observations publiées à son sujet, et de dire : c'est une manifestation rare, puisque les observations en sont rares. Et, en effet, le sarcocèle spécifique est une lésion qui, en raison de son indolence, échappe *souvent* aux malades. Cette remarque a été faite de vieille date par M. Ricord, qui disait : « Il faut que le médecin qui soigne des syphilitiques veille aux testicules de ses malades plus et mieux que les malades eux-mêmes. Car, de par expérience, je suis en mesure d'affirmer ceci : c'est qu'il n'est pas rare que des malades *laissent filer* leurs testicules sans y prendre garde ou ne s'aperçoivent de sa disparition qu'à une époque où il n'en reste plus guère ». Or, ce qui est vrai pour la syphilis acquise (la seule à laquelle M. Ricord faisait allusion) est bien plus vrai encore pour la syphilis héréditaire. Pour ma seule part, j'aurais à citer plus de vingt hérédo-syphilitiques qui, se présentant à moi avec un ou deux testicules plus ou moins atrophiés, *ne se doutaient pas de leur état*, ne pouvaient dire ni quand ni comment « cela leur était arrivé », et pour lesquels en un mot **une telle lésion était restée latente, ignorée.**

Au surplus, voici sur ce point une très curieuse observation que j'emprunterai à mon père :

Obs. CXXIV (Prof. Alfred Fournier). — *Hérédo-syphilis.* — **Atrophie d'un testicule par sarcocèle resté latent, ignoré.**

Un jeune homme reçoit de sa mère la confirmation de son état hérédo-syphilitique qu'il tient de son père, « en vue d'avoir à veiller sur lui-même ». Le voilà donc bien averti.

Il se marie avec une femme saine, indemne de syphilis. Surviennent bientôt deux grossesses ; l'une se termine par une fausse couche, et l'autre aboutit à un accouchement prématuré, avec enfant mort.

Pour s'éclairer, il fait pratiquer l'examen du placenta et l'autopsie de l'enfant. La réponse du médecin est : « Placenta volumineux, évidemment malade ; enfant syphilitique, à foie granuleux, à capsule très épaisse ; rate très volumineuse ».

Effrayé, il vient alors me consulter pour savoir s'il a quelque chose à faire pour lui-même et pour la préservation de ses enfants à venir.

Je l'examine, et le trouve absolument sain, à part un de ses testicules qui est complètement *atrophié*, et cela depuis peu, affirme-t-il, car il s'est fait examiner ces dernières années par un médecin qui lui a palpé les testicules et les a trouvés *sains*. Ce ne peut être, donc, que depuis ce dernier examen que le testicule s'est atrophié. Or, depuis cette époque, le malade en question « *n'a rien senti, ne s'est aperçu de rien* ». Voilà le point curieux.

Besoin est d'ajouter que cette atrophie testiculaire consécutive au gros sarcocèle syphilitique est parfois presque complète, au point d'équivaloir à une *quasi-disparition de l'organe*.

Sur un de mes malades, l'un des testicules était réduit très exactement à la grosseur d'un noyau de datte ; — il en avait, avec les dimensions, la forme allongée et effilée.

De même, sur un autre de mes malades manifestement hérédo-syphilitique, une double gomme testiculaire a déterminé, à 24 et à 26 ans, la fonte et l'élimination presque complète des deux organes.

Qu'il me soit encore permis de citer l'observation suivante, doublement intéressante et par l'*âge avancé* auquel l'affection s'est produite (32 ans) et par un enseignement de pratique dont on jugera.

Obs. CXXV (Dr Legrain). — *Hérédo-syphilis. — Sarcocèle spécifique à 32 ans.*

Un homme est amputé, à 29 ans, du testicule droit pour une tumeur réputée tuberculeuse. A 32 ans, il vient à l'hôpital de Bougie réclamer une opération semblable pour son testicule gauche qui, dit-il, est affecté du même mal.

Ce testicule, en effet, offre le volume du poing et se montre peu sensible à la pression. La masse testiculaire, très notablement augmentée de volume, présente à sa surface quatre nodosités grosses comme de petites noix. La tête de l'épididyme, grosse également comme une noix, est nettement fluctuante, avec adhérence à la peau. État général, du reste, très satisfaisant.

Pour ce dernier motif et en raison de divers indices (ogivalité palatine, implantation vicieuse des dents, etc.), le Dr Legrain est conduit à soupçonner un sarcocèle hérédo-syphilitique plutôt qu'une tuberculose. Il prescrit en conséquence un traitement spécifique (injections de cacodylate d'hydrargyre et iodure de potassium). Changement à vue. Dès le troisième jour de ce traitement, les nodosités testiculaires commencent à s'affaisser ; on n'en trouve pour ainsi dire plus de traces 15 jours plus tard. Incision de la gomme épididymaire ; résolution, puis guérison complète.

A noter ceci, comme complément diagnostique : les cinq enfants du malade présentent tous des malformations dentaires de l'ordre de celles qu'il est le plus habituel de rencontrer chez les hérédo-syphilitiques.

II. Chez la femme. — Il est impossible que la lecture des derniers travaux publiés sur la syphilis des organes génitaux de la femme, notamment la remarquable thèse du Dr Laffont, qui a donné un résumé très complet de ces travaux, ne laisse pas dans l'esprit une double impression, à savoir :

D'une part, que très certainement il existe un ensemble de manifestations syphilitiques auxquelles on peut donner le nom de *syphilis utéro-annexielle*, ensemble beaucoup plus fréquent qu'on ne le croit encore actuellement.

Et, d'autre part, que l'histoire clinique de cette syphilis utéro-annexielle n'est pas encore faite, qu'elle se prépare, qu'elle s'élabore, mais qu'elle est seulement en voie de formation.

A fortiori, l'histoire de la syphilis utéro-annexielle dérivant de l'hérédité syphilitique n'est-elle encore aujourd'hui qu'à la période tout à fait embryonnaire. Nous ne possédons sur elle qu'un très petit nombre de documents d'après lesquels il serait imprudent d'en tenter quant à présent un exposé dogmatique.

Rien que de très naturel à cela, en raison des difficultés spéciales qui viennent se surajouter ici aux difficultés propres du sujet, à savoir : démonstration de l'hérédo-syphilis chez les malades; puis, démonstration du rapport à établir entre les symptômes constatés et l'hérédo-syphilis en tant qu'origine causale.

Aussi bien serai-je bref sur ce dernier sujet.

En allant du connu à ce qui l'est moins, je trouve à signaler comme accidents possibles de l'hérédo-syphilis :

1° **La stérilité.** — Généralement associée à l'aménorrhée habituelle, la stérilité est un résultat naturel de ces nombreuses dystrophies génitales qu'il est commun de rencontrer chez les hérédo-syphilitiques (malformations vulvaires, vaginales, utérines, et notamment utérus rudimentaire, ovaires rudimentaires[1] ou de lésions du jeune âge ayant porté atteinte à l'intégrité du système génital. J'en citerai deux exemples.

Obs. CXXVI (professeur Laschkewitch[2]) (Sommaire).— *Utérus rudimentaire.*

M. P., 22 ans. Pas de renseignements sur les parents; — on sait seulement que le père a eu des ulcères aux bras et aux jambes. Néanmoins le professeur Laschkewitch n'hésite pas à considérer sa malade comme une hérédo-syphilitique, cela pour les raisons suivantes :

Infantilisme marqué; la malade paraît avoir 13 ans; pas de poils, pas de seins, pas de règles; squelette très faiblement développé; os très minces, surtout les clavicules qui ont à peine le volume de celles d'un enfant de 10 ans; thorax très étroit.

Cette malade meurt, après avoir présenté durant trois mois des manifestations d'insuffisance hépatique et rénale.

A l'autopsie les lésions du foie confirment le diagnostic de spécificité, et

---

1. V. ma thèse inaugurale où ces diverses dystrophies se trouvent décrites, p. 214 et 215.
2. *Vierteljahresschrift fur Dermatologie und syphilis*, 1874. — Obs. 287 de ma thèse.
214.

l'arrêt de développement de l'organisme se révèle encore par la présence d'un *utérus tout à fait rudimentaire.*

Obs. CXXVII (Dʳˢ Ballantyne et Williams). — A l'autopsie d'un enfant hérédo-syphilitique de 7 mois, les Dʳˢ Ballantyne et Williams trouvèrent des lésions importantes des trompes, lésions, qui en cas de survie, auraient causé nécessairement des troubles pathologiques au cours de la période d'activité sexuelle, à savoir :

Adhérences à leur sommet de plusieurs franges tubaires formant des bandes transversales, avec dépôt dans la paroi musculaire de petites cellules rondes constituant le syphilome de Parrot ou les gommes miliaires des autres auteurs. (*Thèse de Laffont*, p. 66.)

2° **Aménorrhée.** — Commune dans l'hérédo-syphilis, et commune sous deux formes; soit sous forme permanente, alors qu'elle relève de quelque dystrophie du système génital (utérus rudimentaire, atrophie utérine, atrophie ou dégénérescence des ovaires, états mal définis sous le nom d'insuffisance ovarienne); soit sous forme temporaire, dérivant alors d'une maladie intercurrente du système génital, d'un état général de débilitation ou de misère physiologique, ou bien encore d'une affection nerveuse (hystérie, neurasthénie).

A noter ici très spécialement, au point de vue pratique, qu'on a vu maintes fois des aménorrhées, voire prolongées, s'*amender et guérir sous l'influence du traitement spécifique.*

Entre autres cas de ce genre je citerai un fait remarquable rapporté par le Dʳ Ozenne.

Obs. CXXVIII (Dʳ Ozenne). — *Hérédo-syphilis.* — **Type d'enfant arriérée. — Aménorrhée. — *Sous l'influence du traitement, modification de l'état général, apparition des règles, etc.***

Une jeune fille de 17 ans me fut amenée par sa mère en vue de réclamer mon avis sur une menstruation qui existait de nom bien plutôt que de fait. Cette jeune fille était petite, mince, fluette, et paraissait avoir 12 ou 13 ans, alors qu'elle en avait réellement 17. Son teint était pâle, ses yeux cernés, ses cheveux ternes, ses chairs flasques, sans fraîcheur, ses os débiles et, enfin, son intelligence endormie; bref c'était un type d'*arriérée.* Après l'avoir examinée, mon diagnostic fut un peu hésitant, car j'avais jadis donné des soins à son père pour une syphilis à laquelle il avait succombé.

Je prescrivis à cette jeune fille du mercure en même temps qu'un traitement général tonique, avec adjonction de douches et d'exercices méthodiquement réglés.... Sous cette influence l'état général ne tarda pas à s'améliorer. Les règles, sans être encore très abondantes, se régularisèrent. La malade commença à devenir réellement jeune fille, ce qui aurait eu lieu très probablement plus tôt si elle eût été traitée il y a quelques années comme hérédo-syphilitique.

En pareille circonstance, ajoute notre confrère, il ne faut pas perdre de temps. L'indication précise est de *mercurialiser ces êtres défaillants* au lieu de les laisser vivoter et se développer seulement à moitié[1].

Et l'auteur termine par la conclusion suivante : En résumé je ne puis que répéter ceci avec M. le professeur Fournier :

La constatation des stigmates dystrophiques sur un enfant affecté ou suspect d'hérédo-syphilis est une indication formelle du traitement spécifique ; je regarde ce traitement comme une nécessité, une sauvegarde pour l'avenir, et je suis d'avis d'en continuer l'usage jusqu'au complet développement du sujet.

3° **Dysménorrhée.** — La dysménorrhée, que caractérisent des difficultés douloureuses et l'irrégularité de la fonction menstruelle, est particulièrement commune chez les hérédo-syphilitiques. Elle a des origines variables et souvent complexes. Tantôt elle est imputable à des lésions utérines ou annexielles, notamment à des lésions ovariennes, à la sclérose ovarienne, à des salpingites, et tantôt à des causes d'ordre général : anémie, chlorose, hystérie, neurasthénie, affections nerveuses, etc.

M. le Dr Ozenne a encore cité un cas intéressant de cette variété, cas qui peut se résumer en ceci :

Obs. CXXIX (Dr Ozenne).

Jeune fille de 23 ans, née d'un père syphilitique et sœur de trois autres enfants dont deux sont manifestement des types d'hérédo-syphilitiques. Elle-même présente l'aspect général de l'hérédo-syphilis, notamment de par sa dentition à rayures transversales.

Depuis un certain temps, ostéo-périostite nécrosique du maxillaire inférieur, offrant trois foyers de suppuration. Incision de ces foyers, extraction de plusieurs petits séquestres ; grattage des surfaces osseuses malades, etc....

D'autre part, dysménorrhée ancienne et habituelle, accompagnée de fortes douleurs abdominales préludant aux règles. Menstruation établie à 16 ans ; règles d'abord intermittentes et peu abondantes, devenues de plus en plus douloureuses. Traitement spécifique institué à ce moment. Déjà, après trois mois de ce traitement, règles devenues à peu près régulières et plus copieuses.

1. Dr Ozenne, *Bulletins et mémoires de la Soc. de méd. de Paris*, n° 6. Séance du 26 mars 1908.

Accidents douloureux diminuant de durée et d'intensité et devenant, au dire même de la malade, très aisément supportables.... J'ajoute que dans ce cas le mercure ne semble pas seulement avoir agi favorablement sur la fonction utéro-ovarienne, mais qu'il a de plus amendé l'état général, car la malade se sent plus forte et a naturellement engraissé.

Des symptômes identiques se trouvent reproduits dans l'observation suivante que j'énoncerai sommairement :

Obs. CXXX. — Père syphilitique. Mère syphilitique, ayant eu toute une série de fausses couches. Une seule grossesse a pu être menée à terme, grâce à un traitement spécifique suivi pendant tout le cours de la gestation.

Enfant venu à terme en état de syphilis manifeste. Au cours de la première enfance, plaques muqueuses vulvaires et buccales. Traitement mercuriel prolongé.

Vers l'âge de 3 ans, accidents nerveux mal définis (convulsions partielles, spasmes des jambes, etc....). Santé chétive; plusieurs maladies dans l'enfance. Néanmoins l'enfant s'élève, devient même assez grande, se développe et s'instruit bien.

Vers 14 ans, établissement des règles, qui pour un temps sont régulières, voire abondantes, mais qui ne tardent pas à diminuer, à s'espacer et à faire souvent complètement défaut.

A 15 ans, elles sont devenues de plus en plus irrégulières et pauvres, sans que la santé ait paru cependant péricliter.

Vers 19 ans, elles commencent à ne plus apparaître que tous les six mois, puis tous les ans. Elles manquent même d'une façon absolue pendant 2 ans; cela, je le répète, sans que la malade éprouve quelque malaise local ou général. Détail singulier : il paraît, au dire de la mère, que le flux menstruel exhalait toujours une odeur des plus fétides.

Tempérament lymphatique; la malade est obèse, à la façon de nombreux hérédo-syphilitiques; toutefois la santé est assez bonne. La malade se plaint seulement d'éprouver constamment une sorte de fatigue générale, de perdre constamment ses cheveux, et d'être sujette à de fréquentes migraines.

D'ailleurs, nulle trace d'accidents syphilitiques et même nul stigmate d'hérédo-syphilis.

Une consultation est provoquée en vue d'examiner la malade. Aucun renseignement nouveau ne vient s'ajouter à ce qui précède. L'accord se fait à l'unanimité sur le diagnostic suivant : *dysménorrhée dérivant d'un état hérédo-syphilitique*; et sur le traitement : traitement spécifique intermittent et chronique; hygiène, toniques, etc.

Excellent résultat de la médication.

Je rappellerai encore ici pour mémoire l'observation d'une jeune fille de 22 ans, hérédo-syphilitique, dont l'histoire complète est rapportée dans ce même volume (page 151) à propos du rétrécissement mitral.

Cette malade était venue me consulter pour des céphalées exces-

sivement violentes et des douleurs persistantes, très aiguës et très
pénibles, dans les os des membres inférieurs. Elle se plaignait
en outre de règles extraordinairement douloureuses, l'obligeant à
rester couchée deux ou trois jours, immobile et souffrant cruellement malgré tous les traitements imaginables. En raison de nombreux stigmates d'hérédo-syphilis qu'elle présentait, je me crus
autorisé à la soumettre à un traitement mercuriel intensif et
prolongé. Or, sous l'influence de ce traitement, non seulement
l'état général s'amenda d'une façon remarquable, non seulement
la malade se développa, grandit, changea d'allure et de caractère;
non seulement les céphalées et les douleurs osseuses des jambes
disparurent, mais encore les règles devinrent peu à peu moins
douloureuses, s'établirent plus régulièrement et finalement au
bout de 18 à 24 mois, arrivèrent à être complètement indolentes.

4° **Ménorrhagies, Métrorrhagies.** — Les hémorrhagies utérines constituent le symptôme prédominant de la syphilis utéro-
annexielle d'origine héréditaire. Elles se produisent soit sous
l'influence de l'affection générale, soit en raison de lésions
annexielles, lésions portant, dit-on, spécialement sur les vaisseaux.

La nature spécifique de ces hémorrhagies a été maintes fois
démontrée par le remarquable, très remarquable effet qu'exerce
sur elles le traitement spécifique. Le Dr Barthélemy, par exemple, a
publié à ce sujet une très curieuse observation se résumant en ceci :

Obs. CXXXI (Dr Barthélemy).

Une jeune fille de 20 ans, qui n'avait éprouvé jusqu'alors aucun accident de
son hérédité spécifique (père incontestablement syphilitique), est prise brutalement d'une lésion gommeuse de la jambe, lésion dont la nature syphilitique n'a
pas paru un seul instant douteuse, ni au Dr Barthélemy, ni à mon père. Un traitement spécifique est aussitôt prescrit et fait justice de la lésion, cela avec une
rapidité significative. Or, en l'espèce, ce traitement eut pour résultat non seulement de guérir la gomme de la jambe, mais encore de guérir deux autres
états morbides concomitants, à savoir : 1° des maux de tête persistants, remontant à plusieurs années, et qui jusqu'alors avaient été vaguement rapportés à
une « céphalalgie de croissance », 2° une dysménorrhée habituelle, compliquée
de métrorrhagies qui *duraient 8 jours en épuisant la malade* par leur abondance
et leur répétition.

Des médications de tous genres (notamment ergot de seigle, toniques variés,
hydrothérapie, etc.) avaient été prescrits contre ces divers accidents, mais
avaient échoué complètement. Seul, le traitement mercuriel (injections d'huile

grise) parvint du premier coup à dissiper ces accidents. C'est assez dire quelle était l'origine de ces métrorrhagies.

Le Dr Ozenne a cité une observation du même ordre, dans laquelle il dit avoir constaté les plus heureux effets du traitement mercuriel sur une jeune fille très certainement hérédo-syphilitique.

Autre question.

On a cité quelques cas (à la vérité très exceptionnels, mais n'importe) où l'on aurait vu se produire, *même sur des vierges*, des métrorrhagies particulièrement abondantes, particulièrement rebelles, réfractaires même à toute médication, voire au curettage, et aboutissant finalement à la *mort*.

Le soupçon est venu que l'influence hérédo-syphilitique pourrait bien ne pas être étrangère à l'étiologie de tels accidents. Je ne sache pas que ce soupçon ait été confirmé jusqu'à ce jour. Il va sans dire, néanmoins, qu'en pareille circonstance l'hérédo-syphilis doit toujours être soigneusement recherchée. Au cas même où elle ne serait pas trouvée, resterait à la sagesse du médecin d'apprécier si, même alors, le traitement spécifique ne devrait pas être empiriquement mis en œuvre.

5° « **Lésions utérines et annexielles.** — On s'est hâté, a dit mon père, de constituer une syphilis héréditaire de l'utérus et de ses annexes, calquée sur les manifestations de même modalité que produit la syphilis acquise, et cela, soit d'après l'analogie clinique, soit d'après quelques spécimens d'observation directe. »

« Ainsi l'on a décrit :

« Pour l'utérus, des syphilides ulcéreuses du col, des infiltrations gommeuses et des gommes du corps, des formes leucoplasiques, des scléroses totales ou partielles, atrophiques ou hypertrophiques, des angioscléroses, etc.

« De même, pour les trompes, des salpingites de forme congestive, de forme catarrhale ou suintante, de forme gommeuse et scléro-gommeuse, scléreuse et scléro-kystique.

« Et de même encore pour l'ovaire, des ovarites de forme congestive, gommeuses, scléreuses, scléro-kystiques, etc., sans parler encore de formes mixtes, combinées, où plusieurs de ces manifestations se trouveraient associées.

« J'avoue, à ma confusion, être loin d'avoir rencontré toutes ces entités morbides, et je me défie quelque peu de tant de science improvisée en si peu de temps, alors qu'il y a quelques années il n'était question de rien de tout cela. Je ne récuse aucun des types précités, d'autant qu'ils sont rationnels et déduits d'analogies, mais il me semble qu'on a bientôt fait de les rencontrer dans la syphilis héréditaire. » (Leçons cliniques.)

En tout cas, ajouterai-je, il est nombre de ces entités morbides précitées qui n'ont pas encore été démontrées par des observations formelles et complètes.

Je dois déclarer en effet que, réserves faites pour les cas sus-décrits relatifs à de grands troubles de menstruation et à des accidents hémorrhagiques, je n'ai trouvé dans mes observations aucun cas relatif, par exemple, à des gommes utérines, à des infiltrations gommeuses utérines, etc. Chose singulière, me semble-t-il, puisque de telles lésions ont été rencontrées à d'autres âges où l'on ne s'attendait guère à les observer, puisque de telles lésions, je précise, ont été rencontrées jusque dans l'enfance (gomme ovarienne constatée, par le Dr Lancereaux sur une fillette de 12 ans) ou même dans le tout jeune âge, voire jusque chez le nouveau-né et le fœtus (cas de Joukowsky ([1]), relatif à un enfant de 5 jours sur lequel on trouva à l'autopsie « des hémorrhagies multiples sous la muqueuse de l'utérus, autour des capillaires de la couche musculaire, avec lésions d'endartérite chronique, etc.); — cas de Dehonhoffe ([2]) avec lésions hyperplasiques des trompes sur un nouveau-né mort d'accidents syphilitiques généralisés; — puisqu'enfin le Dr Levaditi a découvert le tréponème de Schaudinn dans l'ovaire et le protoplasma des ovules ([3]).

Comment expliquer, je le répète, que des faits semblables n'aient pas été signalés chez l'adulte? « Tout simplement, m'a répondu un des maîtres actuels de la gynécologie en qui j'ai grande foi, parce que des cas de cet ordre n'ont pas été étudiés au point

---

1. *Ménorrhagie des organes génitaux des nouveau-nés. Un cas de ménorrhagie avec colite et syphilis de l'utérus.* Wratchebnaja gazetta, Saint-Pétersbourg, 1904, XI, p. 505. (Thèse Laffont, p. 831.)

Dr Paul Laffont, *Sur la syphilis tertiaire acquise et héréditaire de l'utérus et de ses annexes.* Thèse de Paris, 1908.

2. *Die krankereinder Erleezter*, Leipzig, 1895, p. 186. (Thèse Laffont, p. 169.)

3. Levaditi et Roché. *La syphilis*, p. 313. Paris, Masson, 1909.

de vue spécial qui est le vôtre. Affaire de hasard et de temps. Sachez attendre. »

Toujours est-il que je n'ai rencontré, je le répète, dans mes recherches que les deux observations suivantes, que j'emprunte à la collection de mon père.

Obs. CXXXII (Pr A. Fournier).

L'une est relative à une ulcération tertiaire du col utérin sur une femme hérédo-syphilitique de 28 ans. Cette ulcération jaunâtre, creuse, à bords nettement entaillés, assez analogue d'aspect au chancre simple, mais à pus rebelle à l'auto-inoculation, s'était développée sur un col utérin tuméfié, dur et sclérosé. Elle guérit avec une rapidité significative sous l'influence de pansements iodoformés et d'un traitement interne iodo-mercuriel.

Obs. CXXXIII (Dr A. Siredey). — La seconde concerne une femme de 34 ans, fille d'un père syphilitique et mariée à un homme exempt de syphilis. « Après de nombreuses fausses couches, elle parvint, grâce à un traitement pendant sa grossesse, à avoir deux enfants, dont l'un naquit avec une dystrophie d'un bras qui était très inférieur de volume et de taille à l'autre bras; et dont l'autre vint au monde indemne.

Or, cette femme fut prise, quelques années après, de métrorrhagies fréquentes et considérables. Après trois crises hémorrhagiques violentes elle commença à souffrir du ventre d'une façon habituelle. Elle consulta alors le Dr A. Siredey, qui diagnostiqua sur elle une *sclérose utérine* et ne mit pas en doute un rapport étiologique entre ces accidents et son état hérédo-syphilitique. Je la vis peu après et n'eus qu'à confirmer le diagnostic de mon savant collègue. L'utérus, quoique diminué, paraît-il, était encore volumineux, avec un col hypertrophié et tout à fait dur. Je fis continuer le traitement, mais n'eus plus l'occasion de revoir la malade. Elle se trouvait beaucoup mieux, voire guérie, me fut-il dit ».

Dernier point. Pour plusieurs médecins, la syphilis serait une prédisposition au *cancer utérin*. On a même dit que le cancer utérin était la para-syphilis de cet organe. Le Dr Franceschini a surtout développé cette idée et publié sur ce point, après divers articles, un volumineux mémoire dans le journal de mon maître (*Annales des maladies vénériennes*, 1908, p. 843).

Pour lui, le cancer de l'utérus devrait être considéré comme la métamorphose régressive d'une manifestation tertiaire de syphilis utérine; ce serait une forme nettement para-syphilitique....

« Mes observations et mes études sur ce sujet, poursuit-il, m'autorisent à déclarer qu'en un nombre considérable de cas cliniques, la syphilis tardive et le cancer de l'utérus sont deux unités morbides qui se fondent et se confondent l'une dans l'autre et que le second bien souvent n'est qu'un stade évolutif de la première. Plusieurs fois j'ai examiné des femmes atteintes de syphilis utérine tardive que l'on avait jugées atteintes de cancer, qui guérirent complètement par le traitement spécifique; j'ai vu aussi beaucoup de femmes atteintes de vrai cancer utérin chez lesquelles j'ai pu établir avec certitude qu'à une époque reculée elles avaient été affectées de syphilis. Je suis convaincu que, si l'on recherchait systématiquement avec patience et avec soin dans les antécédents de toutes les femmes affectées de cancer utérin et si l'on examinait méticuleusement toutes les femmes atteintes de cette forme morbide, on trouverait que la plupart d'entre elles, à une époque plus ou moins reculée, furent atteintes de syphilis, etc., etc. »

Des assertions de ce genre sont de celles qui doivent être énoncées, comme je le fais ici respectueusement, en raison de leur originalité et de leur importance, mais ne sauraient prêter à une discussion actuelle, car elles exigeraient pour être affirmées ou infirmées une connaissance approfondie de la question qui nous fait encore défaut.

En tout cas, comme fréquence et comme importance, les diverses manifestations précitées cèdent le pas et de bien loin à des troubles bien autrement sérieux qu'importe dans l'appareil sexuel l'influence nocive de l'hérédo-syphilis sur l'embryon.

Cette influence est de même ordre, bien entendu, que celle de la syphilis acquise et se traduit de la même façon. A coup sûr, elle ne lui est pas équivalente; à coup sûr aussi elle est plus rare et ne s'élève pas au même taux de perniciosité. Elle ne laisse pas cependant de se signaler quelquefois par d'insignes méfaits, au point que l'hérédo-syphilis pourrait être dite la digne continuatrice de l'œuvre de sa mère.

C'est d'elle, d'abord, que découlent certains dangers plus ou moins sérieux, parfois graves, parfois très graves et même mortels. Ces dangers sont ceux de l'avortement; — de l'accouchement prématuré ; — de difficultés obstétricales quelconques (malformations du bassin, rigidité du col, hydrocéphalie, etc.). Combien n'at-on pas vu de femmes hérédo-syphilitiques succomber à des suites d'un accouchement qu'on ne pouvait rationnellement imputer qu'à l'hérédo-syphilis. Exemple : une de mes malades a failli succomber à un accouchement par le fait d'une hydrocéphalie fœtale. — Une autre est restée huit mois au lit, très dangereusement malade, et cela du fait de divers accidents d'une embryotomie déterminée par un rétrécissement du bassin.

Puis, en second lieu, viennent les dangers menaçant le fœtus du fait de l'hérédo-syphilis paternelle ou maternelle. Or, c'est précisément cette influence hérédo-syphilitique qui serait curieuse à connaître et que je dois déterminer, estimer ici à sa juste valeur. Mais que de difficultés pour la connaître, pour la dégager de toutes les autres causes susceptibles de réagir sur le fœtus, susceptibles d'enrayer son développement et de provoquer son expulsion, telles que maladies locales ou générales, infections, intoxications, et syphilis elle-même, à savoir (que l'on comprenne bien ceci, qui est d'explication délicate), soit syphilis développée *sur le conjoint du sujet hérédo-syphilitique,* soit *syphilis de réinfection* sur ce dernier, c'est-à-dire *syphilis binaire* de Tarnowski ! D'autant que cette syphilis binaire, d'après Tarnowski qui l'a si scrupuleusement étudiée, serait douée précisément d'une influence des plus nocives, des plus désastreuses sur le fœtus.

« **La syphilis binaire,** affirme-t-il, **exerce sur la troisième génération une influence beaucoup plus funeste que la syphilis de la première génération sur la seconde.** Elle s'exerce davantage et s'exprime à la fois par un nombre plus considérable des avortements, des mort-naissances, et des morts survenues dans les premiers mois; par la manifestation dans la troisième génération de dystrophies hérédo-syphilitiques en nombre croissant; par une diminution relative des enfants normaux (¹). »

---

1. *La famille hérédo-syphilitique et sa descendance,* p. 119.

Il fallait donc, pour la démonstration et l'appréciation exacte de l'influence hérédo-syphilitique, réunir une série d'observations où cette influence fût *seule* à mettre en cause comme origine des accidents constatés.

Poursuivant ses recherches dans cette direction, mon père est parvenu à recueillir 111 observations répondant à ce programme. Or, analysant ces cas, il est arrivé à ceci comme résultats :

Sur 111 grossesses :
    Terminaison par avortement ou accouchement prématuré.   45 cas.
    Enfants mort-nés et mortalité dans le tout premier âge. .   22 —
    Survivants . . . .   44 —
                                            Total. . . . . .   111 cas.

Ce qui, ramené au pourcentage, pour faciliter les comparaisons, donne les chiffres suivants :

Sur 100 grossesses :
    Avortements ou accouchements prématurés.   40
    Mort-nés et mortalité dans le premier âge.   19,8
    Survivants   39,6
                                            Total.   99,4

Quels chiffres !

Ainsi :

1° 40 pour 100 de sujets issus de parents hérédo-syphilitiques succombant par avortement : *plus d'un tiers !*

2° 19 pour 100 de ces enfants nés de ces mêmes parents hérédo-syphilitiques disparaissant dans les six premiers mois :

3° Additionnant ces deux mortalités (mortalité par avortements ou accouchements prématurés + mortalité des six premiers mois), nous aboutissons à ceci : que, réunies, **elles anéantissent 59 pour 100 de la postérité des hérédo-syphilitiques**, et cela dans les six premiers mois !

(Et, de par ce qui précède dans ce volume, nous savons si les hérédo-syphilitiques en ont fini au sixième mois avec les dangers de mort qui les menacent.)

4° D'autre part, voyons, pour en finir avec ce triste bilan, quels sont les **survivants** de ces véritables hécatombes.

44 de mes observations en présentent :

8 comme sujets *infectés de syphilis ;*

7 comme sujets diversement *dystrophiés ;*

29 comme sujets *indemnes.*

Ainsi, sur 111, rien que 29 indemnes, c'est-à-dire que :

Sur 100 sujets issus de souche hérédo-syphilitique, 26 seulement survivent et restent indemnes, soit donc un quart environ.

« *Lamentables, déplorables proportions*, continuait mon père dans la leçon à laquelle j'emprunte ce passage, proportions telles que moi, tout le premier, je n'y pouvais croire. Je me demandais si je n'avais pas été victime de fâcheuses séries, si quelques conditions spéciales n'avaient pas conduit à moi de préférence les mauvais cas, les cas désastreux.

« J'ai voulu en avoir le cœur net ; aussi ai-je demandé le contrôle de ces chiffres aux observations d'autrui.

« Mais ici autres difficultés : les observations de cet ordre ne surabondent pas dans la science ; de plus, mon choix était limité par ce fait que celles dont j'avais besoin exigeaient des conditions toutes spéciales, conditions que je spécifiais tout à l'heure et sur lesquelles je n'ai pas à revenir.

« Il me fallait notamment des cas à l'abri de cette cause d'erreur si spéciale, la syphilis binaire.

« Cependant, en cherchant bien, j'ai fini par en découvrir plus d'une cinquantaine, que j'ai eu la chance de pouvoir puiser aux meilleures sources, car nombre d'entre elles sont sous le parrainage de noms connus qui font autorité dans la science, sous le parrainage, par exemple, de MM. les professeurs Pinard, Bar, Tarnowski, Spillmann, de Amicis, Lannelongue, Pospelow, Neisser, Moncorvo, Perrin, de MM. les docteurs Jullien, Gilles de la Tourette, Barthélemy, Le Pileur, Gastou, etc.

Eh bien, que m'a fourni le dépouillement de ces 52 observations ? Ceci :

Sur 195 naissances issues de mariages où un seul des géniteurs était hérédo-syphilitique et l'autre indemne de syphilis :

Avortements ou accouchements prématurés	57
Mort-nés dans le premier âge	47
Survivants	91
Total	195

« En ramenant ces chiffres au pourcentage, nous aboutissons, d'après les observations d'autrui, à ceci :

```
Pour 100 grossesses :
    Avortements ou accouchements prématurés . . . . . . . . . . .   30
    Mort-nés ou morts dans le premier âge . . . . . . . . . . . .   24
    Survivants . . . . . . . . . . . . . . . . . . . . . . . . .   46
```

« Et, mettant ces résultats en parallèle avec les miens, nous voyons que, pour n'être pas identiques, ces deux ordres de chiffres se rapprochent assez pour être estimés *confirmatifs* les uns des autres.

« Qu'importent, en effet, quelques différences des uns aux autres (différences pouvant tenir à des hasards de séries), en face de leur accord sur les résultats principaux, sur les faits majeurs dont il importe de démontrer l'authenticité, à savoir :

« ***Nombre vraiment considérable des avortements;***

« ***Mortalité surélevée du premier âge;***

« Grand nombre des sujets reconnus syphilitiques ou dystrophiés;

« Nombre minime des survivants et surtout des indemnes. » (A. FOURNIER.)

Sans doute, cette malfaisance de l'hérédité seconde n'est pas celle de l'hérédité prime, où, d'après mes chiffres personnels, le nombre des avortements a pu s'élever aux chiffres suivants :

```
En ville, à 42 pour 100 grossesses ;
Et, à l'hôpital, à 85 pour 100 grossesses (!).
```

Mais on conviendra que cette hérédité seconde ne laisse pas d'être puissamment, vigoureusement accentuée soit comme mortalité, soit comme transmission de syphilis, soit, plus encore, comme dystrophies.

Parfois même, à ce dernier point de vue, l'influence dystrophique de l'hérédité seconde se conserve à ce degré qu'elle réalise ce qui est le *comble* de la dystrophie, à savoir la **monstruosité**.

Comme exemple, je rappellerai un cas du Dr Caubet dans lequel l'hérédité seconde produisit un monstre véritable, à monstruosités aussi multiples que possible, à savoir : bec-de-lièvre, pieds bots, absence de luette, imperforation de l'urètre, malformations des oreilles, des orteils et des doigts, nævi, etc, etc.(1)

D'autres fois on a vu cette influence s'élever jusqu'à une véritable **perniciosité,** rappelant tout à fait l'hérédité prime comme nocivité meurtrière et dystrophique.

Qu'on en juge par les quelques exemples suivants qu'il me faut citer :

I. — Cas du professeur Pinard :

Sur 5 grossesses, 4 fausses couches, 1 sujet syphilitique.

II. — Cas du professeur Pinard :

Sur 6 grossesses, 4 fausses couches, 1 mort-né, 1 sujet dystrophié.

III. — Cas des D\[rs] Spillmann et Étienne :

Sur 16 grossesses, 5 fausses couches, 2 morts, 6 enfants syphilitiques et 3 enfants dystrophiés.

IV. — Cas des D\[rs] Fournier et Dureuil :

Sur 8 grossesses, 2 fausses couches, 5 morts, 1 survivant syphilitique.

V. — Cas du D\[r] Gilles de la Tourette :

Sur 6 grossesses, 2 fausses couches, 3 morts, 1 enfant dystrophié.

VI. — Cas du D\[r] Davasse :

Sur 7 grossesses, 6 fausses couches et 1 enfant syphilitique.

VII. — Cas du professeur Tarnowsky :

Sur 11 grossesses, 9 morts, 2 enfants syphilitiques.

1. Voici en quelques mots la relation de ce cas éminemment curieux.

OBS. CXXXIV (D\[r] Caubet).

M\[me] X... contracte la syphilis. — Six grossesses : un enfant mort-né ; — trois enfants morts en bas-âge ; — deux survivants.

M\[me] Y..., sa fille, porte des stigmates d'hérédo-syphilis.

Dans l'enfance, elle présente des lésions de syphilis tertiaire. — A 15 ans, gomme syphilitique au niveau d'une malléole. — A 26 ans, gomme ulcéreuse de la fosse nasale gauche.

Mariée, vers 18 ans, à un *mari sain,* M\[me] Y... a eu quatre grossesses, terminées comme il suit :

Première grossesse : *enfant mort-né.*

Deuxième grossesse : accouchement à 8 mois ; *enfant macéré.*

Troisième grossesse : *fausse couche* de deux à trois mois.

Quatrième grossesse : accouchement à terme d'un *enfant monstrueux,* qui meurt au bout de trois jours.

Cet enfant présentait les malformations suivantes :

Bec-de-lièvre double, compliqué. *Absence de luette.*

Oreilles difformes ; pavillon droit exagéré ; pavillon gauche atrophié.

Imperforation de l'urètre.

Pied bot varus équin du côté droit. *Orteils en griffe* au pied gauche.

Jambes incurvées en dedans ; genoux gros ; articulation fémoro-tibiale gauche très volumineuse. *Vices de conformation des doigts.*

Nævus au niveau de l'omoplate.

VIII. — Cas du Dr Caubet :

Sur 4 grossesses, 2 fausses couches, 1 mort-né, 1 monstre.

IX. -- Cas du Dr Chirivino :

Sur 8 grossesses, 2 fausses couches, 4 morts en bas âge, 2 syphilitiques et dystrophiés.

X. — Cas du professeur de Amicis :

Sur 11 grossesses, 1 fausse couche, 8 morts en bas âge, 2 sujets indemnes.

XI. — Cas des Drs Bovaro et Rossi :

Sur 9 grossesses, 9 fausses couches.

XII. — Cas des professeurs Budin et Fournier. « Enfin, mon regretté collègue Budin et moi, nous tenons le record de ce triste défilé avec un cas de 16 avortements sur 16 grossesses. Voici le sommaire très abrégé de ce cas :

Une femme jeune encore, éprouvée déjà par 15 fausses couches médicalement constatées et enceinte de rechef, vint un jour me demander ce qu'il y aurait à faire pour mener à terme cette seizième grossesse. Je recherchai très attentivement quelles pouvaient être les raisons de cette extraordinaire série d'avortements et ne trouvai en définitive (le mari se disant et paraissant sain) qu'une tare hérédo-syphilitique de cette femme, tare s'accusant par les plus sérieux indices (qu'il serait inutile de reproduire ici).

Cette femme m'ayant dit au cours de son récit qu'elle avait été déjà examinée par le professeur Budin, je profitai de cette circonstance pour l'adresser de nouveau à mon cher collègue en le priant de me dire si, plus heureux que moi, il trouvait une autre cause que l'hérédité syphilitique à cette kyrielle d'avortements.

M. Budin examina très longuement, très soigneusement, cette femme et me répondit que « l'hérédo-syphilis lui paraissait être la *seule* cause possible à invoquer en l'espèce, cause s'attestant d'ailleurs encore par des symptômes et des stigmates non douteux. »

D'un commun accord, donc, nous prescrivîmes tous deux un traitement spécifique en vue de conjurer un nouveau malheur ; mais ce traitement ne fut pas suivi, paraît-il, et l'on m'a assuré qu'un seizième avortement ne tarda pas à se produire. »

Ce cas est de ceux auxquels il serait superflu d'ajouter le moindre commentaire.

XXVI

SYSTÈME NERVEUX

Ainsi qu'on devait s'y attendre, le système nerveux est un des systèmes organiques les plus éprouvés par l'hérédo-syphilis, et cela même dans l'âge adulte.

A quelles échéances, où, et comment? C'est ce que je vais essayer d'établir.

I. **Cerveau.** — Si communément affecté dans l'enfance par l'influence hérédo-syphilitique (on sait la prodigieuse fréquence des symptômes nerveux, des convulsions, des méningites à cet âge), comme aussi dans l'adolescence, l'encéphale ne laisse pas d'être intéressé par elle dans l'âge adulte, mais cela, il est vrai, avec une fréquence qui va toujours décroissant avec les années.

Cliniquement, ce qui se produit alors est ceci :

Tantôt, un *symptôme général isolé* (ou tout au moins prédominant), tel que céphalalgie, épilepsie, aphasie.

Tantôt, au contraire, un ensemble plus ou moins confluent de phénomènes cérébraux réalisant alors une *encéphalopathie* telle que la syphilis cérébrale, la paralysie générale, etc....

Tantôt, enfin, telle ou telle des *névroses* dites *parasyphilitiques*, comme l'hystérie, la neurasthénie, la cérébrataxie, etc.

Je vais passer en revue (bien entendu, au seul point de vue dont je dois m'occuper dans ce volume) les diverses modalités morbides par lesquelles l'encéphale, sous l'influence de l'hérédo-syphilis, traduit son état de souffrance.

Céphalée. — La céphalée syphilitique est remarquable à la fois, et par sa fréquence, et par son intensité douloureuse, et par la sédation étonnante, presque miraculeuse, qu'elle reçoit du traitement spécifique, notamment de l'iodure.

Mais ce qui est moins commun, c'est qu'au lieu de consister en un symptôme passager qui dure un certain temps seulement, après lequel, ou bien elle disparaît, ou bien elle cède la place à d'autres symptômes plus sérieux et plus graves, elle persiste en l'espèce et persiste isolément, s'immobilise en son type, si je puis ainsi parler, et cela pour un temps plus ou moins long, quelquefois pour des semaines et des mois, voire quelquefois aussi pour des années.

Eh bien, c'est une céphalée de cet ordre que l'hérédo-syphilis réalise assez fréquemment.

Cette forme céphalalgique persistante s'observe surtout dans le jeune âge, dans l'adolescence notamment. Ainsi :

Obs. CXXXV. — Le professeur Lannelongue a relaté un cas dans lequel un enfant hérédo-syphilitique commença à souffrir de la tête vers l'âge de 3 ans et continua à en souffrir avec intermittences jusqu'à 12 ans, époque à laquelle il fut soumis occasionnellement au traitement spécifique en raison d'autres manifestations incidentes que voici. A 12 ans, en effet, il fut admis à l'hôpital pour diverses lésions osseuses déjà anciennes et une gomme récente de la jambe. Tout naturellement on administra l'iodure de potassium. Or, ce remède eut pour effet, non seulement de guérir la gomme et d'amender les accidents osseux, mais encore de dissiper et de guérir la céphalée.

Cette céphalée infantile constitue parfois une sorte de maladie familiale.

On l'a même observée, dit-on, comme produit d'une hérédité seconde, c'est-à-dire comme résultat d'une syphilis issue des grands-parents.

Eh bien, il importe à notre sujet actuel de bien spécifier que des accidents semblables de céphalée chronique peuvent s'observer également dans un âge plus avancé, *même chez l'adulte.*

Ainsi, j'ai trouvé dans les notes de mon père trois cas où, sur des sujets adultes hérédo-syphilitiques, des douleurs de tête persistèrent *plusieurs années*, avec des alternatives de rémissions et d'exacerbations, soit pour aboutir finalement à d'autres accidents cérébraux, soit pour rétrocéder sous l'influence du traitement spécifique.

Le docteur Augagneur a cité dans sa thèse le fait curieux d'un jeune homme hérédo-syphilitique qui fut pris, et cela *à 26 ans* seulement, d'une céphalalgie presque constante à exacerbations nocturnes, en même temps que se développaient des périostoses sur les tibias [1].

Obs. CXXXVI. — « Pendant 5 ans, il fut considéré comme affecté de rhumatismes et soumis sans succès à divers traitements (salicylate de soude, alcalins, calmants, cures thermales, etc.). Les maux de tête notamment n'avaient fait que s'accroître et étaient devenus permanents. A cette époque il eut l'heureuse chance de rencontrer deux médecins (MM. Augagneur et Horand) qui suspectèrent la nature véritable de ces accidents et prescrivirent l'iodure de potassium. La céphalée tout aussitôt disparut « comme par enchantement », en même temps que les lésions osseuses s'amendèrent avec une rapidité non moins significative.

Bien d'autres observations témoignent dans le même sens.

J'ai vu, pour ma part, une femme de 31 ans, issue d'un père syphilitique et éprouvée dans son enfance par divers accidents syphilitiques (syphilides tuberculo-ulcéreuses, lésions gommeuses, périostoses, kératite, etc.), rester sujette pour de longues années à des crises de céphalalgie qui duraient parfois des semaines. Ces crises, extrêmement violentes, parfois atroces, étaient presque toujours soulagées par l'iodure de potassium, que cette femme (chose curieuse) ne pouvait bien supporter que lorsqu'elle était en état de grossesse.

A 31 ans, je la vis en proie à une nouvelle crise particulièrement violente de céphalée et, fait vraiment miraculeux, il suffit cette fois de quelques pilules mercurielles pour soulager immédiatement la douleur, puis la dissiper complètement.

Mais, 3 semaines après, le mercure ne fut plus toléré, l'iodure de potassium ne fut pas toléré davantage, et les douleurs de tête reprirent comme par le passé.

Voici encore deux observations du même genre que je citerai seulement d'une façon sommaire :

Obs. CXXXVII (personnelle). — Femme de 42 ans, issue d'un père ataxique, mort de paralysie générale, et d'une mère ayant eu 2 fausses couches et 2 enfants morts en bas âge.

Pas d'accidents de syphilis acquise. — A 20 ans, éruption faciale, reconnue comme syphilitique à l'hôpital Saint-Louis. — Depuis cette époque, sujette à

---

1. *Thèse de Lyon*, 1879, p. 40.

des maux de tête des plus vifs, à retours absolument irréguliers, parfois 2 accès par semaine.

Guérison sous l'influence du traitement spécifique.

Obs. CXXXVIII (personnelle). — Femme de 24 ans, issue d'un père mort de syphilis cérébrale. Nul accident de syphilis héréditaire, mais dentition d'Hutchinson triplement caractéristique de par l'encoche semi-lunaire, la configuration en tournevis et l'obliquité convergente des deux incisives médianes supérieures. — Palais ogival. — Chapelets ganglionnaires cervicaux.

Depuis l'âge de 17 ans, sujette à des crises de céphalée diurnes, à douleurs parfois très intenses. Ces maux de tête qu'on n'a jamais combattus sont devenus très intenses depuis 2 ans.

Soumise, à l'hôpital Saint-Louis, au traitement spécifique, cette céphalée disparut complètement.

Obs. CXXXIX (Prof. A. Fournier et Mme Dʳ A. Macaigne).

Femme de 25 ans. — Grand-père syphilitique et ayant déclaré sa syphilis à son fils. — Père mort de paralysie générale. — Un frère très fortement neurasthénique.

Femme petite, étriquée. — Faciès tout à fait caractéristique. — Front très bombé. — Branches montantes des maxillaires hyperostosées symétriquement et formant de véritables tumeurs. — Exostoses costales datant de quelques années. — Exostoses humérales de date ignorée.

Néanmoins, dentition véritablement superbe comme configuration, disposition et éclat.

Malformation pelvienne ayant rendu impossible un accouchement à terme et exigé une *basiotripsie*.

Depuis l'âge de 8 ans, sujette à des crises de douleurs craniennes d'une intensité excessive, à retours absolument irréguliers, durant en général plusieurs semaines. Parfois, intermissions de plusieurs mois, voire de 1 à 2 ans entre les crises. Ces crises sont surtout remarquables par leur intensité extraordinairement douloureuse. — Elles sont toujours soulagées par l'iodure de potassium.

Le docteur Sergent a relaté la curieuse observation suivante, qui, sans doute, n'est que l'analogue des cas qui précèdent, mais qui, par une anecdote de pratique, mérite bien d'être citée :

Obs. CXL (Dʳ Sergent).

En octobre 1904, raconte l'auteur, une jeune fille de 24 ans vient me consulter, amenée par son père, parce qu'elle souffre, depuis quelques semaines, de maux de tête et d'insomnies, qu'elle attribue à l'anémie et qu'elle a combattus sans succès par des préparations martiales.

En l'interrogeant j'apprends qu'elle a eu dans l'enfance des « humeurs froides ». — Je constate des cicatrices d'écrouelles ainsi que des chaînes ganglionnaires sur les régions latérales du cou. — En outre, dans la région sus-hyoïdienne, je trouve une large ulcération lupiforme qui, paraît-il, a fait son apparition vers l'âge de 15 ans et persiste depuis lors.

S'agit-il de lupus ou de syphilide?

Deux médecins de l'hôpital Saint-Louis, me dit le père, l'ont diagnostiquée lupus tuberculeux et ont proposé une cautérisation qui doit être pratiquée prochainement. Il ajoute qu'il est fixé sur ce point et qu'il me demande seulement mon avis sur les maux de tête et les insomnies dont souffre sa fille.

« Mais, lui dis-je, les deux médecins de Saint-Louis ont-ils eu connaissance de votre syphilis? — Certainement non, me répondit-il, puisque c'est ma femme qui accompagnait ma fille chez eux et qu'elle n'en a jamais rien su. » Cette réponse fit tomber l'hésitation que j'éprouvais à ne pas partager l'avis de ces deux confrères. J'obtins la promesse qu'un traitement spécifique serait essayé et je prescrivis, pour n'éveiller point les soupçons de la mère, deux cuillerées d'élixir de Déret chaque jour (soit 2 centigrammes de biiodure de mercure) et l'application permanente d'emplâtre de Vigo sur l'ulcération.

Quelques semaines plus tard, le docteur Sergent revit sa malade. Or, en même temps que ce prétendu lupus tuberculeux s'était cicatrisé, *les maux de tête et l'insomnie avaient complètement disparu.*

On a dit enfin que cette céphalée des hérédo-syphilitiques pourrait parfois, mais d'une façon beaucoup plus rare, revêtir la forme spéciale de *migraines* et constituer « la migraine vraie ».

En 1901, Van Holban a émis cette proposition : que « la vérole héréditaire peut se traduire uniquement par la migraine ». Il signale, à l'appui de son dire, trois observations de sujets hérédo-syphilitiques, âgés de 17, 25 et 27 ans, qui présentaient des migraines vraies, sans autres manifestations.

Comme le remarque justement le docteur Ingelrans, dans son remarquable mémoire sur l'hérédo-syphilis du système nerveux, besoin serait de faits plus nombreux et plus précis pour admettre l'opinion du docteur Van Holban.

Je n'insisterai pas davantage sur la symptomatologie de cette céphalée qui, cliniquement, n'est autre que celle de la syphilis en général. Je me bornerai à rappeler que trois caractères la désignent surtout à l'attention, à savoir :

1° *Exacerbations nocturnes;*

2° *Durée longue* et parfois très longue (« Toute céphalée qui dure longtemps, a dit Ricord, doit donner le soupçon de syphilis »);

3° Et surtout *influence rapidement, parfois subitement curative du traitement spécifique,* notamment de l'iodure. — C'est là, en l'espèce, son critérium de spécificité.

De ce qui précède il est donc possible de conclure :

1° Que l'hérédo-syphilis de l'adulte comporte comme manifestation assez fréquente une céphalée identique comme caractères à celle de la syphilis acquise;

2° Que cette céphalée n'est souvent que la continuation d'une céphalalgie antérieure ayant débuté par exemple dans l'adolescence, mais qu'elle peut aussi faire son apparition première dans l'âge adulte, par exemple à 20, 23, 25 et 27 ans;

3° Qu'elle est susceptible de se prolonger sous forme d'accès à répétitions jusqu'à un âge plus avancé (42 ans, par exemple), dans un cas;

4° Enfin, que la constatation d'une céphalée de ce genre dans l'âge adulte impose au médecin un examen approfondi sur l'origine *héréditaire* possible d'un tel symptôme et l'institution d'un traitement antisyphilitique au moindre soupçon d'une telle origine.

XXVII

ÉPILEPSIE

L'épilepsie est connue de très vieille date pour être un héritage possible et même fréquent de syphilis. Elle a été signalée à ce titre, très vaguement, il est vrai, par les auteurs du siècle précédent. En 1772, par exemple, Marius Hoffmann citait une observation où il se flattait d'« avoir guéri par le mercure une épilepsie survenue sur une jeune fille de 9 ans d'illustre naissance », et d'avoir été conduit à essayer ce mode de traitement parce qu'il savait que le père de sa malade « avait été infecté de vérole autant qu'on peut l'être ».

Joseph Plenk, en 1779, citait une guérison semblable obtenue par le « mercure gommeux » sur un enfant de 6 ans, qui présentait depuis près de trois années des crises épileptiques à retours irréguliers.

Rosen de Rosenstein et nombre d'autres auteurs ont rapporté des cas de même ordre.

De cela, plus tard, la preuve fut également fournie par l'anatomie pathologique. Ainsi, à l'autopsie d'une jeune fille hérédo-syphilitique qui avait présenté de très nombreux accès d'épilepsie suivis comme d'usage par d'autres accidents cérébraux, Dowse constata des lésions cérébrales très importantes, comme lésions de méningite chronique, à savoir : adhérences de la dure-mère, véritable symphyse méningo-cérébrale ; lésions d'encéphalite, etc.

Il est donc pleinement établi que l'épilepsie constitue un mode de manifestation de l'hérédité syphilitique.

D'autre part, l'observation clinique a démontré que l'épilepsie est une modalité cérébrale bien plutôt propre aux organismes jeunes qu'aux âges plus avancés. Pour préciser, l'épilepsie syphilitique est très commune dans l'enfance et l'adolescence, bien plus commune qu'au delà de vingt ans et, *a fortiori*, bien plus commune qu'à des termes plus avancés de l'âge adulte.

Je dispose de quantité d'observations d'épilepsie hérédo-syphilitique au-dessous de vingt ans, tandis que je ne suis parvenu à en rassembler qu'un petit nombre où l'épilepsie s'est produite pour la première fois à 21, 25, 30, 36 et 44 ans.

Toutefois, ce dernier ordre de cas qui, seul, nous intéresse pour l'instant (épilepsie faisant sa première apparition dans l'âge adulte) est d'une authenticité non douteuse.

Il est démontré par d'incontestables observations, et j'ai la bonne fortune de pouvoir en citer une qui ne soulèvera pas, je pense, d'objections, car elle appartient au maître de la neurologie moderne, le professeur Charcot.

Je vais la produire *in extenso* — et non sans satisfaction pour mes lecteurs et pour moi; pour moi, car on y verra de quelle façon ce maître appréciait les travaux de mon père; pour mes lecteurs, car ils trouveront substituée à ma prose une belle leçon d'un grand maître sur l'épilepsie hérédo-syphilitique.

La voici :

Obs. CXLI (P\ Charcot). — « ..... Je vais vous parler aujourd'hui, Messieurs, d'un cas d'épilepsie partielle syphilitique. Ce cas offre en l'espèce un intérêt particulier. Tout porte à croire, en effet, qu'il ne s'agit pas ici de syphilis acquise, mais bien d'un de ces cas de syphilis héréditaire tardive que nous avons appris à connaître, surtout par les fort belles études de M. Fournier. Les cas de ce genre forment déjà un groupe nosographique solidement établi, cela est incontestable. Mais ils ne sont pas tellement nombreux encore, qu'il n'y ait pas quelque intérêt à y ajouter un fait de plus, très instructif au reste par lui-même.

« Voici donc l'histoire de cette malade :

« Il s'agit d'une *femme de 30 ans*, de bonne santé habituelle, quoique d'apparence grêle et chétive. Les différents stigmates de l'affection qu'elle porte ne sautent pas aux yeux, tout d'abord; il est nécessaire pour les trouver de chercher dans une certaine direction.

« La première révélation frappante de la maladie s'est faite tout récemment, six jours avant l'entrée dans le service, par une *crise convulsive du type brachial*. En six jours, cette femme a présenté *quatre attaques* épileptiformes, accompagnées de miction involontaire, de morsure de la langue et de perte de connaissance. Depuis son admission, c'est-à-dire depuis dix jours, elle n'a éprouvé qu'*une seule attaque avortée*, uniquement caractérisée par de l'engourdissement et de la faiblesse de la main. Il est vrai de dire qu'elle a été soumise dès son entrée au traitement anti-syphilitique.

« Les convulsions que présente cette malade sont celles de *l'épilepsie partielle*; elles débutent par l'index droit, gagnent ensuite les autres doigts, l'avant-bras et le bras. Elles s'accompagnent d'une sensation douloureuse indéfinissable : « Mes os se brisent », dit-elle ; puis elle perd connaissance et tombe sur le côté droit.

« Il est un principe en clinique neuro-pathologique, un principe qu'il ne faut jamais perdre de vue, c'est que *toutes les fois qu'on se trouve en présence d'un cas d'épilepsie partielle chez un adulte, il y a lieu de songer que la syphilis est possible*. Il y a lieu d'espérer, de désirer même qu'elle existe ; car, si cela était, si la syphilis était en jeu, si les convulsions épileptiformes qu'elle produit se présentaient cliniquement avec les caractères que je vais préciser dans un instant, vous pourriez espérer vous rendre maîtres, presque à coup sûr, des accidents.

« Quels sont donc ces caractères qui permettent d'affirmer que l'épilepsie est d'ordre syphilitique ? Quelques mots d'abord d'anatomie pathologique.

« Règle générale, les lésions de la syphilis cérébrale sont des *lésions méningées*, et, dans la majorité des cas, ce sont des lésions de la base. Une substance gélatineuse transparente s'infiltre dans l'hexagone de Willis autour du chiasma des nerfs optiques. Elle forme un tissu composé de très petites cellules embryonnaires, très vasculaire, dans lequel les vaisseaux s'oblitèrent sur certains points et produisent cette dégénération caséeuse qui caractérise les gommes. Il se constitue ainsi des plaques gommeuses plutôt que des tumeurs arrondies et circonscrites, des *lésions en nappe*, des lésions superficielles, en tout cas, qui n'affectent d'abord la substance cérébrale et les organes voisins que par irritation de voisinage. A un degré plus avancé se produisent des altérations plus graves, telles que *l'artérite oblitérante* étudiée par Heubner, qui peut conduire soit à la production d'anévrismes dont la rupture sera la cause d'hémorrhagies plus ou moins redoutables, soit à un ramollissement plus ou moins profond de la pulpe cérébrale elle-même. Mais laissons de côté ces lésions basales qui ne nous inté-ressent pas directement. Ce ne sont pas elles, en effet, qui pro-duisent l'épilepsie syphilitique partielle. Celle-ci ressortit aux *lésions de la convexité* de la région fronto-pariétale.

« Ces lésions pariétales sont aussi des altérations méningées, des altérations gommeuses en nappe (lésions *pachy-méningitiques*) qui ont été bien figurées dans l'atlas de Lancereaux, dans l'ouvrage d'Echeverria, ainsi que dans une communication faite à la Société médicale des hôpitaux par M. Fournier, le 28 mars 1880. Des plaques gommeuses pachyméningées envahissent la pie-mère, qui se montre au voisinage très vascularisée, comme la dure-mère elle-même. Quelquefois même il y a adhérence de la méninge à la substance corticale encéphalique.

« Ce sont là les conditions anatomiques de l'épilepsie partielle syphilitique; mais, pour que cette épilepsie se produise, faut-il encore que la lésion méningée affecte une certaine localisation.

« Il faut qu'elle siège au niveau et à la surface des *zones motrices.* Si elle siège à la surface des circonvolutions fronto-pariétales ascendantes et dans la région supérieure, le début des secousses épileptoïdes se fera par le membre inférieur; au contraire, il se fera par la face si elle siège dans la région inférieure; et, si elle occupe la région moyenne, par la main et le membre supérieur, comme chez cette malade. La lésion méningitique siège-t-elle en dehors de cette zone motrice, vous pourrez avoir non pas l'épilep-sie, mais l'aphasie dans ses différents modes, une hémiopie peut-être, divers troubles intellectuels, l'amnésie par exemple. La théorie des localisations cérébrales trouve ici sa pleine application.

« Donc nous supposons, nous admettons même — et nous pour-rons fournir tout à l'heure une démonstration plus solide du fait — que, chez cette femme, une lésion syphilitique pachyméningée siège dans la région pariétale, au niveau de la partie moyenne des circonvolutions frontale et pariétale ascendantes.

« Voilà de quoi expliquer l'épilepsie partielle brachiale, incon-testablement.

« Mais, allez-vous dire maintenant, vous avez supposé assez gra-tuitement une syphilis cérébrale, une pachyméningite gommeuse.

Tout cela est fort bien, mais tout cela n'est nullement démontré. Il pourrait bien s'agir d'autre chose ; il y a d'autres lésions que la pachyméningite gommeuse qui peuvent produire l'épilepsie partielle sans hémiplégie concomitante. De ce nombre sont certaines tumeurs sarcomateuses des méninges dans les premières phases de leur développement, certaines lésions très circonscrites de l'écorce des circonvolutions motrices dans la paralysie générale, etc., etc. L'objection est fondée, et je reconnais que nous n'avons pas encore démontré l'existence des lésions syphilitiques. J'arrive donc à la démonstration. Cette démonstration repose sur les symptômes et considérations diverses qui vont suivre.

1° *Céphalée*, qui a précédé de six mois les attaques épileptiformes, — céphalée d'un genre spécial, très remarquable, bien caractéristique, — céphalée qui depuis deux mois s'est atténuée, mais non sans laisser quelques traces. Voici du reste la description de cette céphalée, telle qu'elle nous a été très intelligemment racontée par la malade, qui en a gardé un souvenir poignant et très précis.

« Vers la fin de novembre dernier, la malade fut prise un jour, sans cause apparente, de maux de tête affreux. La douleur localisée à l'origine dans la région pariétale gauche survenait le soir, vers quatre ou cinq heures, persistait violente toute la nuit et ne s'amendait que le matin. Elle était si horrible qu'elle arrachait des cris à la malade et la privait complètement de sommeil, la forçant à sortir du lit et à se promener dans sa chambre pour chercher un soulagement qu'elle ne parvenait du reste pas à trouver. Deux heures après le début de cette céphalée, c'est-à-dire, vers les six ou sept heures, apparaissaient des *vomissements* aqueux, très amers, qui se répétaient quatre ou cinq fois dans la nuit. Au bout d'une huitaine de jours cette douleur vespéro-nocturne ne resta pas localisée à la région pariétale gauche. Partie de ce point, qui restait toujours le foyer maximum, elle irradiait dans la moitié gauche du crâne d'abord, en avant, vers la tempe et le globe oculaire, en arrière vers l'occiput, et enfin se généralisait en envahissant le côté droit de la tête. Ainsi généralisée et toujours entrecoupée de vomissements paroxystiques, cette céphalée était réellement *atroce* et intolérable, à tel point, raconte la malade, qu'elle poussait des cris comme un enfant et qu'elle croyait avoir une plaie vive au niveau de la région pariétale du côté gauche. Après une nuit d'agitation extrême le matin, vers sept heures, les douleurs se calmaient et la journée se passait dans un endolorissement sourd et très tolérable. Cette céphalée s'est ainsi reproduite tous les soirs et toutes les nuits durant quatre mois consécutifs.

« Ainsi, voilà pendant quatre mois une céphalée très spéciale, essentiellement caractérisée par une douleur vespérale et nocturne, atroce, locale d'abord, siégeant dans la région pariétale gauche, irradiant ensuite dans tout le crâne, accompagnée de vomissements.

« Puis, cette céphalée si caractéristique, méconnue dans sa nature, après être restée rebelle à la thérapeutique la plus variée, *disparaît un beau jour spontanément*. Eh bien, cette disparition spontanée ne doit pas vous étonner. J'ai vu plusieurs fois la céphalée syphilitique tertiaire guérir de la sorte : mais sachez-le bien, cette guérison n'est le plus souvent que le prélude de désordres plus ou moins graves.

« Dans tous les cas, lorsque vous rencontrerez une céphalée de ce genre, vous pourrez dire : *la syphilis est en cause* ; il y a pachyméningite gommeuse, et nous sommes menacés d'accidents cérébraux plus graves, dont l'apparence clinique (aphasie, épilepsie) variera naturellement suivant la localisation de la méningite.

« Je ne veux pas dire que cette céphalée, douée de tous ses attributs caractéristiques, se présente avec ces caractères dans toutes les céphalées tertiaires, et que toutes les pachyméningites gommeuses la font naître. Il y a, en effet, des exemples du contraire, et M. Fournier (*Syphilis du cerveau*, page 87) en a cité plusieurs. Mais ce que je veux dire, c'est que toutes les fois que vous rencontrerez en clinique une telle céphalée, vous pourrez affirmer à coup sûr que la syphilis est en jeu.

« 2° Durant les deux mois qui ont précédé les débuts de l'épilepsie partielle, la céphalée s'est fort atténuée chez notre malade ; elle n'existait plus que sous forme d'ébauche, de vestiges qui ne sont pas encore effacés aujourd'hui. Mais aujourd'hui on peut encore la mettre en évidence. Il faut pour cela la provoquer.

« La provoquer, comment ? A l'aide de la pression et de la percussion. On obtient, par ces procédés, un renseignement de premier ordre, ainsi que vous allez le reconnaître. La palpation méthodique ne permet de reconnaître aucune saillie, aucune exostose, contrairement à ce qui arrive quelquefois. Mais une pression peu forte, et surtout la percussion, révèlent l'existence d'une *zone en rondelle douloureuse*, de la largeur d'une pièce de cinq francs, zone qui siège à gauche dans la région pariétale, sur un point qui, d'après nos recherches topographiques, correspond exactement à la partie moyenne des circonvolutions frontale et pariétale ascendantes, autrement dit au *centre moteur de la main et du bras.*

« Peut-on vraiment demander plus de précision? D'un côté, le caractère syphilitique de la céphalée est établi par sa description clinique; de l'autre, en étudiant la question de plus près, on est conduit à localiser la lésion, et cette localisation est précisément celle qu'on est amené physiologiquement à invoquer pour expliquer l'épilepsie partielle.

« En fait de précision, on ne peut guère, il me semble, aller plus loin.

« 3° Mais peut-être pourrait-on encore rester sceptique à quelques égards, et demander un supplément de preuves. On ne saurait trop en fournir dans l'espèce.

« Il importait, en tous cas, de rechercher attentivement l'origine de la syphilis supposée. Or, de ce côté, les recherches les plus minutieuses, l'enquête la plus méthodique, ne nous ont rien appris.

« Les téguments ne présentent aucune trace de lésions spécifiques, les souvenirs de la femme et du mari restent muets.

« Mais l'étude des antécédents de la malade ne devait pas nous laisser dans cette incertitude. Avant de vous les faire connaître, voici ce que nous a appris l'examen ophtalmoscopique.

« Dans l'œil gauche, l'*acuité visuelle* est réduite des deux tiers. L'examen ophtalmoscopique révèle avec un rétrécissement presque concentrique du champ visuel, une *névrite optique* caractérisée par l'infiltration sans étranglement de la pupille. C'est là une lésion qui est dans la logique des choses; elle représente la méningite basale qui doit se retrouver à peu près régulièrement dans toute syphilis cérébrale. Voilà donc encore, en outre de la céphalée, un nouveau stigmate.

« L'œil droit présente, lui aussi, une lésion spécifique, un stigmate qui serait à peu près caractéristique, même à l'état d'isolement. Cette malade est depuis fort longtemps tourmentée par une obnubilation de la vue, du côté droit, laquelle s'accompagne de la vision de mouches, de filaments volants, qui se meuvent avec l'œil un peu dans tous les sens. Or, l'ophtalmoscope donne l'explication de ces phénomènes, en montrant d'une part des flocons, des granulations dans le corps vitré et, d'autre part, *des plaques choroïdiennes couvertes de dépôts pigmentaires.* C'est *l'atrophie choroïdienne* syphilitique. Vous n'ignorez pas que les auteurs considèrent cette lésion comme un stigmate syphilitique à peu près univoque. J'ajouterai que cette atrophie paraît être un des attributs de la syphilis héréditaire tardive (Hutchinson et Fournier).

« Mais nous pouvons aller encore plus loin dans notre recherche et accumuler les preuves. Nous apprenons de cette femme, qui ne présente actuellement ni déformation physique, ni dents d'Hutchinson, nous apprenons, dis-je, que, vers l'âge de 7 ans, elle a eu *des croûtes à la tête* et des *ganglions* au cou. Puis, voici quelque chose de plus significatif : vers l'âge de 15 ans, elle a présenté du *jetage nasal* et des *hémorrhagies nasales,* avec expulsion de plusieurs fragments d'un des *cornets* du nez, qu'elle désigne sous l'expression pittoresque de « croquant ».

« Devant un tel récit, *l'examen du nez* devenait nécessaire. Il a été pratiqué par M. Gellé qui a constaté dans la narine gauche l'absence du cornet inférieur et noté du même côté une hypertrophie considérable, indolente, violacée, du cornet moyen.

« Voilà encore un stigmate syphilitique et un stigmate de première valeur dans l'histoire de la syphilis héréditaire tardive, un de ceux que l'on rencontre le plus fréquemment d'après les statistiques de M. Fournier.

« Donc la syphilis est bien établie, péremptoirement, par l'ensemble des caractères suivants : *lésion nasale* spéciale; *névrite optique* relevant de la méningite syphilitique basale; *choroïdite,* également spécifique; *céphalée* vraiment caractéristique liée à la pachyméningite gommeuse qui, en raison de sa localisation particulière, a produit les accidents épileptoïdes, lesquels ont enfin appelé sérieusement l'attention de la malade et du médecin. En outre, l'étude des antécédents permet de faire remonter probablement à 7 ans (croûtes du cuir chevelu et ganglions du cou), en tout cas sûrement à l'âge de 14 ans (chute des cornets), les premières atteintes de la syphilis.

« Il y a donc tout lieu de croire, par conséquent et d'après leur nature même (névrite, choroïdite), que c'est d'un cas de *syphilis héréditaire tardive* qu'il s'agit.

« Il ne me reste plus qu'un point à vous signaler pour terminer cette intéressante histoire : il est relatif aux antécédents héréditaires. Eh bien ces antécédents ne nous éclairent nullement sur l'origine de la syphilis ; de ce côté nous n'avons rien appris. Mais nous avons trouvé l'hérédité nerveuse vulgaire. Notre malade est la fille d'une hystérique ; deux de ses cousins germains présentent une tare névropathique ; l'un est atteint de paralysie infantile, l'autre est mort aliéné à l'asile Sainte-Anne. Ces faits d'hérédité m'ont paru intéressants à souligner. En effet n'a pas la *syphilis cérébrale qui veut.*

« ..... Autre point. Que prévoir en ce cas et quel pronostic établir ? Notre malade sera-t-elle curable et entièrement curable ? Oui, je le crois, et pourquoi ? Parce que son épilepsie n'est jusqu'ici accompagnée d'aucun trouble permanent du mouvement dans les membres mis en jeu par les convulsions épileptiformes. Il y a peut-être bien une légère parésie transitoire, une faible diminution de la force dynamométrique dans la main droite. Mais, en réalité, ces phénomènes s'expliquent par un symptôme qui devra être étudié à part, par une hémihypoesthésie droite qui semble indiquer que, dans la syphilis *l'hystérie* peut se mettre de la partie sous l'influence de l'agent provocateur. Si, au contraire, une hémiplégie permanente compliquait l'épilepsie partielle, le cas serait beaucoup plus grave. On trouverait alors, dans le côté paralysé de la rigidité, de la contracture, une exaltation des réflexes avec trépidation spinale, etc. Il serait trop tard pour espérer une guérison complète, et l'on verrait apparaître la dégénération secondaire succédant au ramollissement inflammatoire ou ischémique de l'écorce.

« Dernier point. Que faire ? Trop souvent dans cet hospice, en face des nombreuses maladies cérébro-spinales qui se présentent à nous, nous déplorons très franchement et très sincèrement notre impuissance. Mais aujourd'hui nous sommes dans une catégorie spéciale. Guidés par l'expérience des auteurs et par la nôtre, nous sommes remplis d'espérance.

« L'essentiel est de ne pas oublier que, d'après les principes émis par mon collègue M. Fournier et moi il y a près de 15 ans, à une époque où la syphilis cérébrale était encore dans les limbes, l'essentiel, dis-je, est de ne pas oublier qu'il faut ici, plus que partout ailleurs, *frapper vite et fort.* Frapper vite, car, étant donné que l'épilepsie partielle est le résultat d'une lésion en nappe, vous avez à redouter que cette lésion s'étende dans la profondeur, dans la substance cérébrale même, et y détermine des hémiplégies désormais indélébiles. Frapper fort, car l'expérience en démontre et m'en a bien souvent démontré la nécessité. Il faut, passez-moi cette comparaison, rassembler toutes les forces de l'armée et frapper un grand coup, comme s'il s'agissait d'un assaut, sans perdre un jour, sans perdre une heure.

« Vous donnerez donc de l'iodure de potassium à la dose que vous pourrez : trois, quatre, cinq grammes par jour. Mais gardez-vous d'oublier que, dans ces syphilis tertiaires du système nerveux, l'intervention du mercure est nécessaire. Joignez donc à l'iodure les frictions mercurielles[1]. »

Si complète et si probante est cette observation que je ne lui en annexerai aucune autre. A elle seule, en effet, elle suffit à démontrer ce qu'il y a d'essentiel pour nous, à savoir : que *l'épilepsie peut entrer en scène en un âge avancé de l'hérédo-syphilis.* Ici elle est apparue, et cela pour la première fois, vers la **trentième année.** Je considère donc ce point comme acquis.

Mais, à coup sûr, le cas précité du Professeur Charcot et quelques autres semblables que j'y pourrais adjoindre restent et resteront des exceptions relatives. Sans contradiction possible, ce

1. La malade est restée deux mois dans le service sans présenter une seule attaque d'épilepsie partielle. Elle est sortie guérie sinon de tous les accidents spécifiques, du moins des crises épileptiformes pour lesquelles elle était entrée à l'hôpital.

qu'on rencontre habituellement à l'âge adulte comme conséquence d'une infection hérédo-syphilitique, c'est une épilepsie non pas naisssante ou voisine de sa naissance, mais déjà née,confirmée, en évolution, voire commençant à se compliquer ou s'étant compliquée déjà d'accidents cérébraux, « dégénérant » en un mot, suivant le terme consacré.

J'en donnerai de suite un exemple par l'observation suivante.

Obs. CXLII (M. le Dr Leloir, ancien chef de clinique de mon père).

Un sujet de 20 ans est ramassé dans la rue, en proie à une crise épileptique, et apporté à l'hôpital Saint-Louis. Or, de l'observation très longue et très circonstanciée de M. Leloir, il résulte ceci :

1° Que ce sujet est incontestablement un hérédo-syphilitique (père syphilitique ; — mère ayant été affectée très vraisemblablement d'une syphilis cérébrale, dont elle a guéri par un traitement antisyphilitique ; — cinq enfants : le premier, mort en naissant ; le second, mort de « méningite », à six mois ; le troisième petiot, non développé et à moitié idiot ; le quatrième paraissant indemne, et le cinquième, qui est notre malade actuel, à stigmates dentaires et oculaires très accentués, à nez écrasé de base, à antécédents hérédo-syphilitiques non douteux. Ainsi, à 4 ans, otite purulente avec perforation du tympan, ophtalmies chroniques ; ulcérations de la peau. A 6 ans, albuminurie aiguë, etc. Actuellement malade à moitié sourd d'une oreille, extrèmement myope, etc.)

2° Il résulte encore de l'observation, et d'une façon non moins certaine, que ce malade est évidemment un *épileptique* ; que cette épilepsie a débuté vers 9 ou 10 ans par de violents maux de tête, par des vertiges, des convulsions de la face, du mâchonnement, que plus tard, vers 19 ans, elle s'est accusée par des attaques convulsives avec perte de connaissance subite, bave à la bouche, etc. ; que, traitée alors par le bromure et l'iodure de potassium, mais irrégulièrement, elle s'est suspendue pour un temps, qu'elle a eu en tout cas des entr'actes prolongés.

3° Mais que, depuis un certain temps, il s'est adjoint à ces symptômes d'autres troubles cérébraux.

Ainsi, le malade, au dire de sa famille, aurait complètement changé de caractère depuis un an environ ; il s'est assombri, il est devenu concentré, morose, taciturne, ombrageux. Il a eu plusieurs fois des colères subites et non justifiées, de véritables « emportements d'un homme qui n'a plus la tête à lui ».

A son bureau. il a commis des oublis, des méprises, des incorrections, des balourdises. Lui-même dit qu' « il n'y est plus », que « par instant il ne sait plus ce qu'il fait ni ce qu'il dit ». On a voulu. du reste, le congédier plusieurs fois.

Le pis, enfin, c'est que, six fois bien comptées, il a commis des *actes impulsifs tout à fait vésaniques* et quelques-uns même *criminels*, consécutivement à des crises de grand ou de petit mal. Dans l'un de ces accès, il a frappé et presque étranglé un de ses camarades auquel il n'avait nulle raison d'en vouloir. Une autre fois, comme frappé d'érotomanie subite, il a poursuivi une jeune femme, laquelle n'aurait échappé à sa fureur que par une fuite précipitée, etc.

Telle est du reste, on le sait, l'évolution habituelle de l'épilepsie, qu'elle soit d'origine syphilitique ou hérédo-syphilitique, peu importe. Elle *commence toujours par être une épilepsie simple*, et elle reste telle pour un temps plus ou moins long, en conservant une physionomie exclusivement comitiale; puis, elle « *dégénère* », par association aux symptômes d'épilepsie pure de symptômes divers à savoir :

1° Troubles dits congestifs : lourdeurs de tête, douleurs de tête, vertiges, étourdissements, bourdonnements, tintements d'oreilles, éblouissements, vision nuageuse, amblyopie, fourmillements, engourdissements locaux, etc.

2° Modifications du caractère et de l'humeur, constituant ce qu'on appelle troubles moraux; perte de l'entrain habituel, indifférence, apathie, torpeur, morosité, tendance à s'isoler, désœuvrement, irritabilité nerveuse, colères ou pleurs sans motifs, etc.

3° Troubles intellectuels, particulièrement remarquables en l'espèce : alourdissement, engourdissement de l'intelligence, inaptitude progressive au travail, défaillances de mémoire, oublis, perte des connaissances acquises, diminution, puis extinction de la faculté du raisonnement; plus tard, dépression et obtusion progressive de l'intellect; finalement hébétude.

4° Troubles paralytiques : parésie ou paralysies partielles, au nombre desquelles figurent, en première ligne, les paralysies oculaires, puis, enfin, hémiplégie.

Hémiplégie, voilà le symptôme à la fois usuel et principal des étapes ultérieures de la maladie, voilà l'aboutissant par excellence de la forme morbide que nous étudions actuellement. (A. Fournier).

Si bien que le plus souvent l'épilepsie n'est qu'une phase prémonitoire d'un état ultérieur plus complexe, phase quelquefois plus ou moins durable, surtout avec le secours d'un traitement, phase destinée à faire place à un ensemble clinique définitif qui est celui des grandes désorganisations cérébrales. Le malade, en un mot, est un épileptique pour un temps, puis devient plus tard ce qu'on appelle un *cérébral*.

Tel est à coup sûr l'ordre de cas qui se rencontre le plus souvent et celui que nous connaissons le mieux.

Il ne faudrait pas toutefois que ces cas nous en fissent perdre de vue d'autres qui, pour être moins fréquents, n'en sont pas moins authentiques. *Il est possible, en effet, qu'une épilepsie reste une épilepsie simple* (quant à ses phénomènes apparents tout au moins) *pour un temps plus ou moins long.* Auquel cas ce que l'observateur enregistre est ceci : des crises épileptiques qui se succèdent plus ou moins éloignées, plus ou moins rapprochées, mais auxquelles ne s'ajoute rien autre, auxquelles notamment ne s'ajoute aucun des troubles cérébraux que j'énumérais à l'instant comme suites usuelles aux accès comitiaux. « Si bien que le malade, en de telles conditions, représente exactement ce qu'est un épileptique vrai, bien plutôt qu'on ne songerait à le considérer, suivant l'expression à la mode, pour un cérébral » (A. Fournier). Or, des cas de ce genre ne sont plus à citer. On en connaît un certain nombre. J'en tiens quatre en mains (peut-être cinq), dans lesquels, très certainement, l'épilepsie est restée épilepsie pure et simple pendant des laps de temps que voici : ·

Pour l'un. . . . . 6 ans (de 20 à 26 ans);
Pour un second. . . . . 9 ans (de 30 à 39 ans);
Pour un troisième . . . . 10 ans (de 15 à 25 ans);
Pour un quatrième. . . . . 10 ans (de 12 à 22 ans);
Pour un cinquième . . . . 16 ans (de 12 à 28 ans).

Il n'y aurait pas intérêt à relater ces observations puisqu'elles seraient négatives et se borneraient à constater que, dans ces divers laps de temps, on n'a observé sur les sujets en question que de l'épilepsie et toujours de l'épilepsie simple, sans association d'autres troubles cérébraux. Mais il n'en est pas de même pour l'une d'elles, due au Dr Ripoll, qui se recommande à toute l'attention des praticiens, et pour cause. Dans celle-ci, en effet, une épilepsie qui datait de dix ans, qui était restée épilepsie pure et simple depuis ce temps, et dont on ne s'occupait plus parce que « toute la famille avait fini par en prendre son parti », se prit à s'amender, puis à guérir finalement, quand, à l'occasion de lésions osseuses survenues incidemment, on vint à suspecter la syphilis et à prescrire le traitement spécifique. Voici ce cas extraordinairement curieux et bien fait pour rester comme enseignement en la mémoire du médecin.

Obs. CXLIII (D' Ripoll).

Le jeune P... est âgé de 22 ans; il est l'aîné de deux sœurs très bien portantes jusqu'ici, et est lui-même, d'un tempérament sanguin nerveux. Quoique sa constitution fût un peu débile, il avait toujours joui, depuis sa naissance, d'une assez bonne santé, et n'avait jamais présenté aucun accident syphilitique, aucun symptôme de scrofule, lorsqu'à l'âge de 12 ans il commença, sans cause appréciable, à avoir des attaques de nerfs qui se modifièrent bientôt et prirent le caractère très tranché de véritables accès d'*épilepsie*, se renouvelant à des intervalles assez réguliers qui ne dépassaient jamais deux mois.

Il y a quatre ans (il avait alors 18 ans), je le vis plusieurs fois en consultation dans mon cabinet, amené par sa mère, inconnue de moi, et lui conseillai successivement les remèdes indiqués en pareil cas, notamment l'oxyde de zinc qu'il prit à d'assez hautes doses (6 grammes dans les 24 heures); aucun résultat ne fut obtenu. A la fin de l'année scolaire, il me fut conduit par son père, non plus à cause de ses attaques d'épilepsie dont toute la famille avait fini par prendre son parti, mais surtout à cause d'une tumeur, située sur la face antérieure du tibia gauche, survenue, disait le jeune homme à la suite d'une chute de cheval datant de deux mois. Je constatai une *périostose* très accentuée; mais n'ayant trouvé aucune trace de coup, je demandai à examiner la jambe droite, et je vis une tuméfaction de même nature qu'à gauche. Les clavicules, explorées aussitôt, offraient un épaississement anormal; si j'ajoute que j'avais parfaitement reconnu le père, à qui je me rappelai fort bien avoir donné des soins un an avant son mariage, à l'occasion d'accidents syphilitiques primitifs, on comprendra que je n'hésitai pas à voir dans le cas actuel une manifestation tardive de la syphilis héréditaire, et je fus heureux qu'il me fût permis de supposer que les attaques d'épilepsie avaient la même cause.

Ayant pris M. P... à part, lui remémorant ses antécédents, je lui communiquai mon diagnostic et prescrivis un traitement antisyphilitique qui devait être appliqué, pendant les deux mois de vacances, en l'absence de la mère (60 pilules de Dupuytren à prendre : une tous les matins, à jeun; 60 grammes d'iodure de potassium : à prendre un gramme tous les soirs, en se couchant, dans une cuillerée de sirop de salsepareille; frictions sur les tibias et les clavicules, pendant cinq minutes, tous les jours, les quinze premiers jours, avec onguent napolitain; exercices violents, gymnase et équitation, bonne nourriture). Mon ordonnance fut suivie de point en point.

A la rentrée des classes, le jeune P... me fut présenté : il n'y avait plus trace de périostose; il paraissait avoir gagné des forces, et l'attaque d'épilepsie qui aurait dû survenir dans le mois de septembre avait manqué. Je prescrivis de continuer l'usage de l'iodure de potassium, pendant trois mois encore, à la dose de 50 centigrammes par jour.

Au bout de ce temps, les attaques d'épilepsie n'avaient pas reparu; elles ne se sont pas reproduites jusqu'à ce jour et le jeune P... est florissant de santé.

On conçoit que les cas de ce dernier ordre (ceux où l'épilepsie reste épilepsie pour un temps plus ou moins long sans association à d'autres troubles cérébraux) sont par excellence des plus insidieux.

« Ce sont eux qui, spécialement, exposent à des erreurs diagnostiques. Comment croire, en effet, qu'un enfant ou un adolescent affecté de crises comitiales depuis un certain nombre de mois ou d'années et n'ayant jamais présenté le moindre accident cérébral, puisse ne pas être un épileptique. Comment soupçonner que cette épilepsie, qui ne se distingue en rien, au moins sur la plupart des malades, d'une épilepsie essentielle, soit le résultat d'une encéphalopathie spécifique? Il y a là plus que matière à erreur; il y a là, dirai-je, *erreur presque forcée*, méprise presque nécessaire. Seule, la notion des antécédents de famille ou des antécédents personnels au malade serait de nature, en l'espèce, à éveiller quelque défiance. Et encore, combien peu de praticiens, même de nos jours, consentiraient à admettre qu'une épilepsie de ce genre pût dériver d'une infection syphilitique héréditaire. Elle le peut cependant, comme on vient de le voir et comme le démontrent les cas surprenants de guérison qu'a fournis parfois, en pareille occurrence, l'administration du traitement spécifique.

Bien plus insidieuse encore et bien plus sujette à méprise est une autre forme, constituée, au moins pour un certain temps, par des symptômes d'épilepsie larvée.

De cette forme éminemment curieuse, je n'ai à produire aujourd'hui qu'une seule observation que je dois à l'obligeance de mon savant confrère et ami le Dᵣ Oudin. La voici :

Obs. CXLIV (Dᵣ Oudin). — *Hérédo-syphilis.* — *Éclosion à 44 ans des premiers symptômes syphilitiques sous forme d'une épilepsie larvée.* — *Deux ans après, ecthyma syphilitique.* — *Hérédo-syphilis soupçonnée d'abord, puis démontrée par divers stigmates observés sur les collatéraux.* — *Amélioration considérable obtenue par le traitement spécifique. Puis malade négligeant son traitement.* — *Recrudescence des symptômes nerveux et mort subite.*

M. M. P., âgé de 44 ans, homme grand, robuste, n'a jamais été malade. Son père est mort à 76 ans d'une broncho-pneumonie grippale; sa mère est morte très âgée en 1898, d'une tuberculose aiguë consécutive à un diabète ancien.

M. P., à la tête d'une grosse entreprise industrielle, est un homme actif, pondéré, n'ayant jamais présenté de manifestations nerveuses. Il ne boit pas de vin; il est grand fumeur, gros mangeur. Malgré sa vigueur apparente, son faciès frappe par l'existence d'un front socratique (front très proéminent et très surélevé), et par la coloration grise, terne de son teint.

En février 1899, il est pris brusquement, le matin, en faisant sa toilette, d'une crise épileptiforme larvée. Il va se promener en chemise sur son balcon, reste dans un état d'inconscience absolue, sans perte de connaissance, sans chute, pendant dix minutes environ, et sort de cet état avec une absence complète de mémoire portant sur les trois jours qui ont précédé la crise. Dans le courant de la journée la mémoire revient lentement, rappelant d'abord les événements les plus éloignés; mais il ne retrouve jamais le souvenir de ce qui s'est passé depuis son dîner de la veille, bien que sa conduite ait paru à son entourage parfaitement normale.

Pendant six mois environ, ces crises se renouvellent à peu près tous les dix jours avec les mêmes caractères. De temps en temps se produisent des crises nocturnes, marquées seulement par des mouvements de mâchonnement, et, au réveil du matin, par la perte du souvenir de la journée précédente : absence de mémoire absolue pendant les premières heures, et ensuite réveils de mémoire très vagues.

M. Brissaud qui a vu le malade en consultation, conseilla un régime alimentaire sévère, la suppression du tabac, du café, du thé : les crises ne sont en rien modifiées.

M. Raymond vit le malade en juillet 1899 et conseilla les bromures à haute dose. Ce traitement espaça un peu les accès, mais ils prirent une allure de plus en plus franchement comitiale : chute brusque, salivation, etc., apparition d'une aura qui commençait par la main gauche. Les troubles de la mémoire restaient les mêmes.

Pendant les premiers mois de bromure, il n'y avait plus qu'une crise par mois environ, puis peu à peu les crises se rapprochèrent. Il y avait des périodes bonnes, d'autres pendant lesquelles le malade avait deux accès par semaine.

Les années 1900 et 1901 se passèrent ainsi, mais les bonnes périodes devinrent de plus en plus rares, et, à la fin de 1901, les crises franchement comitiales, se produisaient tous les cinq ou six jours, avec souvent dans leur intervalle, des attaques nocturnes plus légères. L'état cérébral était devenu déplorable. Absence presque complète de mémoire, incapacité de travail, parole pâteuse et embarrassée, au point, que je prévoyais à brève échéance, les choses se terminant par de la paralysie générale.

A cette époque, lassé de l'insuffisance de tout traitement ou régime, je pensai à la possibilité de syphilis héréditaire tardive comme cause de ces accidents.

J'avais connu et soigné les parents pendant de longues années et n'avais jamais rien observé chez eux qui pût orienter mon diagnostic dans ce sens. Mais, médecin de la famille, je songeai à rechercher chez les collatéraux des stigmates qui pussent étayer cette hypothèse.

Or, 1° une sœur était une petite femme maigre, chétive, presque à type infantile. La dentition ne présentait rien de caractéristique, mais elle avait deux filles à dentition très irrégulière ; dents striées transversalement, irrégulièrement plantées et petites ;

2° Un frère présentait comme mon malade, un front surélevé et proéminent, d'une façon fort exagérée, ainsi que de l'asymétrie faciale. Il avait eu cinq enfants, le premier né à 7 mois, asymétrique aussi, à dentition très irrégulière, à voûte palatine très ogivale ; le second enfant avait des incisives supérieures chevauchant l'une sur l'autre, à bords taillés en dents de scie. Les trois derniers enfants, et un quatrième, né depuis, sont parfaitement sains et normaux. Je suis aussi le médecin des familles des conjoints de ces collatéraux, et je sais bien que de ce côté il ne peut y avoir de soupçons d'hérédité ;

3° Enfin les deux enfants de mon malade étaient pâles, bouffis, lymphatiques à l'excès. L'un d'ailleurs, a fait depuis une tumeur blanche du genou, mais tumeur qui n'a jamais été démontrée comme telle, ni bactériologiquement, ni histologiquement.

Toutes ces raisons me firent donc soupçonner la syphilis ; or, chez mon malade, il n'y avait pas à songer à une syphilis acquise. Il n'en avait pas le moindre stigmate ; et très observateur, très soucieux de sa santé, il avait affirmé avec la plus grande énergie, dès le début de sa maladie, n'avoir jamais eu rien de suspect, pas même un écoulement blennorrhagique.

Je pratiquai, le 30 novembre 1901, une piqûre d'huile grise, et une seconde huit jours après. Le malade se plaignant alors de boutons sur les jambes, apparus depuis trois jours, je lui donnai rendez-vous le surlendemain chez le professeur Fournier, auquel je voulais soumettre ce cas.

Notre surprise fut extrême en constatant, sur les deux jambes du malade, une poussée d'ecthyma de forme et de couleur si caractéristiques, que M. Fournier les considéra, au premier coup d'œil, comme après examen médité, comme un « architype d'ecthyma syphilitique ». Les pustules étaient disposées en placards circinés ; elles étaient entourées d'une auréole rouge foncé de couleur jambon fumé. L'examen le plus minutieux ne nous fit découvrir aucun ganglion, aucune cicatrice, aucun stigmate d'une syphilis acquise.

Cet ecthyma dura environ deux mois. Je soumis depuis ce jour le malade à un traitement spécifique très énergique et très régulièrement suivi.

Pendant les premières années, quatre séries de six piqûres d'huile grise, et, dans les intervalles, de 2 à 4 grammes d'iodure par jour. Les années suivantes, trois séries de six piqûres.

Peu à peu les attaques d'épilepsie s'espacèrent, devinrent moins violentes et de plus en plus rares. La mémoire revint, l'intelligence reparut, non pas égale sans doute, à ce qu'elle était autrefois, mais suffisante pour que le malade pût reprendre ses occupations industrielles.

En 1910, il avait une crise environ toutes les six semaines, mais souvent très légère, caractérisée seulement par un moment d'absence, et sans perte de mémoire.

En octobre 1910 je fis faire un wassermann qui fut négatif.

A ce moment, la femme du malade, albuminurique depuis quelques années, commença une série d'accidents urémiques graves et mourut en mai 1911. Pendant toute cette période mon malade ne s'occupa plus de lui, et malgré des insistances répétées, ne revint plus suivre son traitement. Il me disait bien que ses crises se rapprochaient, mais se fiant à un wassermann négatif, il mettait la recrudescence de ces symptômes sur le compte de ses inquiétudes.

De suite, après la mort de sa femme, il partit au bord de la mer avec ses enfants, et en août, un matin, on le trouva mort dans son lit. J'ai su depuis par ses enfants que ses crises étaient devenues de plus en plus fréquentes, qu'il en avait trois ou quatre par semaine, souvent plusieurs consécutives, subintrantes, et qu'elles avaient repris le caractère comitial d'autrefois.

Au point de vue pronostique et thérapeutique, M. Charcot et mon Père s'accordent absolument pour faire remarquer que la gravité des cas et le résultat du traitement dépendent de deux conditions, à savoir :

1° L'intervention précoce ou tardive du traitement spécifique;

2° Le caractère exclusivement épileptique des manifestations ou au contraire la coexistence avec l'épilepsie d'autres symptômes cérébraux.

Avec un traitement précoce, toute chance de succès ; car « de toutes les formes dont est susceptible la syphilis du cerveau, la forme épileptique est sûrement celle qui, chez l'enfant comme chez l'adulte, se montre le plus accessible à l'influence du traitement spécifique, celle qui guérit le plus facilement et le mieux ».

« De même, si ces symptômes comitiaux sont isolés, le succès est probable, je dirais presque plus que probable, tandis qu'une condition défavorable par excellence est réalisée par l'association aux phénomènes épileptiques d'autres symptômes affectant l'intelligence, le mouvement, les sens ».

C'est là, on s'en souvient, ce que M. Charcot précisait formellement dans sa leçon.

Un dernier point. On sait que la syphilis acquise réalise deux sortes d'épilepsie :

Une épilepsie pour ainsi dire cérébrale, relevant de lésions cérébrales et destinée à dégénérer plus tard, et une épilepsie dite parasyphilitique, se produisant à l'état de symptôme isolé, se continuant, se perpétuant sous cette forme. La première est accessible au traitement spécifique et peut guérir sous l'influence du traitement. La seconde ne subit du traitement antisyphilitique aucune action ni curative, ni même temporairement suspensive.

Ces deux formes se retrouvent également dans l'hérédo-syphilis, la première est attestée par quantité d'autopsies, et la seconde par nombre d'observations cliniques.

Cette seconde forme serait même, d'après certains auteurs, (Brissaud, Soltmann, Binswanger, Bratz, Bresler) beaucoup plus fréquente qu'on ne le pense généralement.

Nous avons vu et nous venons de dire que la première de ces formes peut faire son apparition tardivement, c'est-à-dire ne se produire qu'à l'âge adulte. En est-il de même pour la seconde? J'ai quelques raisons de le croire, mais je suis forcé d'avouer n'avoir encore par devers moi aucune observation complète, assez bien et assez longtemps suivie, pour être en mesure de l'affirmer. Ainsi que conclut M. le Dr Ingelrans, dans son remarquable mémoire sur l'hérédo-syphilis du système nerveux, « la question de fréquence de l'origine *luétique* de l'épilepsie essentielle *n'est pas encore au point*, et il est à souhaiter que de sérieuses recherches faites dans ce sens éclairent les points obscurs qu'on y rencontre actuellement([1]) ».

1. *Gazette des Hôpitaux*, 1904, p. 600.

XXVIII

ENCÉPHALOPATHIES

En d'autres cas, la scène clinique, au lieu de se réduire à tel ou tel phénomène isolé, tel que la céphalalgie ou l'épilepsie, s'élargit par le groupement plus ou moins complexe de divers troubles cérébraux et constitue alors une véritable *encéphalopathie*. Cette encéphalopathie, cette syphilis cérébrale, dérivant de l'hérédo-syphilis, le bon sens préjuge qu'elle ne saurait comme fond être que l'analogue, la copie de la syphilis cérébrale, issue de l'infection personnelle, acquise. C'est là, en effet, ce que confirme l'expérience, comme nous allons le voir.

Sans être rare, cette encéphalopathie issue de l'hérédo-syphilis, n'est pas cependant une des modalités les plus habituelles à l'âge adulte. Je n'ai pu en réunir qu'un nombre assez restreint d'observations. A cela, toutefois, il est peut-être une raison. C'est que ladite modalité étant celle de nombre d'affections cérébrales vulgaires, celle par exemple du ramollissement, de l'hémorrhagie cérébrale, de l'embolie, etc., court risque d'être souvent méconnue et rattachée à une origine qui n'est pas la sienne. En tout cas elle ne laisse pas de s'affirmer par des observations bien positives, telles que les suivantes :

Obs. CXLV (A. Fournier). — *Hémiplégie à 30 ans par hérédo-syphilis.*

Malade de 30 ans, affecté depuis deux mois d'une exostose typique du tibia. En outre, depuis le même temps, violentes douleurs de tête à exacerbations nocturnes très accentuées. — Depuis quelques jours s'est constituée sourdement, insidieusement, sans ictus, une hémiplégie gauche, intéressant les membres et la face. Du reste, aucun trouble de la santé : — cœur sain ; tous viscères, le rein en particulier, en état d'intégrité complète. — Aucune étiologie à invoquer. Pas d'alcoolisme, pas d'excès, pas de surmenage. Directement et par exclusion on est conduit à suspecter la syphilis. Mais pas de contamination personnelle ; d'autre part, hérédo-syphilis s'attestant : 1° par des stigmates dentaires bien accentués (véritables dents d'Hutchinson) ; — 2° par une conformation presque dénonciatrice de la tête (crâne globuleux et semé de bosselures); — 3° par une singulière petitesse de taille ; — 4° par une taie cornéenne, vestige d'ophtalmie chronique du jeune âge ; — 5° et, enfin, par une polymortalité infantile étonnante dans la famille : sur treize frères ou sœurs, neuf morts en bas âge, etc..

Traitement spécifique. Disparition rapide des accidents.

Obs. CXLVI (Pr Hedenius). — *Hémiplégie droite avec aphasie sur une hérédo-syphilitique. — Lésion du cerveau ; lésion du foie.*

Jeune fille de 22 ans, hérédo-syphilitique. Pas de contamination personnelle. Mère syphilitique. A 19 ans, divers accidents très vraisemblablement syphilitiques, à savoir : ulcération de la gorge et dermatose ulcéro-croûteuse de l'aisselle. A 22 ans, accès épileptoïdes. Quelque temps après, crises de céphalée violentes ; puis, hémiplégie droite avec aphasie. Entrée à l'hôpital dans un état de somnolence profonde, avec respiration stertoreuse. Léger ptosis gauche. Broncho-pneumonie intercurrente et rapidement mortelle.

L'autopsie démontre deux ordres de lésions : 1° *lésions cérébrales* : sinus longitudinal contenant un caillot fibrineux. Pie-mère très congestionnée. Artère sylvienne gauche contenant un thrombus adhérent, long d'un centimètre et demi ; artère épaissie, blanchâtre. Foyer de ramollissement d'un centimètre et demi de long sur un centimètre de large dans la partie moyenne du corps strié. État de macération du corps calleux, de la face supérieure du corps strié et dès couches optiques.

2° D'autre part, *lésions anciennes du foie*. — Périhépatite. Foie adhérant au diaphragme surtout par le lobe droit, d'où partent des brides conjonctives. Sur la face antérieure de ce lobe, cicatrices rayonnées, pénétrant dans toutes les directions à travers le tissu hépatique. Aplasie aortique. Atrésie congéniale de ce vaisseau qui ne mesure que 5^{cm},o5 de circonférence à son origine, etc.

Obs. CXLVII (Personnelle). — *Hémiplégie sur un hérédo-syphilitique de 25 ans.*

Un jeune sujet, qui, déjà dans son enfance, avait présenté plusieurs symptômes d'hérédo-syphilis, fut pris à 25 ans, au cours d'une santé d'ailleurs parfaite, de céphalées, puis de vertiges, d'ictus apoplectiformes et, finalement, d'une hémiplégie. — Méconnue comme nature, et non traitée, cette hémiplégie se confirma. — Elle commençait à entrer en contracture, quand le malade se décida à entrer à l'hôpital Saint-Louis, où l'hérédo-syphilis fut pour la première fois soupçonnée, recherchée. puis dûment reconnue. Un traitement spécifique fut alors mis en œuvre, mais trop tard. Il ne réussit qu'à enrayer le mal, à atténuer la paralysie, mais sans la dissiper absolument.

Ici doit trouver place une observation que j'ai déjà exploitée à d'autres points de vue, observation due à MM. les docteurs Ganzinotti et Etienne (de Nancy), précieuse et intéressante, d'une part, en raison des garanties d'authenticité qu'elle fournit, et, d'autre part, en raison des enseignements de divers genres qu'elle contient. — On en jugera.

Obs. CXLVIII (Drs Ganzinotti et Etienne). — *Hémiplégie comme premier accident d'hérédo-syphilis à 26 ans. — Trois fois le traumatisme détermine des explosions spécifiques d'hérédo-syphilis.*

D'abord, renseignements complets sur les ascendants et les collatéraux : père syphilitique ; — mère syphilitique. — Sur six enfants, cinq morts : trois en bas âge, un à 17 ans, d'accidents cérébraux (hémiplégie droite, aphasie, etc.), et l'autre de tuberculose avec purpura. — Quant au sixième qui se trouve ici en cause, son histoire est la suivante : santé délicate, mais *jusqu'à l'âge de 26 ans absence de tout accident* ayant trait à l'hérédo-syphilis. Très certainement, toutefois, l'enfant n'en était pas moins un organisme infecté, une sorte d' « outre gonflée de virus » qui devait répondre à la première sollicitation morbide, par une décharge morbide. Il en fut ainsi en effet, et par trois fois, à savoir :

En 1890, légère blessure de l'œil qui devient l'origine d'une ophtalmie.

En 1891, glissade sur le verglas, produisant une entorse du genou, laquelle sert d'origine à des productions gommeuses périarticulaires qui s'ulcèrent largement.

Dix mois plus tard, traumatisme cranien, déterminant huit jours après une lésion gommeuse *in situ*, laquelle s'ulcère, détermine une nécrose et semble bien devenir à son tour le prétexte, l'origine d'une encéphalopathie spécifique.

Alors, en effet, subitement éclatent des symptômes de la plus haute gravité : douleurs de tête atroces, arrachant des cris, vomissements incessants, constipation, mydriase ; puis délire avec hallucinations, perte de connaissance, et enfin, hémiplégie droite avec aphasie. La malade était mourante ; elle ne fut sauvée que par l'intervention énergique d'injections mercurielles et de l'iodure.

Puis, quelques mois plus tard, accidents oculaires très graves (irido-choroïdite), dont la nature spécifique ne laissa aucun doute dans l'esprit de M. le Prof. agrégé Bohmer.

Puis, peu après, invasion d'accidents pulmonaires très menaçants. Pneumopathie gommeuse ayant fait craindre une tuberculose. Finalement guérison.

« Cette observation, ajoutent les auteurs, emprunte un grand intérêt aux trois points que voici :

1° *Caractère extrêmement tardif des premières manifestations hérédo-syphilitiques*, survenues à 25 ans sur une *jeune fille attentivement surveillée depuis son enfance au point de vue spécial d'une hérédité spécifique en perspective;*

2° *Gravité extrême de ces accidents d'hérédité spécifique ultratardifs :* lésions gommeuses, accidents cérébraux, irido-choroïdite, peut-être aussi syphilis pulmonaire ;

3° *Rapidité* réellement merveilleuse avec laquelle de tels accidents ont rétrocédé devant le traitement spécifique.

Ai-je à dire que les encéphalopathies dont il vient d'être question ont souvent pour expression des *troubles intellectuels ?* Est-il besoin même d'ajouter que pour la presque totalité des cas, ces troubles se font dans le sens de la *dépression psychique*, de l'affaiblissement intellectuel progressif, aboutissant à l'hébétude, parfois aussi à l'hébétude incohérente, tous préludes de la démence ? Il est infiniment plus rare qu'ils prennent, surtout d'emblée, la modalité délirante. Et surtout *il est exceptionnel qu'ils revêtent la forme de délires circonscrits, spéciaux, systématisés.*

J'ai devoir cependant de citer au passage un cas de cet ordre. Il est dû à mon savant et bien regretté maître, le professeur Raymond et au docteur Janet, qui l'ont présenté au Congrès des médecins aliénistes et neurologistes à Bruxelles, en 1903, sous le titre suivant :

Obs. CXLIX (Pr Raymond et Dr Janet). — *Excitation et dépression périodique; délire circulaire fruste dans un cas de syphilis héréditaire.*

Il se résume ainsi :

Une jeune femme de 27 ans présente un syndrome mental vraiment très curieux : elle semble atteinte d'un trouble régulièrement périodique, assez semblable à certaines formes de délire circulaire. Mais ce qui est singulier, c'est que les périodes de dépression mélancolique et d'agitation demi-maniaque sont sur elle extrêmement courtes, chacune d'elles ne durant que vingt-quatre heures.

La malade a régulièrement, depuis dix mois, *une journée d'agitation* et *une journée de dépression*.

Père de la malade alcoolique et syphilitique. — La malade, d'une intelligence peu développée, présenta des troubles nerveux dès l'époque de la puberté ; aboulique, inquiète, obsédée par des *scrupules*, elle fut troublée par quelques émotions vers l'âge de 19 ans. A cette époque commencèrent des crises d'agitation irrégulière, comme on en observe souvent chez les psychasthéniques. Peu à peu ces crises se sont régularisées comme de véritables tics et ont pris la forme périodique sous laquelle elles réapparaissent pendant *vingt-quatre* heures, tous les deux jours.

A ces troubles mentaux s'ajoutent des symptômes physiques graves : la parole, sans être caractéristique, est lente et pâteuse ; la démarche est un peu hésitante ; la malade ne peut se tenir debout, les yeux fermés ; les réflexes rotuliens et achilléens sont complètement absents. Enfin, les pupilles larges et irrégulières, ne réagissent aucunement ni à la lumière, ni à l'accommodation. L'examen oculaire constate une légère atrophie de la pupille, probablement consécutive à d'anciennes lésions intra-oculaires ; des reliquats d'iritis ancienne et des synéchies immobilisent l'iris. En un mot, il est probable que cette malade a présenté, il y a quelques années, une irido-choroïdite peu intense, peut-être avec kératite parenchymateuse. Ces troubles oculaires semblent bien en rapport avec une syphilis héréditaire.

Les auteurs recherchent si les troubles nerveux et mentaux ne peuvent être rattachés à la même cause. Après avoir montré que ni le tabès, ni la paralysie générale ne sont absolument incontestables, ils admettent des lésions syphilitiques des centres nerveux et indiquent comment les troubles psychasthéniques et l'agitation périodique, ainsi que cela existe dans d'autres observations, peuvent être une conséquence indirecte.

Une vérification curieuse de ce rôle de la syphilis dans un état mental de ce genre a été fournie par le traitement. Après un mois de traitement spécifique, le résultat a été des plus remarquables : les troubles intellectuels ont à peu près disparu. — Cette amélioration dure depuis le mois de février de cette année ; c'est-à-dire que le trouble périodique ayant duré dix mois est arrêté depuis cinq mois.

Autre ordre de cas. — Quelquefois encore aux symptômes cérébraux s'ajoutent des *symptômes médullaires* comme dans les quelques observations suivantes :

Obs. CL (Dr Zambaco, résumée). — *Symptômes cérébro - spinaux. — Invasion à 25 ans sur un hérédo-syphilitique.*

Sujet de 25 ans, bon ouvrier, ne commettant jamais d'excès, exempt de toute contamination personnelle, mais certainement hérédo-syphilitique de par son père. — Mère ayant fait trois fausses couches, et ayant perdu onze enfants sur treize, la plupart en bas âge, et d'autres à 15, 16 et 18 mois. — Une sœur traitée à Saint-Louis, pour des syphilides cutanées et diverses manifestations osseuses nasales.

A 15 ans, ulcération du voile du palais, reconnue d'origine syphilitique, par le Dr Nélaton; — puis, à 25 ans, invasion d'accidents cérébro-spinaux bizarrement associés, et, consistant d'une part, en des phénomènes cérébraux (maux de tête, étourdissements, bourdonnements, diplopie, perte de connaissance, perte de mémoire : ainsi, après avoir lu une page, il ne se rappelle plus rien de ce qu'elle contient; — d'autre part, en des symptômes médullaires (membres inférieurs très faibles, marche incertaine et vacillante, genoux fléchissant fréquemment); — chevauchement des jambes avec imminence de chute, etc.. ([1]).

De même, dans une belle observation de mon ami si distingué et si regretté, le docteur Gasne, observation relative à un sujet hérédo-syphilitique, nous voyons une scène morbide débuter par des phénomènes encéphaliques (céphalées violentes à exaspérations nocturnes, diplopie complète), puis se continuer par des symptômes médullaires (secousses dans les jambes, trépidations spinales, paraplégie spasmodique, constipation, incontinence d'urine, escarres fessières et cubitales, etc.). Dans la critique minutieuse et savante que l'auteur a établie sur cette observation il rattache cet ensemble morbide complexe à l'existence d'une gomme méningée comprimant la moelle cervicale et les racines d'un plexus brachial ([2]).

L'observation qui va suivre mérite à coup sûr une attention bien supérieure encore, car il s'y rattache (à moins d'en récuser l'authenticité, ce qui me paraît difficile) un intérêt de tout premier ordre. C'est là, en effet, un exemple de syphilis cérébrale hérédo-syphilitique, où l'hérédité dérive, non pas comme pour tous les cas qui précèdent, de la génération immédiatement ascendante, mais bien de la génération antérieure à celle-ci, c'est-à-dire non pas du père ou de la mère, mais du grand-père ou de la grand'mère.

1. Dr Zambaco. *Affections nerveuses syphilitiques*, 1862, p. 207.
2. Je regrette de ne pouvoir, en raison de son étendue, reproduire ici cette intéressante observation dont on retrouvera le texte original dans la thèse de M. Gasne Paris, 1897.

Donc, ici, **hérédité seconde**, et l'on sait quelles discussions se sont élevées et quelle incertitude règne encore sur le compte de cette hérédité seconde.

Voici ce fait :

Obs. CLI (Dr Dezanneau).

X... est pris à 23 ans, après de violentes douleurs de tête, d'une *hémiplégie* droite presque complète du sentiment et du mouvement. Il guérit par des moyens divers, et, en particulier, par l'iodure de potassium.

L'année suivante, il est repris sans cause de nouvelles céphalées avec vertiges, puis, d'une *hémiplégie* complète. — Traité par l'iodure, il guérit de nouveau, quand tout à coup, et avec une acuité extraordinaire, apparaît une ophtalmie double. — Cette ophtalmie, très attentivement observée par le Dr Dezanneau et de très distingués confrères, est reconnue pour une *kératite interstitielle,* typique, d'origine incontestablement syphilitique. — Traitement mercuriel et guérison.

Le jeune homme récusant toute contamination personnelle et n'en présentant d'ailleurs aucune trace, une enquête fut instituée sur les origines possibles de cette syphilis et cette enquête aboutit à ceci : 1° Père du jeune homme indemne de toute contamination personnelle, mais présentant un antécédent suspect : paralysie incomplète des jambes vers l'âge de 14 ans. — En outre, des quatre grossesses de sa femme, les deux premières se sont terminées par des *fausses couches sans causes* ; et la troisième a donné naissance à un fils bien constitué, qui a été emporté à l'âge de 7 mois, par des *accidents cérébraux inexpliqués.*

2° Le père du jeune homme a eu cinq frères, nés avant lui, qui, *tous, sont morts,* soit en naissant, soit peu de temps après leur naissance.

La filiation rationnelle des accidents serait donc la suivante : syphilis des grands-parents entraînant la mort des cinq premier-nés; — hérédo-syphilis chez le sixième enfant, se traduisant à 14 ans par une céphalée et une paralysie; — entraînant après le mariage deux fausses couches et la mort d'un enfant à l'âge de 7 mois; — puis, léguant au dernier né le germe d'une diathèse qui se traduit, à 24 ans, par deux attaques d'hémiplégie et une lésion oculaire des plus graves.

Conclusion. — Cette observation, dit l'auteur, dans laquelle l'enquête a pu être faite avec toute la rigueur et l'exactitude désirables, permet d'établir que *la syphilis héréditaire tardive peut se manifester à la **seconde génération avec ses caractères ordinaires de gravité et de spécificité** (¹).

---

1. A rapprocher de cette observation un cas analogue, dû à M. le Dr G. Étienne et recueilli dans le service de M. le Prof. Spillmann.

Ce cas est relatif à un homme hérédo-syphilitique (mère morte d'une carie syphilitique du crâne), qui fut frappé à 34 ans d'une hémiplégie avec aphasie. accidents qui guérirent rapidement sous l'influence des frictions mercurielles. — Cet homme eut quinze enfants. et sa femme resta toujours indemne de tout accident.

Or, chose curieuse pour l'histoire de l'hérédo-syphilis, de ces quinze enfants aucun

A ce point de mon exposé *une digression s'impose.* Elle aura pour excuse l'intérêt d'une question de pratique à débattre. D'autant qu'elle va fournir l'occasion de citer ici à son propos l'opinion de deux de mes maîtres, mon père et le professeur Gaucher, sur l'un des plus difficiles problèmes qui puisse s'imposer au médecin.

Ai-je à dire quelles difficultés peut comporter le diagnostic d'une syphilis cérébrale d'origine héréditaire? On sait si plus d'une fois la vie d'un malade a été l'enjeu d'un problème de ce genre. Or, bien souvent en pareil cas la question diagnostique vient à être compliquée par une particularité quelconque de clinique, telle, par exemple, que l'absence de tout stigmate véritablement démonstratif de la qualité héréditaire du sujet; telle encore qu'une lacune, une irrégularité dans l'observation. En de telles conditions, que faire? Faut-il prescrire le traitement spécifique sur des informations non absolument formelles? faut-il s'abstenir et laisser aller les choses? Voilà le problème.

C'est là un point que mon père, à plusieurs reprises, a discuté dans son livre sur la syphilis héréditaire, et telle en est l'importance que je demande à reproduire ici la solution que sa grande expérience lui a permis de formuler.

« Distinguons, dit-il. Si l'enquête sur le malade a été poussée à fond, si elle a été *complète*; si elle a établi positivement que la syphilis doit être mise hors de cause, prescrire *quand même* en de telles conditions le traitement anti-syphilitique serait un non-sens. Cela va de soi, passons.

« Mais, si, ce qui est tout différent, l'enquête est restée négative par *disette de matériaux,* si elle n'a pu être poussée à fond, le

ne fut épargné. Tous furent touchés par l'hérédité commune, et cela de façons différentes. Plusieurs mêmes furent affectés cérébralement, comme je crois intéressant de le préciser.

Sur ces quinze grossesses, *cinq* avortements;

Un enfant *arriéré,* qui n'a commencé à parler qu'à 8 ans;

Cinq atteints de troubles mentaux, ou de céphalées tenaces, toujours améliorées par le traitement spécifique;

Une fille morte d'accidents ulcératifs fort suspects;

Une autre fille née en état de *demi-macération* avec perforation du voile palatin;

Une autre encore affectée de divers accidents spécifiques, notamment de troubles mentaux considérables (excitation mentale, érotisme, agitation excessive, accès de démence, fureur, crises hystériques, etc.,etc.). — *Annales de Dermatologie et de Syphiligraphie,* 1894, p. 302.

problème devient tout autre. Or, c'est un fait absolument commun que les choses se présentent de la sorte, et cela pour nombre de raisons, telles que les suivantes : parce que l'on n'a pu obtenir de renseignements précis sur le passé morbide du malade; parce que les parents du sujet sont absents ou morts; parce que les renseignements sont défectueux ou douteux, etc. Or, à l'hôpital, par exemple, telle est la situation sept ou huit fois sur dix. Eh bien, à quoi se résoudre en pareille occurrence?

Nombre de médecins hésitent ou même répugnent à recourir au traitement spécifique alors que rien ne démontre d'une façon absolue la syphilis dans les antécédents héréditaires. « Prescrire le traitement en pareil cas, disent-ils, c'est faire de la médecine d'aventure. C'est prescrire des remèdes à tout hasard, etc. ».

« Je ne partage pas ce sentiment pour ma part. Est-ce parce que je suis plus accoutumé que d'autres à ce traitement empirique, à ce traitement d'épreuve », qui est pour ainsi dire à l'ordre du jour dans nos services spéciaux où tant et tant de cas obscurs ne sont jugés que par lui? Est-ce parce que j'ai pris confiance en ce mode de traitement de par les succès qu'il m'a souvent fournis? En tout cas, j'avoue que, loin d'y répugner, je l'accepte volontiers en principe et m'en déclare partisan.

Au total, me semble-t-il, les cas où l'enquête reste négative par défaut de documents, peuvent bien, au point de vue pratique, être assimilés à ceux où la syphilis est possible sans être démontrée. Et, conséquemment la même règle de conduite leur devient applicable.

« Donc, si l'enquête n'est restée négative que par défaut de documents, je crois, qu'on est autorisé à mettre en œuvre le traitement spécifique; je crois même qu'il y a obligation de le prescrire à titre empirique, et cela pour diverses raisons que voici :

« 1° Parce que, d'abord, la gravité des circonstances impose le devoir, je ne dirai pas de tout oser, mais de ne rien omettre qui puisse offrir une chance favorable.

« 2° Parce que le traitement spécifique se présente bien souvent dans des cas de syphilis cérébrale comme la seule ressource dont on puisse attendre quelque résultat.

« 3° Parce que le traitement anti-syphilitique, alors même

qu'il tomberait à faux, ne court pas de risque de constituer un danger, s'il est dirigé avec méthode et prudence.

« 4° Parce qu'enfin et surtout, il y a toujours lieu de tenir compte en pratique des syphilis ignorées. La syphilis, vous le savez de reste par ce que vous voyez ici presque journellement, est souvent méconnue, ignorée, alors qu'elle dérive d'une contamination acquise, alors qu'elle se déroule classiquement par une série de manifestations ostensibles et patentes. Combien *a fortiori* n'est-elle pas exposée davantage à passer inaperçue alors qu'elle résulte d'une contamination héréditaire, alors qu'elle s'accuse par des symptômes moins formels, de caractères plus indécis, alors surtout qu'elle ne se révèle pas dès la première enfance, etc.... N'oubliez pas d'ailleurs qu'une encéphalopathie spécifique peut constituer le *premier* accident d'une syphilis héréditaire ([1]). »

A l'appui de ce qui précède j'aurais à produire nombre de témoignages, mais je ne veux pas oublier que ceci est une digression à mon sujet, et je me bornerai à citer les deux cas suivants :

Le premier est dû à mon père, qui le racontait souvent dans ses cliniques. En voici l'analyse très succincte.

Obs. CLII. — (Profes. A. Fournier). — *Affection cérébrale à 24 ans. — Hérédité syphilitique supposée d'après une dystrophie dentaire. — Traitement spécifique. — Guérison.*

Sujet de 24 ans, présentant une affection cérébrale non douteuse, mais de nature indéterminée. — Pas d'antécédents de contamination personnelle. — Nul renseignement sur des antécédents héréditaires. — Mère absente. — Père inconnu. — Nul stigmate d'hérédité décisif. — Rien autre qu'une **absence congénitale des deux incisives latérales supérieures** et une **ogivalité palatine.** — Sur cette base bien fragile, que certains trouveraient absolument dépourvue de signification, prescription fut faite d'un traitement anti-syphilitique, lequel réussit à souhait et détermina la guérison du malade.

Or, on apprit plus tard, par des renseignements que fournit la mère, qu'il y avait tout lieu, en effet, de croire à une syphilis d'origine paternelle.

Le second exemple est dû à mon maître le professeur Gaucher. C'est de même un cas d'encéphalopathie hérédo-syphilitique dont **le diagnostic fut fait rien que sur la constatation d'un**

[1]. *Syphilis héréditaire tardive,* p. 520.

stigmate dentaire, et que le traitement spécifique guérit merveilleusement.

Ce cas comporte en outre une démonstration éclatante des faits
en question : c'est, après guérison de l'accident cérébral, l'apparition d'un accident syphilitique des plus manifestes. Voici un
résumé de ce beau cas, qui a été présenté à la Société de dermatologie par MM. Gaucher, Lacapère et H. Bernard, en 1901

Obs. CLIII. — (Pr Gaucher, Dr Lacapère, Dr Bernard). —
*Hémiplégie et aphasie à 19 ans. — Hérédité syphilitique simple-
ment accusée par des dystrophies dentaires. D'après ce seul signe,
traitement spécifique et guérison.*

Louise X..., âgée de 19 ans, est apportée à l'hôpital dans un état de demi-
coma, d'où elle ne sort que momentanément, quand on l'interroge, mais il lui
est impossible de prononcer la moindre parole pour se faire comprendre. — Les
seuls renseignements qu'on ait sur elle, c'est qu'elle est accouchée un mois
auparavant, à terme, d'un enfant qui est mort après quelques jours.

L'examen de la malade décèle une *hémiplégie droite* complète avec *aphasie*.

Bruit de galop. — Léger degré d'albuminurie. — Symptômes de métrite et
d'infection puerpérale qui font d'abord songer à la possibilité d'une embolie
cérébrale.

Dans les jours qui suivent, l'état général de la malade s'améliore : les symptômes d'infection disparaissent tous, et seules persistent l'hémiplégie et
l'aphasie.

Songeant alors à la possibilité d'une affection cérébrale syphilitique, le
Dr Gaucher recherche sur la malade les traces de cette diathèse ; mais un examen méticuleux fait abandonner toute idée de syphilis acquise. C'est au cours
de cet examen que se révèlent sur la malade quelques stigmates dentaires :
nanisme dentaire, amorphisme dentaire, atrophies cuspidiennes, érosions, etc....
Le savant maître suspecte d'après cela, et *d'après cela seul*, l'hérédo-syphilis et
met immédiatement en œuvre un traitement mixte.

Dès le lendemain ce traitement attestait son efficacité. — Quelques jours
après, la malade prononçait quelques monosyllabes et pouvait exécuter quelques mouvements de la main droite. — De jour en jour l'amélioration alla s'accentuant ; quinze jours après le début du traitement, la marche était redevenue
possible. — L'œdème et l'albumine disparaissent bientôt après : bref, six semaines
plus tard, la malade sort de l'hôpital complètement guérie.

Et, ce n'est pas tout. Car, onze mois plus tard, la malade, qui n'a plus suivi
aucun traitement, revient à l'hôpital portant aux deux jambes des *ulcérations
gommeuses typiques*, datant déjà de plusieurs mois.

Ces ulcérations, absolument indolentes, présentent tous les caractères des
ulcérations gommeuses, et leur existence est véritablement la signature de la
syphilis.

Ainsi, dit en résumé M. Gaucher, la syphilis héréditaire, soupçonnée d'après l'état des dents, a confirmé son existence, d'abord, par l'action curative manifeste du traitement mercuriel, puis, en second lieu, par l'apparition ultérieure d'accidents tertiaires cutanés, à savoir gommes localisées aux jambes. De sorte que cette observation si curieuse peut se résumer comme il suit :

Syphilis héréditaire caractérisée uniquement par des dystrophies dentaires;

A 20 ans, sans qu'aucun accident antérieur soit venu signaler l'existence de cette syphilis, ictus apoplectiforme, suivi d'hémiplégie droite complète avec aphasie; ces accidents cèdent en quelques semaines au traitement mercuriel.

Puis, quelques mois après, apparition de gommes des jambes, venant confirmer de façon éclatante le diagnostic de syphilis[1].

Dans la discussion qui suivit cette présentation, le Dr Barthélemy ajoutait comme commentaire : « On ne saurait trop insister sur l'importance du cas que vient de relater M. Gaucher. Je suis convaincu que, dans une Société de médecine générale, ce cas serait contesté ou tout au moins paraîtrait plus que discutable. Je pense, au contraire, que M. Gaucher a eu raison d'agir comme il l'a fait, et que, comme vient de le dire M. Fournier, *il a sauvé de la sorte la vie de sa malade*. Le fait *d'avoir fait le diagnostic par les dents seules* est capital et peut servir d'exemple pour beaucoup de cas où ce symptôme d'hérédité parasyphilitique existerait seul. » On ne saurait mieux dire.

1. *Annales de Dermatologie et de Syphiligraphie*, 1901, p. 439.

XXIX

AFFECTIONS DES NERFS

Les affections des nerfs sont assez fréquentes en tant que manifestations de l'hérédo-syphilis tardive.

On les observe avec une supériorité considérable de fréquence sur les *paires nerveuses craniennes*. C'est même là, disons-le, leur localisation par excellence, celle sur laquelle se concentre l'intérêt clinique.

Parmi les paires craniennes, ce sont les *paires motrices oculaires* qui sont le plus souvent affectées; et, parmi celles-ci, le *nerf moteur oculaire commun.*

I. Les **paralysies oculaires** paraissent être quelquefois fonction de lésions localisées au nerf ou à sa périphérie. Elles sont alors bénignes, relativement surtout, et il ne s'y rattache qu'une faible valeur clinique. En voici un exemple :

Obs. CLIV (personnelle). — *Hérédo-syphilis. A 28 ans para-lysie partielle de la 3ᵉ paire.*

Une malade de Saint-Louis, femme de 23 ans, manifestement hérédo-syphili-tique, vient à présenter une périostose frontale très douloureuse consécutivement à une éruption cutanée restée mal définie. Soumise au traitement spécifique (sirop de Gibert, puis injections d'huile grise), elle est soulagée presque immé-diatement, mais ne se traite que juste le temps nécessaire à la disparition de la lésion. Quelques mois après, elle est prise d'une paralysie incomplète de la troisième paire droite, affectant toute la musculature du nerf, à part la branche supérieure élévatrice de la paupière. Reprise du traitement. La paralysie dispa-raît à son tour dans la quinzaine. Nul accident au cours des années suivantes.

Mais, pour l'énorme majorité des cas, il n'en est pas ainsi. On sait quel diagnostic et à la fois quel pronostic comportent les paralysies oculaires de la syphilis. Depuis longtemps il a été prouvé par Ricord que ces paralysies se rattachent souvent à la syphilis cérébrale. « Les paralysies oculaires, disait ce grand maître, sont la signature de la vérole sur l'œil des malades. » On a appris depuis quelle est leur importance séméiologique relativement au *tabès* et à la *paralysie générale*. Elles constituent un des symptômes les plus fréquents de la période préataxique du tabès.

De même pour la paralysie générale, où des troubles pupillaires variés (myosis, inégalité, déformation, dilatation, rigidité des pupilles, troubles des réflexes) s'associent fréquemment aux paralysies oculaires. Inutile de rappeler que le Dr Babinski et son élève le Dr Charpentier ont conclu de recherches récentes que la rigidité pupillaire et le signe d'Argyll Robertson peuvent être considérés comme des stigmates de syphilis, avant-coureurs plus ou moins prochains d'un tabès ou d'une paralysie générale. Or cela n'est pas moins vrai pour la syphilis héréditaire tardive que pour la syphilis acquise.

Je ne citerai pas d'exemples ici à ce propos, car j'aurai à en parler plus loin, dans les chapitres qui vont suivre, relativement à la paralysie générale et au tabès.

M. le Dr Quilliet a pu réunir 24 cas de paralysies oculaires *d'origine hérédo-syphilitique* et leur a consacré une thèse inaugurale très documentée[1].

Pour lui, ces paralysies seraient susceptibles d'apparaître à des âges très différents. Ainsi, elles peuvent :

Ou bien être *congénitales* : 22 cas sur 100;

Ou bien être *précoces* (et l'auteur donne ce nom aux paralysies qui apparaissent quelques semaines ou quelques mois après la naissance); 18 cas sur 100;

Ou bien être plus *tardives* : 59 cas sur 100.

Celles du dernier ordre seraient donc les plus nombreuses. Or, il les considère comme rares dans l'enfance; — fréquentes à la puberté; — possibles, mais peu nombreuses après la quinzième année. En tout cas il n'en cite que deux exemples après 20 ans, l'un à 27 ans et l'autre à 32 ans.

Par ailleurs, l'auteur ajoute les propositions suivantes :

1° Le plus souvent ces paralysies affectent le *nerf moteur oculaire commun*;

1. *Contribution à l'étude des paralysies oculaires d'origine hérédo-syphilitique.* Thèse de Bordeaux, 1904.

2° Elles l'affectent le plus souvent *d'une façon partielle*;

3° Elles peuvent intéresser *plusieurs paires motrices oculaires*;

4° Leur siège d'origine peut être *nucléaire* ou *sous-nucléaire*, etc.

II. Quelquefois des **paralysies des paires craniennes** s'observent *en groupes*, c'est-à-dire s'observent multiples et associées.

Elles comportent alors une signification diagnostique assez précise, car il n'est guère que des *méningites gommeuses de la base* plus ou moins largement étalées qui puissent affecter plusieurs nerfs craniens et donner lieu de la sorte à ces paralysies craniennes dites « *en bouquet* ». Un exemple typique de ce genre a été fourni par une observation de M. Lépine sur un sujet hérédo-syphilitique. On y voit en effet *combinées* des paralysies portant sur le nerf moteur oculaire commun gauche, l'hypoglosse et le nerf olfactif.

Voici le résumé de cette curieuse observation, avec les réflexions dont le savant professeur l'a accompagnée.

Obs. CLV (Pʳ Lépine). — *Hérédo-syphilis. A 32 ans, paralysie de plusieurs nerfs craniens. Hémiatrophie de la langue, etc. Retour d'une syphilis héréditaire éteinte depuis vingt ans.*

Mme X..., âgée de 32 ans. Dès l'âge de 18 mois, elle fut admise à l'hôpital de l'Antiquaille pour des suppurations multiples et y séjourna même jusqu'à 10 ans. Elle porte encore sur le dos de la main gauche et aux deux régions sous-maxillaires des cicatrices qui datent du jeune âge et sur lesquelles nous reviendrons.

Mariée à 20 ans, elle n'a fait aucune fausse couche. A 25 ans, elle eut un enfant qui se porte bien, puis deux autres, qui sont morts tout jeunes du muguet. Nervosisme assez prononcé; migraines fréquentes depuis la jeunesse, jamais de crises hystériques.

Au commencement du mois de décembre dernier, la malade a été prise assez brusquement de sensations très douloureuses dans la partie droite de la tête, accompagnées d'un ptosis de la paupière supérieure droite, qui n'a duré que quelques jours, et d'élancements dans l'oreille du même côté. Peu après, elle éprouva de *l'embarras de la parole* sans aphasie. Elle avait de la difficulté à prononcer les mots qu'elle voulait exprimer. Elle affirme n'avoir eu à ce moment aucune paralysie des membres, et d'ailleurs elle a continué à vaquer à ses occupations. La parole revint rapidement.

La céphalalgie localisée au côté droit a persisté jusqu'à la fin de janvier et depuis cette époque n'a réapparu que d'une façon paroxystique, le plus souvent le soir. La veille de son entrée, ces douleurs ont passé à gauche et c'est leur persistance qui a engagé la malade à entrer à l'hôpital. Les douleurs sont lancinantes et localisées principalement à la région sus-orbitaire. Elle accuse en même temps de l'obnubilation de la vue, de la diplopie, des nausées, des vomissements. La pression des sus-orbitaires des deux côtés est douloureuse, comme du reste la pression de toute la région antérieure du crâne, mais les douleurs spontanées sont limitées au côté gauche. La pupille gauche est dilatée, et il existe une diminution de l'acuité visuelle de ce côté. Pas de strabisme. Pas d'achromatopsie.

La pointe de la langue est déviée à droite, et il existe une hémiatrophie de ce côté. Les mouvements cependant s'exécutent bien; pas de troubles de la parole ni de la déglutition. La sensibilité gustative est abolie dans la moitié droite de la langue.

Les mouvements des commissures labiales, des paupières et du nez sont normaux.

Les symptômes morbides sont limités à la tête; cependant les réflexes rotuliens sont peut-être un peu exagérés.

Quelques jours après son entrée, la malade, qui n'avait pas cessé d'être en butte à de violents paroxysmes douloureux, est prise de paralysie de la paupière supérieure; on remarque que l'œil est immobile. Le mouvement n'est plus possible qu'en dehors et en bas. Tous les efforts musculaires aboutissent au mouvement des deux muscles restés sains, le droit externe et le grand oblique.

Dans les jours suivants on constate un peu de strabisme externe. La dilatation et l'immobilité de la pupille persistent. Enfin, la malade accuse de la diplopie dans le sens transversal, et l'image de l'œil malade est du côté opposé à cet œil à cause du strabisme divergent.

En face de ces accidents et en raison des antécédents de la malade nous avons prescrit, dès l'entrée, le sirop de Gibert et l'iodure de potassium. Bon effet du traitement qui ne s'est pas fait longtemps attendre, puisque aujourd'hui la paralysie de la paupière supérieure est déjà notablement diminuée.

En résumé, cette femme, après avoir présenté une paralysie de la langue, et des signes passagers d'une paralysie du moteur oculaire commun à droite, a été prise un mois plus tard des mêmes phénomènes paralytiques du côté de l'œil gauche et de la perte du goût et de l'odorat à droite. A quelle affection avons-nous affaire?

Plusieurs nerfs craniens sont intéressés chez notre malade, et quelques-uns ont une origine assez éloignée l'un de l'autre, par exemple l'hypoglosse et le nerf olfactif. De plus, il n'est aucune raison pour ne pas supposer une lésion du moteur oculaire commun gauche, car toutes les branches du nerf ont été prises. Il est donc très vraisemblable qu'il existe chez notre malade une lésion diffuse de la base englobant les différents nerfs paralysés.

Tenant compte des résultats vraiment merveilleux que nous a donnés l'iodure de potassium, nous pouvons même faire un pas de plus et affirmer le caractère syphilitique de cette lésion.

En effet, comme je l'ai dit plus haut, dès le deuxième jour de l'administration de l'iodure de potassium à la dose de 4 grammes par jour, la céphalalgie a disparu; puis, les jours suivants, la paralysie s'est beaucoup amendée; enfin la moitié gauche de la langue a repris d'une manière rapide la plus grande partie de son volume.

En présence de ces résultats si extraordinaires, il faut de toute nécessité admettre la nature syphilitique de la maladie.

Seulement, nous rencontrons une difficulté : cette femme, interrogée de toutes les manières, nie absolument avoir été contagionnée, et nous n'avons pas de motifs pour suspecter sa véracité.

Or, c'est ici le cas de tenir compte des cicatrices nombreuses qu'elle présente au cou, au bord cubital de l'avant-bras et sur différents autres points du corps.

A première vue, ces cicatrices paraissent être des stigmates incontestables de scrofule. Mais ce qui doit nous faire douter fortement de la nature scrofuleuse de ces anciennes lésions, c'est qu'elles datent des premières années de la vie et qu'à partir de l'âge de 10 ans la malade n'a eu aucune lésion cutanée, aucun ganglion, ni aucune lésion viscérale appréciable. Une cure radicale est bien extraordinaire s'il s'agit de scrofule. Elle se concilie beaucoup mieux avec l'hypothèse d'une syphilis héréditaire. Tel a été aussi l'avis formel de mon éminent collègue, le professeur Ollier, qui a bien voulu examiner cette intéressante malade et qui a, de plus, attiré mon attention sur de petites cicatrices étoilées siégeant aux fesses et qui, d'après lui, sont à peu près caractéristiques.

Si cette manière de voir est fondée, et nous avons les plus puissantes raisons de le croire, nous sommes donc en présence d'un *retour de syphilis héréditaire éteinte en apparence depuis 20 ans.* De tels cas sont assurément fort rares, mais ils ont été constatés d'une manière assez authentique pour qu'on ne puisse douter de leur possibilité (¹).

A rapprocher de ce cas une observation du Dʳ Rose où tous les nerfs du côté droit, à l'exception des 1ʳᵉ, 2ᵉ, 3ᵉ, 4ᵉ et 11ᵉ paires, étaient paralysés et probablement paralysés par le fait d'une *pachyméningite basilaire* survenue à *32 ans* (qu'on remarque l'âge sur un malade très certainement hérédo-syphilitique et guéri par le traitement mercuriel.

En voici le résumé :

Obs. CLVI (Dʳ Rose). — *Hérédo-syphilis. A 33 ans, paralysies crâniennes multiples.*

Homme de 33 ans, se présentant à la clinique des maladies nerveuses de la Salpêtrière pour une paralysie faciale et des paralysies oculaires du côté droit. Pas de renseignements précis sur les ascendants, mais malade manifestement hérédo-syphilitique de par les manifestations suivantes :

Triade d'Hutchinson; périchondrite ancienne du cartilage aryténoïde droit; déformations osseuses nombreuses (incurvation de l'humérus gauche, genu valgum gauche, exostoses de la face interne du tibia, exostoses et ostéite raréfiante des doigts de la main, épaississement de la cloison des fosses nasales, etc. Pas de syphilis acquise.

Les troubles nerveux ont débuté en septembre 1902 par des maux de tête violents, siégeant au vertex et à la nuque. Légère diplopie. Pour voir clair, le

---

1. *Mercredi médical,* 1890.

malade doit fermer l'œil droit. — En avril 1903, paralysie faciale, avec insensibilité du même côté. Depuis six mois, voix enrouée, bitonale.

Examen. — Paralysie du facial et du moteur oculaire externe droits. Nystagmus bilatéral. Paralysie de la corde vocale droite, avec luxation partielle du
cartilage aryténoïde droit, suite de périchondrite ou d'aplatissement latéral;
sensibilité de l'organe conservéc. Hypoesthésie droite, marquée, de la face.
Audition compromise à un très haut degré. On trouve une dépression tympa-
nique avec des traces d'otite moyenne ancienne, mais la conduction osseuse est
presque nulle, et le malade est sujet à des vertiges avec tendance à des chutes
en avant et en arrière.

Sauf les Iᵣₑ, IIᵉ, IIIᵉ, IVᵉ, XIᵉ paires, tous les autrcs nerfs du côté droit sont
paralysés.

Le diagnostic de *pachyméningite basilaire* et d'exostoses
d'origine hérédo-syphilitique fut, je le répète, confirmé par l'effet
curatif qu'exerça le traitement mercuriel, et cela tout à la fois sur
les céphalées et sur la paralysie faciale[1].

III. Enfin, on a encore signalé dans l'hérédo-syphilis des *paralysies des paires rachidiennes.*

Celles-ci sont intéressantes en tant que faits particuliers, mais
on conçoit que ces localisations éventuelles, exclusivement dues à
une éventualité et d'ailleurs extrêmement rares, ne sauraient
comporter l'intérêt clinique des paralysies craniennes qui, elles,
sont révélatrices de la syphilis et révélatrices surtout d'entités
morbides graves, telles que tabès, paralysie générale, encéphalopathies.

Je citerai cependant, à titre de curiosité, le cas à coup sûr très
intéressant d'une *tumeur fusiforme développée dans le nerf
médian* sur une femme de 23 ans, hérédo-syphilitique. Cette
tumeur était du volume d'un fort tuyau de plume à écrire et non
résistante à la pression. Lorsqu'on la palpait, on déterminait un
engourdissement dans toute la partie du membre située au-
dessous d'elle. Elle avait déterminé des phénomènes divers,
1° d'*atrophie musculaire*; 2° d'*anesthésie cutanée*; 3° d'*état paralytique* de plusieurs muscles. Les mouvements de l'index étaient
particulièrement difficiles, et la malade ne pouvait plier la dernière
articulation du pouce[2].

1. Dᵣ Rose, *Nouvelle iconographie de la Salpêtrière*, 1904, et thèse de J. Jacquemart,
De la paralysie associée du facial et de l'acoustique d'origine syphilitique, Lyon, 1906.
2. Dᵣ Ormerod, *Transaction of the pathological society of London*, 1881, p. 14 et 15, vol.32.

XXX

TABÈS

Il était naturel que celui qui avait découvert les relations patho-géniques du tabès avec la syphilis acquise fût le premier à reconnaître que le tabès peut dériver également d'une hérédité syphilitique. Et en effet, mon père, après avoir fait du tabès une dépendance de la syphilis acquise, s'est attaché plus tard à établir qu'on le rencontrait parfois sur des sujets n'ayant pas contracté la syphilis de leur fait, mais l'ayant reçue de leurs ascendants. Déjà il ébauchait cette démonstration dans une leçon faite à Saint-Louis en 1885 et publiée par un de ses élèves, le Dr Bruchet[1]; et, l'année suivante, il poursuivait l'étude de cette question dans ses leçons sur la syphilis héréditaire, en citant quatre cas à l'appui de cette opinion et deux observations de même ordre que venait de publier le Dr Remak (*Berlin Klin. Wochensch*, 1885, n° 7).

Depuis lors, dans son enseignement, il a multiplié les exemples de ce genre, auxquels sont venus bientôt s'ajouter des faits nom-breux cités par Strompel, Adler, Gowers, Mendel, Bloch, Barthé-lemy, Kallischer, Dydynski, Idelsohn, von Brash, von Halban, Babinski, Souques, Raymond.

Un tel résultat, d'ailleurs, pouvait être prévu, énoncé *a priori*.

S'il est certain, et le fait n'est ni discutable ni discuté aujourd'hui, que la syphilis acquise soit la cause par excellence, la cause essen-tielle, *sine quâ non*, du tabès, je demande ce qu'il y aurait d'extra-ordinaire à ce que la syphilis héréditaire lui servît également d'origine. Ce qui serait extraordinaire, c'est que la syphilis héré-ditaire ne fît pas ce que fait la syphilis acquise. C'est là, en

---

1. *Tabès d'origine hérédo-syphilitique probable; fractures spontanées*, par le pro-fesseur Alfred Fournier; *leçon recueillie* par le Dr Bruchet. *France médicale*, 1885, t. II, n°s 136, 137, 138.

vérité ce qui serait illogique, inadmissible, impossible, dirai-je.

Quelle différence existe-t-il donc, en effet, entre la syphilis acquise et la syphilis héréditaire! Rien autre qu'une différence de provenance, de réception de virus. Mais qu'elle dérive d'une contagion extérieure ou d'une infection *in utero*, la syphilis est toujours la syphilis ; acquise ou reçue par une voie d'hérédité, c'est toujours la même maladie.

Et d'ailleurs, depuis que l'attention s'est portée sur ce qu'on appelle la syphilis héréditaire tardive, n'a-t-on pas vu cette syphilis déterminer presque tous les accidents que comporte la syphilis acquise? Je précise. Ne l'a-t-on pas vue, comme la syphilis acquise, déterminer les lésions les plus diverses, affecter tous les systèmes extérieurs et intérieurs? Ne l'a-t-on pas vue, comme la syphilis acquise, déterminer des syphilides cutanées ou muqueuses, des gommes du tissu cellulaire, des lésions osseuses, des affections oculaires, des lésions gommeuses des cavités buccale et pharyngienne, des lésions viscérales de toute localisation, par exemple, des hépatites, des cirrhoses, des gommes du foie, des sarcocèles, des lésions cérébrales, des lésions médulaires, etc...?

D'une façon générale, on peut dire : *tout ce que fait la syphilis acquise, la syphilis héréditaire le réalise également*; et, si la preuve du fait n'est pas encore absolument acquise sur tous les points, nous pouvons préjuger sans crainte qu'elle le sera lorsque de nouvelles études auront achevé l'histoire de cette curieuse syphilis héréditaire tardive.

Donc, *a priori*, rationnellement, nous sommes conduits à cette conclusion : que l'hérédité syphilitique peut produire le tabès tout comme le produit si fréquemment la syphilis acquise.

Quant à la démonstration clinique de cette proposition, je l'ai trouvée dans la collection de mon père relative à l'étiologie du tabès. Cette collection, en effet, ne renferme pas moins de 9 cas où l'hérédité du tabès a été considérée par lui comme reposant sur les témoignages les plus probants, et de 14 autres, qu'en raison de certaines lacunes il n'admet qu'au titre de probables.

Relater par le menu toutes ces observations de tabès héréditaire ne serait plus aujourd'hui qu'un labeur sans intérêt, puisque le tabès n'est plus discuté en tant qu'accident possible de l'hérédité syphilitique. A titre d'exemples seulement je produirai les deux suivantes et cela même d'une façon sommaire :

Obs. CLVII (A. Fournier). — *Hérédo-syphilis. — Invasion du tabès à 17 ans. — Sur deux frères, absence du réflexe patellaire.*

Homme traité par mon père, il y a de longues années, pour une syphilis dont les menus symptômes pourraient être cités avec dates, à savoir : chancre induré de la verge, adénopathie inguinale, syphilides, plaques muqueuses, etc.

Femme contaminée par son mari et également traitée par mon père. Cinq enfants nés du couple : premier enfant, né syphilitique et mort d'accidents syphilitiques ; — deuxième enfant, également syphilitique ; — troisième enfant : garçon, en apparence indemne jusqu'à l'âge de 17 ans. — A cet âge seulement, invasion du tabès constatée par douleurs fulgurantes, paralysie oculaire, signes de Westphall, etc.

Quatrième et cinquième enfants indemnes jusqu'à ce jour de tout accident syphilitique, mais absence absolue des réflexes patellaires, constatée sur eux à l'âge de 14 et 17 ans.

En l'espèce, qu'exiger de plus probant ? En résumé : syphilis constatée chez le père ; syphilis constatée chez la mère ; syphilis constatée chez les deux premiers enfants ; syphilis constatée sur le troisième qui devient tabétique ; et finalement, abolition des réflexes patellaires constatée sur les deux derniers enfants. Rien ne manque donc à l'authenticité du fait.

Obs. CLVIII (A. Fournier). — *Hérédo-syphilis. — Invasion du tabès vers la 31e année.*

Père syphilitique, avouant la syphilis. — Mère non examinée.

Premier enfant, né avec des accidents syphilitiques, et infectant sa nourrice : — mort.

Deuxième enfant, pas d'accidents syphilitiques observés dans l'enfance. — Pas de syphilis acquise, bien sûrement ; nul accident vénérien ; n'a eu que très peu de rapports avant son mariage.

En revanche, hérédité syphilitique s'affirmant par :

1° L'état des *testicules*, qui sont toujours restés très petits et ne dépassent pas encore, à l'âge adulte. le volume d'une noisette ;

2° Une extrême myopie ;

3° Des *stigmates du fond de l'œil*, consistant en ceci : taches pigmentaires diffuses de la chorio-rétine ; atrophie grise assez avancée des papilles optiques. (Examen du Dr Antonelli.)

Puis, d'autre part, à l'âge adulte (33 ans) : tabès, et tabès s'affirmant par toute la série des symptômes suivants : absence absolue des réflexes patellaires et achilléens ; — paralysie de la sixième paire gauche, il y a deux ans.

Signe de Romberg très accentué ;

Troubles vésicaux ;

Incontinence légère d'urine durant la nuit;
Incontinence fécale bien plus rare;
Pupilles extrêmement dilatées, immobiles à la lumière;
Et, enfin, marche présentant déjà quelques incorrections tabétiques des plus évidentes.

Je me répéterai pour dire : ici encore, quoi de plus probant? Syphilis chez le père, hérédo-syphilis chez le premier enfant, qui contamine sa nourrice, hérédo-syphilis démontrée chez le deuxième enfant; et sur celui-ci, tabès irrécusable.

Je n'insisterai pas davantage, car, ainsi que je le disais à l'instant, le tabès hérédo-syphilitique ne saurait plus faire question aujourd'hui. Il a toutes garanties d'authenticité.

Ce qui fait seulement question aujourd'hui, c'est une question de date. Ce tabès hérédo-syphilitique, a-t-il ou n'a-t-il pas telle époque de la vie préférée pour son apparition première, à la façon de la kératite interstitielle, par exemple? Et, si oui, quelle est cette époque de prédilection? Est-il susceptible notamment (ce qui serait bien utile à connaître pour la surveillance des enfants hérédo-syphilitiques) d'invasion particulièrement *précoce*? Est-il susceptible, inversement, d'invasion *tardive*, voire très tardive?

Je n'hésite pas pour répondre que sur ces divers points nous ne sommes encore aujourd'hui que très incomplètement renseignés. Besoin serait en l'espèce d'une enquête nouvelle et toute spéciale; voici pourquoi :

C'est qu'en effet rien n'est plus difficile, plus délicat à préciser que le *début*, le *début vrai* du tabès. Et cette difficulté qui existe pour la syphilis acquise est encore bien plus grande pour la syphilis héréditaire. Car il s'en faut que tous les tabès s'annoncent par des symptômes bruyants, par des symtômes à fracas qui ne sauraient rester inaperçus ou être méconnus.

Bien au contraire, il existe nombre de tabès *à début latent*, latent absolument, nombre de tabès restant complètement ignorés, et cela non pas pour des semaines et des mois, mais pour des années, alors, par exemple, que leurs symptômes initiaux se bornent à des absences de réflexes, à des troubles fonctionnels des pupilles, à des douleurs vagues, facilement imputables à d'autres causes, telles que le rhumatisme. Que de fois, par exemple, n'a-t-on pas vu des douleurs tabétiques être longtemps taxées de « douleurs rhumatis-males » ou de névralgies? Possibles et même fréquentes chez l'adulte, les erreurs de ce genre sont bien autrement faciles et communes chez l'enfant.

C'est ce qu'a dit excellemment le Dr Babinski : « Je suis porté à croire que le tabès hérédo-syphilitique est *plus commun qu'on ne le pense généralement*, mais que bien souvent il demande à être recherché, et cela parce qu'il se manifeste sous une forme fruste et ne s'impose pas à l'attention ». Et ailleurs « le tabès hérédo-syphi-litique sera souvent méconnu s'il n'est pas systématiquement recherché (¹) ».

Au total qu'avons-nous à tirer comme enseignement de la presque totalité des observations publiées sur le tabès hérédo-syphilitique? Ceci, que ce tabès a été reconnu à tel âge. Mais de ce qu'il a été reconnu à tel ou tel âge, suit-il de là qu'il ait débuté à cet âge, et non pas auparavant, quelques années auparavant?

Pour savoir à quel âge se fait l'invasion vraie d'un tabès, besoin est d'observations nouvelles et spéciales en leur genre, établissant, par exemple, qu'à tel âge nul symptôme de tabès n'existait encore et qu'à tel autre au contraire tels et tels symptômes tabétiques étaient apparus. Mais, des observations de cet ordre, en avons-nous beaucoup aujourd'hui?

Voyons cependant, sous le bénéfice de ces réserves, ce que peuvent nous apprendre à ce point de vue les observations dont nous disposons quant à présent. Voici, d'abord, ce que fournissent à ce point de vue les quelques cas que j'ai pu consulter dans la littéra-ture médicale.

Échéances du tabès hérédo-syphilitique.

Tabès congénital.	1 cas.
Tabès ayant dû se manifester :	
De 1 an à 10 ans	5 —
De 11 ans à 20 ans	13 —
De 21 ans à 30 ans	19 —
De 31 ans à 40 ans	2 —
De 41 ans à 50 ans	2 —
A 52 ans	1 —

1. *Communication à la Société des hôpitaux*, 24 octobre 1902.

D'autre part, voici les résultats empruntés aux observations de mon père auxquels j'ai adjoint quelques-unes des miennes et de la clinique de Saint-Louis :

Entrée en scène du tabès :
De 1 an à 10 ans . . . . 0 cas.
De 11 ans à 20 ans . . . . 6 —
De 21 ans à 30 ans . . . . 4 —
De 31 ans à 40 ans . . . . 8 —

Additionnant ces deux statistiques, nous aboutissons aux résultats suivants :

ÉCHÉANCES D'INVASIONS DU TABÈS HÉRÉDO-SYPHILITIQUE :
A la naissance . . . . 1 cas.
De 1 an à 10 ans . . . . 5 —
De 11 ans à 20 ans . . . . 19 —
De 21 ans à 30 ans . . . . 23 —
De 31 ans à 40 ans . . . . 10 —
De 41 ans à 50 ans . . . . 2 —
A 52 ans (!) . . . . 1 —

D'où il suit comme résultat général :

1° Que l'invasion du tabès hérédo-syphilitique serait susceptible de se produire à des étapes très variées de l'existence ;

2° Que ce tabès pourrait même être congénital (autant du moins que l'on accepte comme suffisante à démontrer le tabès une abolition bilatérale des réflexes pupillaires à la lumière). Je n'ai relevé qu'un seul cas de ce genre dans la science ;

3° Que *sa plus grande fréquence d'invasion s'observe de la 21ᵉ année à la 30ᵉ année.*

4° Que son apparition peut être *retardée jusqu'au delà de la* 30ᵉ *année et, exceptionnellement, jusqu'à* 40 *ans et* 48 *ans.*

Puisque ces apparitions tardives nous intéressent ici tout particulièrement, en raison même du titre de ce volume, j'insisterai sur elles pour dire qu'elles doivent encore être tenues en suspicion de par la *facilité des erreurs* auxquelles elles exposent.

Ainsi, il est fort possible, je tiens à le répéter, qu'un tabès entré en scène à 20 ans, je suppose, ne soit reconnu que 10 ans plus tard, si ce n'est même plus tardivement encore.

Je ne voudrais guère me porter garant, et pour cause, relativement à ce sujet, que de deux cas où le tabès a bien semblé ne faire son apparition qu'à 30 et 32 ans.

Le premier est relatif à une femme à qui M. le professeur Landouzy donnait *habituellement* ses soins; il me semble bien improbable en effet que des phénomènes de tabès aient pu échapper longtemps à l'œil perspicace de notre savant doyen.

Le second concerne un homme qui se savait hérédo-syphilitique, qui se surveillait, qui s'observait très attentivement et sur lequel le moindre symptôme eût difficilement passé inaperçu.

A ces deux cas près, je le répète, je n'oserais rien affirmer sur ces apparitions tardives. Loin de moi certes d'en récuser la possibilité, mais je n'en ai pas la démonstration.

De même aussi il serait encore prématuré de vouloir établir un parallèle, une comparaison entre le tabès hérédo-syphilitique et le tabès de syphilis acquise, au point de vue de la symptomatologie, de l'évolution, de la durée; sachons attendre.

En revanche, il faut que je signale ceci :

Grande différence de physionomie entre le tabès par syphilis acquise et le tabès hérédo-syphilitique, au point de vue des accidents nerveux constatés sur les lignées ascendantes ou collatérales du malade.

En effet, pour le tabès par syphilis acquise, rien de spécial, rien de particulier tout naturellement, à ce point de vue.

Au contraire, pour le tabès hérédo-syphilitique, **constatation fréquente, extrêmement fréquente, d'affections nerveuses graves,** telles que tabès, paralysie générale, encéphalopathies, grandes névroses, etc.), **chez les ascendants ou les collatéraux du malade.**

Ainsi, j'ai relevé ceci dans ma statistique :

Dans un cas de Babinski, tabès chez le père du malade;
Dans un autre cas de Babinski, tabès chez le père du malade ;
Dans un cas de Kalischer, tabès chez la mère du malade;
Dans un cas de Bertolotti, paralysie générale chez le frère du malade ;
Dans un cas du docteur Souques, paralysie générale chez le père; — tabès chez la mère ; — tabès sur deux sœurs ; — un frère bizarre et mélancolique:
Dans un cas de Bloch, paralysie générale chez le père ;
Dans un cas de Dydinski, tabès chez le père ;

Dans un cas de Kuttner, paralysie générale chez le père, et tabès chez la mère;

Dans un cas de Brockschank, mère névropathique; — un frère aliéné; — et deux sœurs tabétiques;

Dans un cas de Brosh, père tabétique;

Dans un cas de mon père, paralysie générale chez le frère du malade;

Dans un cas de Fournier et Chipault, paralysie générale chez le grand-père, tabès chez un frère; et paralysie générale chez un autre frère.

Ainsi, en résumé : pour 4 cas, tabès d'un hérédo-syphilitique précédé d'un tabès chez le père du sujet;

Pour 3 cas : tabès d'un hérédo-syphilitique précédé d'une paralysie générale chez le père du sujet;

Pour 3 cas : tabès d'un hérédo-syphilitique précédé d'un tabès chez la mère du sujet;

Pour 3 cas : tabès d'un hérédo-syphilitique coïncidant avec un tabès d'un collatéral (frère ou sœur);

Pour 3 cas : tabès d'un hérédo-syphilitique coïncidant avec la paralysie générale d'un collatéral.

Sans parler encore de 5 autres cas où diverses affections organiques ou névrosiques du système nerveux furent relevées dans les lignées ascendante ou collatérale.

Curieux, par exemple, est le cas suivant observé par mon père et le Dr Chipault :

Obs. CLIX (Prof. Fournier et Dr Chipault).

Grand-père paralytique général; — frère de ce grand-père mort d'une maladie cérébrale (probablement paralysie générale). — Pas de renseignements sur le père. — Mère syphilitique, morte d'une maladie cardiaque rapportée à la syphilis. — Sur six enfants, les deux premiers morts en bas âge d'accidents syphilitiques; — le troisième, affecté de tabès; — le quatrième, mort de paralysie générale.

Mais, à coup sûr, le record du genre appartient à M. le Dr Souques qui rapporte un cas où l'on a vu ceci : père syphilitique, mort de paralysie générale; mère tabétique; sur trois enfants, un fils bizarre et mélancolique, deux filles tabétiques.

Voici le résumé de cette curieuse observation :

Obs. CLX (Dr Souques) [1].

Famille C. — Le père est mort à 47 ans, paralytique général, dans un asile d'aliénés. Il avait eu la syphilis.

La mère vit encore; elle est arrivée à la période paralytique du tabès. Depuis quelques années elle est incapable de quitter le lit.

De ce mariage sont nés trois enfants : deux filles et un fils. Je ne connais pas le fils; au dire des siens, c'est un bizarre, un mélancolique. — Les deux filles que j'ai examinées à diverses reprises, sont atteintes de tabès.

L'une, actuellement âgée de 32 ans, mariée et mère de deux enfants, présente au moins depuis sept ans des crises typiques de douleurs fulgurantes dans les membres inférieurs et le signe d'Argyll Robertson. Ses réflexes rotuliens sont abolis.

L'autre, actuellement âgée de 30 ans, est vierge. Elle a, depuis l'âge de 19 ans, de l'atrophie papillaire double, des douleurs fulgurantes dans les membres inférieurs et l'abolition des réflexes rotuliens.

A remarquer encore les deux points suivants :

1° *Fort souvent le tabès hérédo-syphilitique s'observe dans les familles éprouvées par cette polymortalité infantile qui,* comme on le sait, *est un des stigmates les plus communs de la syphilis.* Trois exemples pris au hasard :

Dans un cas, 5 enfants morts sur 12.

Dans un second cas, 6 enfants morts sur 8.

Dans un troisième, 8 enfants morts sur 12.

2° Fréquemment, aussi, le tabès hérédo-syphilitique *sévit sur des sujets préalablement touchés d'une autre façon dans leur système nerveux.*

Exemple : une petite malade du Dr Babinski était déjà affectée de tics et de coprolalie quand elle fut prise de tabès.

Autre exemple : une de mes malades était déjà une enfant arriérée, obtuse, malfaisante, indisciplinée et indisciplinable, long-temps avant de présenter les premiers symptômes d'un tabès dont elle est actuellement affectée.

Troisième exemple : un malade que M. le professeur Dieulafoy m'a permis d'étudier à sa Clinique fut affecté des premiers sym-ptômes de tabès vers l'âge de 22 à 23 ans; or, il avait eu dans sa première enfance des convulsions multiples. Plus tard, adolescent,

---

1. Dr Alfred Pourreyron. *Tabès conjugal et tabès hérédo-syphilitique.* Thèse inaugurale, Paris, 1903.

il avait présenté des accidents franchement épileptiques, crises convulsives, puis crises de petit mal, impulsions subites, fugues inconscientes, etc.... Bref, c'était déjà un épileptique longtemps avant d'être un tabétique.

Rien que de très naturel d'ailleurs à tout cela, l'hérédo-syphilis étant la source commune d'une foule d'affections nerveuses de divers genres.

Ici donc, en définitive, force encore est de revenir à la formule usuelle et de dire : *Tout le monde n'est pas également apte à contracter le tabès.* **Par infection héréditaire comme par infection acquise, ceux-là y sont spécialement exposés qui y sont prédisposés par ce qu'on appelle l'idiosyncrasie nerveuse, le tempérament nerveux.**

XXXI

PARALYSIE GÉNÉRALE

Ce chapitre va me fournir l'occasion de revenir sur une proposition déjà plusieurs fois formulée dans ce qui précède, à savoir que les diverses manifestations de l'hérédo-syphilis ne se produisent pas indifféremment à n'importe quel âge de la vie, mais que bien au contraire elles ont ou peuvent avoir des échéances d'apparition préférées, des *échéances de prédilection*, si je puis ainsi dire, variables de l'une à l'autre. Exemples : la paralysie dite de Parrot pour les premiers temps de la vie; — l'otite et la kératite pour l'enfance et l'adolescence; — comme aussi, inversement, l'ulcère gommeux pseudo-variqueux pour les périodes plus avancées de la vie ou même pour l'âge mûr, etc.

Eh bien! il en est de même pour la paralysie générale dérivant de la syphilis héréditaire. Elle, aussi, a ses époques préférées d'apparition, comme nous allons le voir.

Je vais émettre une proposition à l'encontre des opinions reçues, accréditées. Cette proposition est la suivante :

La paralysie générale de l'hérédo-syphilis a ses échéances préférées pour l'adolescence et la jeunesse. Proposition, je le répète, contraire aux idées du jour, contraire surtout à la croyance partout répandue et passée à l'état d'axiome, d'après laquelle « la paralysie générale serait une maladie de l'âge mûr ». Eh bien! en l'espèce, cette croyance est une erreur.

En effet, depuis un certain nombre d'années, une révolution s'est faite dans la science sur ce point. Il a été démontré, on le sait, par le Dr Régis :

1º Qu'une affection du jeune âge, autrefois méconnue comme nature et décrite sous des noms divers, n'est en réalité qu'une paralysie générale du jeune âge;

2º Que cette affection sévit le plus souvent sur l'adolescence de 12 à 18, 20 ans, avec un maximum vers la 15e année;

Qu'elle est toutefois susceptible de se montrer ou plus tôt ou plus tard; — plus tôt, c'est-à-dire dans l'enfance; — plus tard, c'est-à-dire vers la 20ᵉ année;

3° Qu'elle diffère de la paralysie générale de l'âge adulte par certains caractères de second ordre (qui n'ont pas à trouver place ici, pour l'instant), mais qu'elle s'en rapproche par ses traits primordiaux, essentiels, et surtout par une communauté d'origine qui n'est plus contestable aujourd'hui.

« Importante et belle découverte, disait mon père dans une de ses leçons. Sans nul doute, si M. Régis fût né hors nos frontières, l'affection dont il dépista si habilement l'origine eût pris le nom de « paralysie générale de Régis »; mais, naturellement comme il était français, un tel honneur ne lui fut pas concédé. »

Or, cette paralysie générale, qu'on s'est contenté d'appeler *juvénile* ou *précoce*, est infiniment plus fréquente qu'on ne l'imaginerait *a priori*. On en a compté successivement 23 cas, puis 42, puis 79, puis 100 (Dʳ Ingelrans), puis 120 (Dʳ Firpi), et bien davantage encore.

Aujourd'hui on n'en est plus à compter les cas; — tandis que tout au contraire j'ai eu toutes les peines du monde à rassembler dans mon enquête une douzaine de cas de paralysies générales de *l'âge adulte* reconnaissant comme origine l'hérédo-syphilis.

Or, remarque curieuse qui ressort de mes observations et qui, je l'espère, sera sans doute confirmée par d'autres, *alors qu'elle apparaît dans l'âge adulte, en tant que manifestation de l'hérédo-syphilis, elle reprend alors ses symptômes classiques et son allure habituelle de paralysie générale;* elle redevient une paralysie générale commune, comme celle qui a pour origine la syphilis acquise.

Mais je m'aperçois que pour être bien compris, je devrais préalablement rappeler ici en quelques mots les caractères de ce qu'on appelle la paralysie générale juvénile.

Or, voici quels sont ces caractères, d'après M. le Dʳ Régis, ses élèves et ses adeptes :

1° Caractère clinique majeur : elle se présente sous forme d'une *démence simple*, constituée par un affaiblissement et une extinction progressive de l'intelligence **SANS DÉLIRE** (sans délire, qu'on remarque bien ce point);

2° Elle a une évolution plus lente et une durée plus longue que la paralysie générale ordinaire.

3° Elle réagit sur le développement physique du sujet, développement qui se trouve enrayé par elle [1].

4° Elle se montre aussi fréquente chez les filles que chez les garçons, ce qui s'explique par l'égalité des sexes devant l'hérédité spécifique.

5° Enfin, elle se révèle fréquemment à l'autopsie, en plus de ses lésions habituelles par une atrophie marquée des circonvolutions, surtout du cerveau antérieur [2].

Eh bien! au point de vue clinique, le seul que nous ayons à envisager ici, la paralysie générale de l'hérédo-syphilis survenant à l'âge adulte reprend, ai-je dit, sa symptomatologie usuelle. Ce n'est pas seulement un état d'affaissement intellectuel, une simple démence qui la constitue, c'est aussi, et en plus, un *état délirant* et un état délirant avec cette note spéciale *de satisfaction mégalomaniaque* qui caractérise si bien la paralysie générale.

Je n'en ferai pas attendre plus longtemps un exemple, car dans la première des observations que je suis amené à citer et qui est un cas véritablement typique, le malade était absolument délirant et il se flattait dans son délire d'avoir « *des allumettes qui allaient éclairer toute l'Europe.* C'est tout dire. A ce trait seul on pressent, on devine la paralysie générale.

C'est ce dont vont témoigner au surplus les quelques observations suivantes que je donnerai comme spécimens :

Obs. CLXI (Dr Etienne). — *Hérédo-syphilis.* — *A 30 ans, invasion d'une paralysie générale dans son type usuel, notamment avec délire mégalomaniaque.*

X..., 30 ans, dessinateur, sujet nerveux, mais très doux, très affectueux. — Extrêmement sobre, il a toujours eu une vie très régulière. — Marié depuis vingt mois, il n'a jamais eu aucune cause d'ennui.

1. *Précis de psychiatrie.* Dr Régis, p. 762. Doin, éditeur.
2. M. le Prof. Joffroy insistait, lui aussi, sur ce fait de l'arrêt du développement chez les paralytiques généraux juvéniles. (Communication des Drs Claude et Levi-Valensi, à la Société de psychiatrie, 16 juillet 1908.)

En janvier 1867, il fut affecté d'un zona intercostal gauche.

Vers juin-juillet, ses allures commencent à étonner quelques personnes. Il se plaint de céphalées, d'inaptitude au travail, de vertiges, de bourdonnements d'oreilles, d'énervement, de troubles de la mémoire. — Devenu extrêmement emporté, il ne peut supporter personne, sauf sa femme, à l'égard de laquelle il est resté affectueux, voire obéissant.

Le 15 septembre, apparaissent les premières idées délirantes qui frappent sa femme. Celle-ci voulant ranger une boîte d'allumettes laissée sur une table, il lui dit : « Laisse ces allumettes, elles me serviront à *éclairer l'Europe* ». — Vers ce moment je constate : agitation, instabilité d'humeur, infixité des idées ; parole bredouillée, scandée, traînante ; mémoire totalement perdue. Légère inégalité des pupilles, qui réagissent bien à la lumière et à l'accommodation. — Tremblement des doigts. — Appétit très glouton.

Il ne peut exister d'hésitation sur le diagnostic de paralysie générale au début, bien que je n'aie pu relever de traces de syphilis dans l'enquête très minutieuse menée pendant les jours suivants.

Succède toute une scène qui est celle de la paralysie générale la plus classique et qu'il serait inutile de reproduire ici. Sommairement, elle se résume ainsi : alternances de périodes d'agitation et de stades de calme relatif. — Dépression progressive de l'intellect. — Ictus apoplectiformes. — Par instants, excitation, actes délirants. Quelquefois même, hallucinations (voit ou entend des voleurs), impulsions, violences sur ses infirmiers et même sur sa femme. — Par instants aussi, calme, mais alors enfantillages (s'amuse à des riens, roule ses vêtements « en capote, comme au régiment »). — Tremblement de plus en plus accusé des mains, des lèvres, de la langue. — Déchéance intellectuelle s'accentuant de plus en plus. — Internement devenu indispensable.

Avec un soin extrême, M. le Dr Etienne rechercha toutes les causes auxquelles pouvait être imputée cette paralysie générale : Syphilis acquise? Le malade s'en est toujours défendu, et cela avec une bonne foi qui ne semble pas douteuse ; du reste il n'en porte pas de stigmates. — Syphilis méconnue? Hypothèse improbable, étant donnés les soins minutieux que cet homme a toujours pris de sa personne. — Syphilis héréditaire? Mais pas d'antécédents de ce genre et pas le moindre stigmate. — Et l'enquête restait muette, « quand une tante du malade avec laquelle il était brouillé depuis plusieurs années vint me prévenir, croyant accomplir un vrai devoir, que la mère du malade était morte d'une *paralysie générale*, en 1885, à l'âge de 38 ans, *qu'elle avait contracté la syphilis dix-huit mois avant la naissance de son fils unique et qu'elle n'avait suivi de traitement que pendant quatre mois* (¹).

---

1. A noter, en outre, ceci dans les antécédents héréditaires : dix ascendants ou collatéraux pouvant être qualifiés de *cérébraux*; cinq ramollissements, et un suicide. — Père mort subitement, « d'une attaque ».

De rechef, j'insiste sur ce fait, que chez ce malade l'hérédo-syphilis n'a laissé aucune trace de son passage, aucun stigmate([1]).

Et de même pour d'autres faits ou analogues ou quasi identiques dans lesquels le délire (toujours avec sa note spéciale) est venu toujours prendre place.

Ce n'est pas cependant que, même dans un âge avancé, la forme purement démentielle, exempte de conception délirante, mégalomaniaque ou autre, ne puisse être observée, au moins pour un certain temps. De cela, je tiens à citer un exemple, que j'emprunterai aux notes de mon père.

Obs. CLXII (Pr A. Fournier et Dr Bensaude). — *Hérédosyphilis. Invasion à 36 ans d'une paralysie générale de forme purement démentielle et dépressive.*

X..., âgé de 36 ans, donne depuis plusieurs mois des signes évidents d'un affaiblissement progressif de l'intelligence et d'une modification absolue de caractère. Autrefois, très actif et gai, il est devenu par degrés apathique, indifférent, morose, triste, mélancolique, puis inactif, *inerte*. Actuellement, il est littéralement inerte et silencieux. Il ne fait absolument rien d'un bout de la journée à l'autre; il reste assis dans son fauteuil, regarde sans paraître voir, n'écrit pas, ne lit pas, ne dit pas un seul mot. Il est doux, n'a jamais de colère, n'exprime aucun sentiment. Bref, il paraît plus que déprimé, à savoir éteint, annihilé. — Il a perdu la mémoire. — *Il ne délire pas.* — Il ne commet pas d'actes incorrects, pour la raison peut-être qu'il n'en commet aucun. — A table, cependant, il se sert parfois de sa fourchette comme cuiller ou réciproquement.

D'autre part, tous signes d'une paralysie générale : inégalité des pupilles ; — marche hésitante ; — tremblement des mains très accentué ; — tremblement de la langue (frémissement sur place et mouvement « de trombone ») ; — sautillement des muscles du visage ; — maladresse des mains ; — excitation des réflexes ; — se refuse à parler. On n'obtient de lui qu'à grand'peine quelques paroles souvent mal articulées, parfois même incompréhensibles.

Donc, paralysie générale évidente *de forme démentielle, dépressive, mélancolique.* Mais à quoi rapporter cette paralysie? jamais d'alcoolisme; vie habituelle très calme; pas d'excès, pas de surmenage. — Pas d'aliénés, pas d'épileptiques, pas même de névropathes dans la famille, etc.... En revanche, la syphilis se révèle

1. *Annales de Dermatologie*, 1898, p. 535.

immédiatement à l'examen : d'une part cicatrices spéciales du visage, sur lesquelles nous allons revenir; et, d'autre part, gros sarcocèle syphilitique, indéniablement syphilitique. Testicule gauche aussi volumineux qu'un citron, régulièrement ovoïde, extrêmement dur, indolent, etc. On ne sait de quand daterait cet accident. Le malade (quand il parlait) a toujours récusé tout antécédent de syphilis. Puis enfin, surdité absolue, qui se serait produite, paraît-il, depuis deux années environ.

Et, quant à la nature de cette syphilis, elle doit sans doute être dite *héréditaire*, en dépit de l'absence de renseignements sur les ascendants du malade et aussi du fait de l'absence d'antécédents personnels.

Héréditaire, pour quelles raisons?

1° De par trois groupes de *cicatrices* occupant le visage, au niveau du front, d'une des régions parotidiennes et d'une aile du nez. Ces trois groupes bien nets sont constitués par une série de cicatrices déprimées, circulaires, présentant cette particularité presque caractéristique d'être réunies les unes au voisinage des autres sur une région circonscrite, comme « des fleurs dans un bouquet » ou mieux comme, sur une cible, la criblure d'un coup de feu dont les plombs n'ont pas encore divergé. C'est là, on le sait, la modalité des cicatrices syphilitiques dites *en bouquet*, ou qualifiées plus exactement de *criblure en coup de plomb*. — De quand datent ces cicatrices? Des premières années de la vie, car toutes les personnes de l'entourage du malade disent l'avoir toujours connu « comme cela » du plus loin qu'elles en ont le souvenir.

2° A cela s'ajoutent encore, comme stigmates d'hérédité : une ogivalité palatine très accentuée; une vulnérabilité dentaire extrême, qu'atteste la disparition de la grande majorité des dents. Celles qui subsistent sont ou cariées ou à l'état de chicots;

3° Enfin, et surtout une *oxycéphalie* extrêmement accentuée, qui frappe aussitôt le regard en donnant à la physionomie du malade un aspect étrange et, pour le syphiligraphe, des plus suspects.

Une autre observation de mon père est de même relative à un sujet hérédo-syphilitique qui fut affecté, vers 30 ans, d'une paralysie générale de forme absolument analogue à celle du malade précédent, c'est-à-dire démentielle, dépressive et mélancolique. Inutile, je crois, d'en reproduire la symptomatologie qui serait une répétition du cas qu'on vient de lire. J'en extrais seulement, dans la partie étiologique, ce qui a trait aux collatéraux et qui présente un intérêt spécial : « Sur neuf frères et sœurs, cinq sont morts, dont trois en tout bas âge et, dit-on, de « méningite ». — Un est paraplégique ; un autre, ataxique ; un troisième, très chétif, etc.

Au total, mon enquête ne m'a fourni qu'une douzaine environ de paralysies générales qui, dûment dérivées de l'hérédo-syphilis, aient fait leur apparition première au delà de la vingtième année environ ; tandis, nous l'avons vu, qu'on en citerait plus d'une centaine bien avant ce terme.

Ces paralysies générales hérédo-spécifiques de l'âge adulte se sont produites aux échéances que voici :

A 23 ans.	1 cas.
A 24 —	1 —
A 28 —	1 —
A 30	2 —
A 31 —	1 —
A 32 —	1 —
A 35 —	1 —
A 42 —	1 — (1)

Voici un résumé de ce dernier cas, tout à fait intéressant par son échéance *tardive*. Il est dû au Dr Christian Muller.

Obs. CLXIII (Ch. Muller). — *Hérédo-syphilis.* — *Invasion de la paralysie générale à* **quarante-deux ans.**

Demoiselle de 22 ans, fille d'un capitaine de vaisseau ; vierge. — Aucune tare nerveuse dans la famille ; un frère aîné bien portant. La malade est le second enfant ; quatre enfants naquirent postérieurement, qui succombèrent,

---

1. De même, dans une thèse intéressante du Dr Bonneau, sur *l'hérédité similaire dans la paralysie générale*, Paris, 1909, je ne trouve, sur 35 cas, que 2 cas où la maladie ait *paru* faire invasion dans l'âge mûr (45 et 51 ans), contre *quatorze* où elle s'est manifestée avant la vingt-cinquième année ; et, sur ces 14 cas, les premiers symptômes morbides apparurent :

  Vers la *quatorzième* année. . . . . 1 fois.
  Vers la *douzième* année. . . . . 3 fois.
Quelle opposition !

dans le jeune âge, par faiblesse congénitale. — Puis, la mère accoucha encore de trois filles, bien portantes et exemptes de stigmates d'hérédo-syphilis.

La malade en question a toujours été débile. — Coryza dès sa naissance. — A 13 ans apparurent des ulcérations étendues sur les jambes, ulcérations qui guérirent par des frictions mercurielles. — La jeune fille a élevé ses sœurs cadettes, encore vivantes à ce moment, et a conduit parfaitement la maison de commerce de sa mère *jusqu'à l'âge de 42 ans.* — Au printemps de 1908, fatigue dans les jambes, démarche traînante et difficile pour monter les escaliers. — Insomnie, agitation ; puis symptômes démentiels. Admise à la clinique psychiatrique de Cologne.

A l'examen, on constate des cicatrices étoilées, circinées, des ulcérations des jambes. — Tibias en lames de sabre. — Asymétrie cranienne ; front olympien. — Nez en lorgnette, typique ; dents d'Hutchinson. — Surdité sans cause appréciable.

Inégalité pupillaire. — Signe d'Argyll-Robertson. — Signe de Romberg. — Démarche ataxique. — Difficulté de la parole. — Tous signes psychiques de paralysie générale (mégalomanie, etc., etc.) (1).

C'est là, à ma connaissance du moins, le cas où une paralysie générale d'origine hérédo-syphilitique s'est produite à échéance *la plus tardive.* — Quel enseignement elle comporte relativement au traitement de l'hérédo-syphilis !

Enfin, je ne voudrais pas quitter cette question de la paralysie générale sans placer ici au moins quelques mots sur les fluctuations, les variations qu'ont subies les idées médicales relativement au *pronostic héréditaire* de la maladie.

Il fut un temps, temps *d'optimisme*, où la paralysie générale était considérée comme « *la moins héréditaire de toutes les maladies mentales* ».

« Elle ne reconnaît, disait-on, que l'hérédité congestive, l'hérédité similaire ou vésanique lui restant étrangère. » Ses dangers en somme semblaient assez restreints pour qu'un de nos maîtres se soit prononcé à son égard dans les termes suivants : « Je n'hésiterais pas à donner mon fils, si j'en avais un, à la fille d'un paralytique général. »

Puis, avec une connaissance plus approfondie de la maladie, voici que les opinions médicales se sont modifiées, voire transformées. J'en emprunterai l'expression à deux thèses médicales très

1. *Munch. medic. Wochensch.*, 1908, n° 38, p. 1986. — Sommaire dans les *Annales des maladies vénériennes*, 1908.

documentées et très étudiées, celle de M. Lucien Wahl (1898)[1] et celle de M. Maurice Bonneau (1909)[2].

I. « L'innocuité relative de la paralysie générale au point de vue héréditaire, admise autrefois par un grand nombre d'auteurs, ne paraît pas aujourd'hui confirmée par les faits. »

II. « *Les descendants des paralytiques généraux sont prédisposés aux affections du système cérébro-spinal et en particulier à la paralysie infantile et aux affections convulsives (épilepsie, hystérie).* »

III. « Chez ces descendants des paralytiques généraux on observe très fréquemment les *maladies mentales*, et cela sous toutes leurs variétés. Les plus communes d'entre elles sont : tous les degrés de dégénérescence mentale, idiotie, imbécillité, débilité mentale, instabilité mentale. »

IV. « On a cherché à établir que l'hérédité congestive existe seule chez les descendants des paralytiques généraux et qu'ils étaient à l'abri de l'hérédité vésanique. Une telle distinction est en contradiction formelle avec les faits. *Toutes les affections nerveuses (maladies à lésions connues, névroses, psychoses) peuvent se rencontrer chez les enfants issus de parents atteints de paralysie générale.* »

Le docteur Bonneau précise même ce dernier point et ajoute :

V. « *Les cas d'hérédité similaire*, c'est-à-dire ceux où les héritiers de paralytiques généraux sont frappés de paralysie générale, cas à la recherche desquels nous nous sommes plus spécialement attaché, *représentent une proportion de* 60 *pour* 100 *environ*, (proportion basée sur une statistique de 612 cas)[3]. »

A d'autres points de vue, les partisans de ces idées nouvelles ajoutent encore ceci :

Les *enfants des paralytiques généraux meurent fréquemment*

---

1. *Contribution à l'étude de la descendance des paralytiques généraux.* Thèse de Paris, 1898.
2. *L'hérédité similaire dans la paralysie générale.* Thèse de Paris, 1909.
3. Je citerai à ce propos la curieuse observation que le Prof. Brissaud et le D^r Gy ont présentée à la Société de psychiatrie (séance du 21 janvier 1909). Cette observation est relative à deux cas de paralysie générale ayant frappé vers la même époque le père et la fille. Le père, âgé de 55 ans, avait contracté la syphilis à 24 ans ; — la fille, petite, infantile, présentant de nombreux stigmates d'hérédo-syphilis, ayant souffert dans le jeune âge de nombreux troubles nerveux; de chorée, de sclérose en plaques, présenta, à 19 ans, les premiers symptômes d'une paralysie générale juvénile typique.

dans le bas âge. Et rien d'étonnant à cela, car c'est là un des caractères habituels de l'hérédo-syphilis. — Cette polymortalité est due, sans parler de la polyabortivité, à diverses causes morbides se produisant dès le tout jeune âge. Quelques exemples :

1. Dans un ménage à mari paralytique général, sur 6 enfants, 4 morts en bas àge.

2. Dans un ménage semblable, 6 enfants morts et deux fausses couches.

3. Dans un ménage semblable, 5 enfants morts en bas âge sur 6.

4. Dans un ménage semblable, 7 fausses couches.

5. Dans un ménage semblable, 12 enfants morts sur 12.

6. Dans un ménage semblable, 18 enfants morts en bas âge; deux enfants survivants ont eu des convulsions dans leur bas âge, etc.

Et, pour ma part, j'ajouterai encore :

Il n'est pas rare d'observer chez les descendants de paralytiques généraux ces *irrégularités*, ces *erreurs du développement*, ces *vices de conformation*, voire parfois ces *anomalies tératologiques* qui sont d'observation plus ou moins commune dans l'hérédo-syphilis. Ce dernier caractère achève de rapprocher lesdits enfants du groupe des hérédo-syphilitiques dont ils font en effet étiologiquement partie.

XXXII

NÉVROSES

Les névroses qui servent d'expression la plus habituelle à l'hérédo-syphilis dans l'âge adulte sont susceptibles de modalités différentes qui peuvent être ramenées à trois types de la façon que voici :

Tantôt elles affectent d'une façon prédominante (je ne dis pas exclusive) le type *hystérique*, trop connu pour que j'aie à le spécifier.

Tantôt elles présentent la *forme neurasthénique*, constituée comme expression prédominante par une dépression générale de l'être vivant, par une sorte d'accablement, d'affaissement à la fois physique, psychique et moral.

Tantôt enfin, revêtant une allure plus psychique, elles constituent ce qu'à tort ou à raison j'ai appelé la *cérébrataxie ou psychataxie* (j'expliquerai plus tard ces néologismes).

Mais en tout cas, bien plus souvent, au lieu de prendre telle ou telle de ces formes individualisées, elles affectent une forme mixte, par association de ces diverses modalités (hystéro-neurasthénie, neurasthénie cérébro-ataxique), avec prédominance de telle ou telle.

Je vais essayer de préciser :

I. **Neurasthénie**. — La neurasthénie est une modalité névrosique qui (autant du moins que j'en puisse juger par le nombre limité de cas dont je dispose) se rencontre plus fréquemment que l'hystérie vraie.

On en connaît le caractère dominant : c'est, je le répète, la dépression générale (*nervous exhaustion*), l'épuisement nerveux, l'affaissement, l'accablement, l'effondrement de l'être, « l'aplatissement général », comme disent les malades. C'est un syndrome composé d'une foule d'autres symptômes de divers genres, je ferais mieux de dire de tous genres, le plus souvent d'ailleurs encadré d'autres symptômes nerveux de genres différents.

En voici deux exemples :

Obs. CLXIV (Prof. A. Fournier). — *Hérédo-syphilis. A 24 ans, invasion d'un état neurasthénique. — Multiplicité de troubles nerveux. — Aboulie. — Hypocondrie. — Phobies, obsessions morales, etc.*

M. X..., âgé de 24 ans, est né d'un père syphilitique (qui a été affecté notamment d'une gomme phagédénique de la gorge) et d'une mère sur laquelle je n'ai jamais pu découvrir la moindre trace de syphilis.

Un frère est mort-né.

Le malade a eu une enfance difficile, « a toujours, dit-il lui-même, été malingre, souffreteux, chétif ».

Traité par le mercure un certain temps, il s'est développé et n'a même jamais présenté d'accident syphilitique. Intelligent, il a fait des études moyennes. A 24 ans seulement, il a été pris d'un changement subit, d'une véritable modification de sa personnalité, de son caractère, de ses goûts, de son humeur, etc.

Il se disait constamment las, fatigué, même sans avoir rien fait. Il ne supportait plus le travail; il ne pouvait plus faire son métier. Il est devenu indifférent, apathique, ennuyé de tout, dégoûté de tout, quasi inerte. Il est arrivé par degré à ne plus rien faire, à rester couché des journées entières sans motifs. Il ne fait que répéter, non sans chagrin, qu'il « n'est plus propre à rien ». Il n'a plus de volonté, il est découragé et tout à fait *aboulique*.

A part cela, il est doux; jamais le moindre emportement. « Je n'ai plus même le courage, dit-il tristement, de me mettre en colère ». Il a constamment la tête lourde et comme une calotte de plomb sur le crâne. Il accuse des douleurs aiguës un peu partout, douleurs imprécises, mobiles, et variant du reste d'intensité et même de siège d'un jour à l'autre. Dyspepsie, flatulences, appétit variable; constipation opiniâtre.

Intelligence très nette; pas la moindre idée incorrecte, mais idées noires, hypocondrie, nosomanie. Il se dit destiné à la paralysie générale, au gâtisme. « Il est perdu, » répète-t-il à tout moment.

Parfois, angoisses, anxiétés, obsessions morales; crainte de nuire, de commettre un acte contre l'honnêteté, la morale, les convenances, etc.

Et surtout, variabilité extrême de tous ces phénomènes, de toutes ces impressions qui se succèdent avec une irrégularité absolue.

Des médications de toutes sortes ont échoué depuis un an contre cet état singulier.

Autre cas, à peu près identique.

Obs. CLXV (personnelle). — *Hérédo-syphilis. — Depuis l'âge de 25 ans environ, neurasthénie avec hypocondrie, affaissement psychique, anxiété nerveuse, etc.*

M. X...., âgé de 34 ans, est né d'un père syphilitique. — Une sœur morte à quelques mois, criblée de plaies syphilitiques. — Un frère que je n'ai pu voir, affecté, dit-on, de névralgies atroces et de phénomènes nerveux divers. — Un autre frère mort « fou » dans une maison de santé.

Dans l'enfance, le malade a eu des éruptions nombreuses dont témoignent des cicatrices profuses sur la peau. — Depuis une dizaine d'années il ne fait plus rien, en raison d'une sorte d'incapacité intellectuelle, comme il le dit lui-même : « Je ne puis plus rien faire, pas même écrire, parfois pas même causer, car tout cela me fatigue. Impossible de m'occuper de quoi que ce soit ; mes jambes sont faibles (et pourtant il marche très bien). Les femmes même ne me disent plus rien, je suis impuissant ; je n'ai pas eu un seul rapport depuis plusieurs années (et cela est vrai). Je souffre trop d'ailleurs, et de partout, dans la tête, dans les membres, dans le ventre, le thorax, etc. »

Mains agitées d'un véritable tremblement. Estomac débile. Constipation rebelle et chronique. Hypocondrie absolue. Se dit menacé de toutes les maladies. Nul signe de paralysie générale, non plus que de tabès, non plus que d'hystérie. Parfois angoisses et anxiétés nerveuses.

Affaissement, accablement véritable. État moral déplorable :

« Voilà dix ans, me dit-il, que je suis tous les traitements que nombre de vos confrères m'ont ordonnés, et cela sans le moindre résultat. Un seul remède m'a quelquefois donné quelque soulagement ; c'est l'iodure de potassium. »

II. *Hystérie.* — D'après les relevés de ma statistique, ce serait là, au moins dans ses formes pures, exclusives, non associées, la plus rare des trois névroses de provenance hérédo-syphilitique.

Il est peu commun, à la vérité, que l'hystérie de telle provenance attende l'âge adulte pour entrer en scène. Le plus habituellement et de beaucoup, elle s'annonce et évolue avec la puberté.

A reconnaître, d'autre part, que souvent, bien souvent, elle est méconnue quant à son origine. Et rien d'étonnant à cela. On sait combien il est difficile et délicat, étant donné un syndrome hystérique, *a fortiori* un symptôme isolé d'hystérie, de déterminer la cause à laquelle ce syndrome ou ce symptôme doit être rattaché. On a bien longtemps discuté avant de se résigner à admettre une hystérie syphilitique. Il est tout simple que l'on conteste l'authenticité d'une hystérie hérédo-syphilitique.

Il est des cas, cependant, où cette authenticité s'impose. Heureusement pour moi en l'espèce, je dispose d'une observation qu'on m'excusera de qualifier d'irréfutable, tant elle semble préparée à dessein pour une démonstration, observation qui a été très longuement suivie par divers médecins, notamment par mon père, notamment aussi par deux neurologistes des plus autorisés, MM. les docteurs Babinsky et Gilles de la Tourette.

Cette observation est celle de deux frères hérédo-syphilitiques dont l'un, l'aîné, a été principalement touché dans son système nerveux, tandis que le plus jeune payait son tribut d'une façon toute différente, à savoir par des lésions cutanées et osseuses; en sorte que ce dernier servait en quelque sorte de garant à son aîné comme filiation et nature des accidents.

Voici, en quelques mots, ce fait curieux par excellence pour lequel je sollicite vraiment l'attention du lecteur.

Obs. CLXVI (Prof. A. Fournier). — Deux frères hérédo-syphilitiques, très différemment affectés :

Sur l'aîné, système nerveux éprouvé d'une façon très prédominante : convulsions; hémiplégie; manie de persécution; délire mystique; hallucinations; boule hystérique, etc.

Sur le cadet, ulcère gommeux, syphilide tuberculo-ulcéreuse; système nerveux respecté.

Disons d'abord que l'hérédité syphilitique s'affirmait sur l'un et l'autre frère par des *stigmates* de signification incontestable et surtout par une *polymortalité infantile* de la même génération. (Sur 14 enfants, 12 morts, et tous morts en bas âge, à la suite d'affections convulsives qui furent plusieurs fois qualifiées de méningites).

Puis, 1º sur l'aîné, *système nerveux éprouvé d'une façon très prédominante.* A savoir :

Convulsions à diverses reprises dans l'enfance, alternant avec des accidents cutanés, osseux, ganglionnaires et oculaires; puis, *crises convulsives* très nombreuses et franchement hystériques; *hémiplégie* à 15 ans; puis deux *accès maniaques*, qualifiés par des médecins spécialistes de « délire de persécution » pour la première atteinte et de « délire mystique » pour la seconde; puis, nouvelle *hémiplégie* que le Dᵣ Gilles de la Tourette n'hésite pas à dénommer « hémiplégie hystérique »; et, finalement nouvelle *hémiplégie* pour laquelle le malade entre à la clinique de Saint-Louis, où l'on constate alors de nombreux symptômes hystériques que je vais dire;

2º Tandis que, d'autre part et au même moment, évoluait sur

le jeune frère, tout aussi rudement éprouvé, mais d'une autre façon, un *ulcère gommeux* du tibia et une *syphilide tuberculo-ulcéreuse.*

Parallèle certes très curieux, très instructif et témoignant bien de l'identité de nature entre les accidents éprouvés par les deux frères, en dépit de la diversité de localisations et de formes. Cela va ressortir de l'observation.

Les deux frères X... et Y... entrent le même jour dans le service de la clinique à l'hôpital Saint-Louis, en janvier 1898.

I. — L'aîné d'abord, X..., âgé de 23 ans, dit tenir de ses parents ce renseignement digne d'intérêt qu'il n'a *commencé à parler et à marcher que vers l'âge de 5 ans.* Vers la même époque, il a présenté divers accidents, à savoir : éruption croûteuse sur le visage ; écoulement par le nez ; écoulement par les oreilles ; maux d'yeux. Un an plus tard, il a été pris de *crises convulsives*, au cours desquelles il perdait connaissance et urinait sous lui, mais sans jamais se mordre la langue. A sept ans pneumonie, puis pleurésie gauche avec péricardite.

Peu après, *ulcérations* et *exostoses* sur les tibias. Puis, nouvel écoulement par le nez, et *kératite [interstitielle.* A onze ans, nouveaux écoulements par le nez et les oreilles ; maux d'yeux, engorgements ganglionnaires considérables ; *exostoses* avec violentes douleurs dans les jambes et les coudes ; ostéite suppurative au pouce droit. A ce moment les crises convulsives (qui s'étaient apaisées) ont repris avec violence, pour se continuer jusqu'à l'âge de 15 ans. A 14 ans, consécutivement à l'une de ces crises, *hémiplégie droite* légère, qui dure une quinzaine. A 15 ans, lésions osseuses des jambes pour lesquelles il est successivement traité par M. le professeur Verneuil et par moi. Guérison par iodure de potassium. Puis, nouvelle *ophtalmie*, dont le guérit M. le professeur Panas. Puis, crises de *polyurie*, traitées par M. le professeur Germain Sée. Puis, apparition de très volumineuses *adénopathies* périmaxillaires et cervicales, qui cèdent à un nouveau traitement par l'iodure.

Quelque temps après, il est interné à Sainte-Anne pour une affection mentale, qui, paraît-il, a été diagnostiquée *manie de persécution* avec *hallucinations.* Il reste quinze mois dans cet établissement, puis en sort guéri. Un an plus tard, nouvel internement à Sainte-Anne pour *délire mystique.*

Quelques mois plus tard, il est repris d'hémiplégie, et reçoit les soins de M. le Dr Gilles de la Tourette (douches froides et électricité). L'hémiplégie s'améliore après une durée de sept mois.

Enfin, il y a trois semaines, à la suite d'une vive contrariété, il se réveille avec une nouvelle hémiplégie, qui va s'atténuant peu à peu, mais pour laquelle il se décide à rentrer à notre hôpital.

État actuel. Légère *parésie hémiplégique* siégeant à droite. La main droite serre moins énergiquement que la gauche ; la jambe droite est un peu traînante dans sa marche. Face respectée.

On observe en outre (tous symptômes que n'accuse pas le malade) : 1° une *hémianesthésie sensitive* et *sensorielle* du côté droit, avec réflexes exagérés ; 2° un *rétrécissement* du champ visuel très accentué des deux côtés ; 3° une hyperesthésie très notable au niveau des fosses iliaques. Le malade raconte que jadis une pression même légère exercée en ces points suffisait à déterminer une violente crise convulsive. En outre, sensation de *boule œsophagienne*, très bien décrite par le malade.

De ces divers symptômes ressort en pleine évidence le diagnostic d'hystérie.

Examinant ensuite le malade au point de vue des stigmates d'hérédo-syphilis, je constate ce qui suit :

Taille moyenne, plutôt élevée. Développement normal, régulier. *Teint grisâtre*, pâle. Peu d'embonpoint, masses musculaires moyennes.

Asymétrie faciale, donnant à la physionomie une expression singulière dont la raison échappe à première vue. L'œil droit semble plus petit en raison d'une ouverture palpébrale moindre. De plus, il est surélevé par rapport à l'œil gauche. Sur une photographie, faite en vue de se rendre un compte exact de cette particularité, on constate que le bord de la paupière inférieure gauche n'est pas sur un plan horizontal par rapport à celui de la paupière droite; il est plus élevé d'environ 4 millimètres.

D'autre part, cette asymétrie se retrouve dans le système dentaire, comme nous le verrons dans un instant.

Malformations craniennes. — Le crâne semble comme tordu sur son axe et refoulé à droite. Bosse frontale droite saillante. Bosse pariétale droite plus saillante encore.

Système dentaire. — Dents mal rangées en général et vicieusement conformées pour un certain nombre. Incisives médianes supérieures élargies horizontalement au niveau de leur diamètre moyen. Plusieurs dents de la mâchoire supérieure offrent des dépressions en cupule. Incisives inférieures à. sillons en gradins. De plus, les dents supérieures sont refoulées à gauche par rapport aux inférieures, si bien que les deux incisives médianes supérieures répondent à l'incisive inférieure médiane du côté droit et aux deux autres du côté gauche, comme le montre très bien un moulage du Dr Chompret.

Système osseux. — Tibias volumineux, irréguliers de surface, et douloureux à la pression sur quelques points. Les deux humérus, malformés, sont déviés en dehors à leur extrémité inférieure. Dans l'extension de l'avant-bras sur le bras, les deux segments du membre forment un angle obtus à sommet dirigé en dehors.

Examen des yeux (Dr Sauvineau). — « Vestiges d'*iritis* et de *kératite interstitielle* dans les deux yeux.

Myopie. — A l'examen ophtalmoscopique, signes non douteux de *rétinite pigmentaire* double, sous forme d'amas de pigment arrondis, soit confluents, soit isolés. Cette disposition est surtout marquée dans la moitié inférieure de l'œil droit. Pas de taches atrophiques. Papilles optiques blanchâtres et à bords irréguliers (vestiges probables de névrite).

Examen des oreilles (Dr Hermet). — *Surdité* droite absolue. Traces non douteuses d'écoulements multiples. A gauche, otite moyenne purulente, d'origine ancienne, mais persistant encore aujourd'hui.

II. — Y..., âgé de 20 ans, frère du précédent, sujet bien portant, bien musclé. Comme antécédents, il raconte qu'il a eu une enfance troublée par divers incidents; maux de tête fréquents, faiblesse générale; asthénie musculaire, difficulté pour marcher, essoufflement au moindre exercice, battements de cœur, blépharites fréquentes, etc.

On ne trouve sur lui, réserve faite pour le système dentaire, aucun stigmate d'hérédo-syphilis. La taille est moyenne, le corps et les membres bien conformés. — Intelligence normale. — Pas d'accidents nerveux (le malade toutefois se plaint d'être parfois « ennuyé par des idées excentriques »). Jamais d'attaques analogues à celles de son frère.

En revanche, plusieurs particularités à relever du côté du système dentaire, à savoir :

1° Maxillaires supérieurs étroits, et voûte palatine ogivale.

2° Implantation vicieuse, mais méthodiquement et, si je puis ainsi parler, régulièrement irrégulière des incisives latérales, supérieures et inférieures, qui sont situées *en arrière* et un peu en dehors des incisives médianes. De sorte que toutes les incisives se trouvent rangées sur deux plans différents et en forme d'hémicycles concentriques. A gauche, la canine est exactement contiguë à la grande incisive. Elle est bien constituée, tandis que sa congénère droite est notablement plus petite. Pas de sillons sur ces dents, non plus d'ailleurs que sur aucune autre.

3° Persistance d'une dent de lait (insicive supérieure latérale) et de quelques racines de dents de lait (seconde prémolaire droite et première prémolaire gauche).

D'autre part, le malade (qui n'a jamais eu d'affection vénérienne, notamment le moindre accident imputable à une syphilis acquise) présente deux lésions de nature incontestablement syphilitique, lesquelles en conséquence ne peuvent être imputées qu'à une affection héréditaire, à savoir :

1° Une *lésion osseuse*, intéressant le tibia droit. Cette lésion dont le début remonte à plusieurs années, et dont les incidents ne nous sont connus que par le récit du malade, aurait consisté originairement en une tuméfaction très douloureuse du tiers supérieur de la jambe; puis, lentement, la tumeur se serait ramollie, ouverte et transformée en une grande ulcération. Il en est sorti plusieurs fragments d'os. Aujourd'hui on ne constate plus qu'une excavation creusée dans l'os, excavation longue d'environ 5 à 6 centimètres et ne mesurant pas moins de 3 à 4 centimètres en profondeur. Cette véritable caverne creusée en plein tibia n'offre rien de spécial comme physionomie; elle est simplement tapissée par des bourgeons charnus d'un beau rouge. A son pourtour, tibia hyperostosé, mais indolent. Somme toute, ce que l'on constate actuellement n'est en toute évidence que la dernière étape d'une lésion accomplie, laquelle semble bien avoir été constituée par un *ostéome tertiaire de forme gommeuse.*

Dans l'aine du côté correspondant, volumineux ganglion. Cette adénopathie, de date ancienne, est vraisemblablement symptomatique des accidents osseux et cutanés qui se sont produits à la jambe.

2° Sur la face postéro-externe de l'avant-bras gauche, à l'union du tiers inférieur avec les deux autres tiers du membre, groupe de lésions cutanées croûteuses et ulcératives, occupant une étendue comparable à la paume de la main. Ces lésions, de par l'aspect de leurs croûtes épaisses, stratifiées et brunâtres, de par leurs bords entaillés à pic et adhérents, de par le caractère bourbillonneux de leur fond, de par leur configuration orbiculaire, et enfin leur groupement en bouquet, s'imposent manifestement pour des *syphilides tertiaires tuberculo-ulcéreuses*.

A relever encore l'existence de deux cicatrices circulaires et pigmentées, siégeant au niveau de la jambe gauche, vestiges peu contestables de lésions ulcéreuses spécifiques qui se sont produites là il y a quelques années ; et une certaine intumescence douloureuse du tibia gauche.

Traitement mixte : mercure et iodure de potassium, 4 à 6 grammes par jour.

Atténuation rapide, puis guérison des syphilides en l'espace de trois semaines.

Très notable amélioration de la caverne ulcéreuse du tibia, puis cicatrisation presque complète ; la rainure du fond de la plaie reste seule à l'état ulcéreux, lorsque dans les premiers jours de février le malade quitte volontairement l'hôpital.

Un complément nécessaire à ces deux observations sera un parallèle entre les deux frères au point de vue des stigmates d'hérédité syphilitique relevés sur l'un et l'autre. Impossible de n'être pas frappé par ceci : *contraste étonnant entre la multiplicité, la surabondance des stigmates d'hérédo-syphilis présentés par l'aîné* (celui qui fut affecté d'accidents hystériques si profus et si intenses) et la quasi-absence de stigmates de cet ordre sur le plus jeune.

Le premier était, je puis le dire sans exagération, **criblé de stigmates** ; le second n'en présentait que d'*un seul ordre*, et d'un ordre peu significatif relativement. On en jugera du reste par le parallèle ci-contre.

SUR L'AÎNÉ :

1° Développement tardif (n'a commencé à parler et à marcher que vers l'âge de 5 ans).

2° Asymétrie faciale.

3° Dénivellation oculaire..

4° Malformation cranienne, bosses frontales et pariétales très accusées.

5° Stigmates dentaires multiples.

6° Malformations osseuses.

7° Stigmates oculaires : vestiges d'iritis et de kératite, rétinite pigmentaire, myopie.

8° Surdité droite, reliquats d'otite.

9° Dans l'enfance, maux d'yeux fréquents, kératite interstitielle, écoulements d'oreilles, éruptions ayant laissé des cicatrices, exostoses, ulcérations aux jambes, violentes douleurs osseuses, ostéite suppurée du pouce, etc.

SUR LE CADET :

Rien que des stigmates dentaires (encore d'un ordre peu significatif, relativement).

III. *Hystéro-neurasthénie.* — Il n'est pas rare qu'à des symptômes d'hystérie viennent s'ajouter des symptômes de neurasthénie, ou réciproquement. De sorte que sur le même sujet on peut rencontrer à la fois, soit successivement, soit dans le même temps des symptômes de modalités différentes, discordantes même parfois.

Tel a été le cas, par exemple, d'une jeune femme dont mon père a recueilli la longue histoire, pouvant se résumer au total en ceci :

Obs. CLXVII (Prof. A. Fournier). — *État hystérique de 16 à 26 ans. — Plus tard, au delà de 26-27 ans, modification complète : neurasthénie prédominante; — Diplopie intercurrente; — traitement spécifique; — Guérison de la diplopie; — amélioration de l'état neurasthénique. — Hérédité syphilitique ne se traduisant ici que par un seul ordre de stigmates (état du fond de l'œil).*

De 16 à 26 ans environ, symptômes hystériques de tout genre : émotivité extrême, mobilité excessive de caractère et d'humeur, douleurs multiples, névralgiques et névralgiformes, tous troubles imaginables de sensibilité, hyperesthésies, hypoesthésies, anesthésies, sensations anormales et bizarres, boule œsophagienne, ovarie, hoquets, insomnies, hémiplégie hystérique, etc., etc. Puis, à un moment donné, vers 26 à 27 ans, changement de scène : sur un fond hystérique persistant, symptômes de neurasthénie, dépression générale, fatigue constante, accablement, « aplatissement », « anéantissement » de tout l'être. Cette femme, qui était active, suractive, passionnée, qui ne cessait d'aller et de venir, d'agir, d'écrire, de lire, de faire de la musique, de s'occuper de toutes choses, devint en quelques mois apathique, indifférente, paresseuse, inoccupée, passive, *inerte.* Elle se disait toujours lasse, fatiguée, à bout de forces ; elle ne sortait plus, n'écrivait plus, n'ouvrait plus son piano, ne lisait plus, restait des journées dans son lit, bref avait renoncé à tout ce qui constituait sa vie d'autrefois. Elle était dégoûtée de tout, ennuyée de tout. Sa santé seule l'occupait, et déjà son esprit était obsédé de la crainte de nombreuses maladies, quand, par bonheur, une diplopie vint s'ajouter à la scène. Cette diplopie donna l'éveil et fit enfin suspecter la syphilis. On prescrivit un traitement intensif par l'huile grise. Ce traitement guérit la diplopie, cela est sûr, et — soit effet moral, soit résultat spécifique de la médication — cette disparition de la diplopie fut suivie d'une amélioration considérable dans l'état hystéro-neurasthénique de la malade.

A noter au passage un complément curieux de cette curieuse observation.

A coup sûr la malade en question était une hérédo-syphilitique. Son père avait eu la syphilis, et des sept enfants qu'avait eus de lui sa mère, trois étaient morts avant de naître et quatre autres présentaient des tares non équivoques d'hérédité syphilitique. Mais, sur elle-même quel témoignage traduisait une hérédité semblable? **Un seul**, à savoir : **l'état du fond de l'œil.** A cela près, rien, absolument rien. L'examen le plus minutieux ne révélait rien de suspect sur cette femme. L'habitus extérieur est fait pour exclure ou du moins ne pas autoriser la suspicion d'hérédité syphilitique. Cette femme, en effet, est grande, élancée, très bien faite, jolie, et sa *denlilion merveilleuse*. Aucune cicatrice sur le corps et la muqueuse ; aucune malformation, aucune tare apparente.

Ce qui témoigne une fois de plus que, dans toute enquête de ce genre, il faut non pas se contenter de l'aspect extérieur, mais rechercher l'hérédo-syphilis *partout*, partout où elle peut se trahir, notamment dans le fond de l'œil où elle se cache bien souvent.

Des associations plus complètes de symptômes nerveux différents peuvent encore s'observer dans l'hérédo-syphilis.

Tel est le cas pour un de mes malades qui a présenté successivement ces trois ordres de phénomènes :

1° Symptômes (très atténués) d'une maladie de Little, s'accusant encore à trente ans par une raideur très apparente des membres inférieurs avec attitudes vicieuses, dandinement de la marche, etc.

2° Plus tard, dans l'adolescence, symptômes très accentués d'hystérie ;

3° Plus tard, dans l'âge adulte, tous symptômes d'hystéro-neurasthénie.

Disparition actuelle de ces deux derniers ordres d'accidents. Subsistent seulement aujourd'hui les reliquats de la maladie de Little.

IV. *Cérébrataxie.* (Psychataxie). — Enfin, un troisième type de névrose parasyphilitique est constitué par ce qu'on me permettra de qualifier du nom de cérébrataxie.

Celui-ci est peut-être bien le plus commun des trois. En tout cas, c'en est le moins connu, parce qu'il est à la fois mal défini, polymorphe et complexe.

Sommairement, il consiste en ceci : *Un état de dégénérescence des facultés intellectuelles, morales et affectives.*

Il faut vraiment avoir une grande expérience de l'hérédo-syphilis pour se risquer à lui rattacher un état aussi insuffisamment défini ; aussi laisserai-je la parole à mon père sur ce sujet particulièrement difficile et délicat.

« Positivement, disait-il, dans une de ses dernières leçons, l'hérédo-syphilis crée parfois des sujets bizarres, originaux, excessifs, incoordonnés, que le public qualifie vulgairement du nom d'impondérés, de fantaisistes, de déséquilibrés, voire, pour un degré supérieur, de « timbrés », de « détraqués », de « toqués », de « demi-fous ». Médicalement on a appliqué à leur état les qualificatifs de nervosisme, de neurasthénie, d'hystérie, d'hystéro-neurasthénie, de cérébrasthénie, etc. ; tous noms à la fois bons et mauvais, bons parce qu'ils expriment une part de l'état morbide dont il s'agit, mauvais, parce qu'ils le représentent incomplètement ou infidèlement. Et, en effet, *nervosisme*, est une expression générale qui ne précise rien, qui ne veut rien dire. *Neurasthénie* implique une dépression de l'être qui fait souvent défaut ici. *Hystérie* implique une série de symptômes d'un autre ordre. A ces divers termes je préférerais ceux de *cérébrataxie* ou de *psychataxie* (qui cependant sont loin de me satisfaire encore), parce qu'ils ont au moins l'avantage d'exprimer un trait dominant des malades en question, lesquels, avec une fonctionnalité organique en apparence irréprochable, n'en aboutissent pas moins à une fonctionnalité incorrecte, cela à la façon de l'ataxique qui, avec des muscles puissants, n'en aboutit pas moins à l'impéritie motrice, voire à l'impotence.

« Extrêmement variables sont les formes qu'affecte cette névrose, qui d'ailleurs s'associe souvent à telle ou telle des deux précédentes. »

Elle intéresse à la fois l'intelligence, les sentiments affectifs et moraux.

Sur le premier point, on a affaire à des individus qui, avec un fonds moyen d'intelligence, restent inférieurs à la moyenne courante parce qu'ils sont incomplets. Suffisants sur un point, ils sont défaillants sur d'autres. Ils offrent le type de ces sujets dits **lacunaires** ou à intelligence partielle, qui, bien doués par certains côtés, présentent (pardon de l'expression) une *lacune*, un *trou* sur d'autres, comme on dit vulgairement.

Et de même au point de vue moral, ils offrent le type de ces ensembles moraux imparfaits, propres à certains individus, à la fois conscients et inconscients du bien et du mal, à la fois et tour à tour capables de dévouement et de vilenies.

De là, un *décousu* habituel dans leurs entreprises, leurs volitions, leurs projets, leur conduite générale dans la vie. Bref, ce sont des gens qui n'arrivent à rien de bien en raison de leur *cérébralité mobile*, de leur *instabilité mentale*, en raison du défaut d'équilibre et de pondération dans leurs idées, leurs sentiments, leurs actions.

« J'ai déjà, ajoutait mon père, rencontré dans ma carrière nombre de sujets de cet ordre; et après avoir analysé aussi scrupuleusement que possible les causes qui pouvaient les avoir amenés à cet état particulier, à cette véritable *ataxie* d'idées, de conceptions, de volitions, de sentiments affectifs et moraux, il m'est arrivé plus d'une fois de ne trouver que l'hérédité syphilitique comme origine de cette quasi-dégénérescence. De par expérience clinique, j'ai acquis la conviction et je tiens pour certain aujourd'hui que nombre de ces individus ne sont autres que des **dégénérés de l'hérédo-syphilis**.

Cet état lacunaire de l'intellect a son pendant, son équivalent dans le domaine moral. Ce qu'on observe de ce côté, ce sont des troubles de caractère, de la bizarrerie, de l'instabilité, de la mobilité d'humeur, de véritables *sautes de caractère* analogues à des sautes de vent.

En voici quelques exemples :

J'ai dit, et je ne crains pas de répéter, que les malades en question sont particulièrement remarquables par la mobilité, l'inconstance, l'instabilité de leur caractère. Ce sont des gens qui ne sont jamais satisfaits de leur profession, de leur position, de leur état actuel, qui changent de métier maintes fois dans leur vie.

J'en ai connu un qui tour à tour a fait son droit, puis (pour quelques mois seulement) de la médecine, puis du commerce, puis « des affaires », et, finalement, rien du tout. C'est ce à quoi finalement, disait son père, il a le mieux réussi.

D'autre fois, c'est l'intelligence qui sombre dans un trouble de caractère, dans un véritable état de manie, de misanthropie, etc. Exemple : une jeune femme mondaine, jolie, aimant la toilette, les spectacles, etc..., s'assombrit progressivement. Elle devient morose, elle ne sort plus. C'est une recluse, qui ne s'habille plus ou s'habille sans goût, d'une façon presque ridicule. Et, parallèlement elle conserve toute sa raison, elle ne commet pas la moindre incohérence en actes, ni en paroles ; elle conserve également l'intégralité de ses sentiments affectifs et moraux.

De même le Dr Barthélemy, qui s'est occupé avec tant de distinction de tout ce qui concerne l'hérédo-syphilis, dit avoir observé le cas suivant :

Quatre frères sont issus d'un père syphilitique. Ils ont tous des tics et des états nerveux bizarres. Ils sont bien portants, intelligents, mais détraqués, déséquilibrés, peu judicieux, impulsifs, timides à l'excès, avec les idées les plus bizarres et une tournure d'esprit extravagante. L'un deux a un caractère vraiment extraordinaire. Parfois, d'un jour à l'autre et sans motifs il entre dans une période de tristesse et reste alors 2, 3, 5 jours de suite sans dire un mot. Il boude sans raison, et boude tout le monde indistinctement.

Un autre frère est peu intelligent. Il vit triste, sombre, neurasthénique. Il doute sans cesse de lui. Il a des timidités extrêmes, des inégalités de caractère.

Des troubles de ce genre s'exagèrent encore parfois, comme dans le cas suivant :

Mademoiselle X... est née d'un père très sûrement syphilitique et d'une mère sur laquelle on n'a jamais constaté trace d'infection. Elle a eu plusieurs frères et sœurs dont deux seulement survivent, tous les autres étant morts en très bas âge. Elle est myope et astigmate. A cela près, rien n'annonce sur elle une tare héréditaire. Elle s'est bien développée. Elle est de moyenne taille, bien faite, élégante; ses dents sont très belles. Elle est instruite et bonne musicienne. Elle a toujours été fort intelligente.

C'est seulement vers 18 à 19 ans qu'un changement s'est produit en elle. Peu à peu elle est devenue singulière d'allures, moins active, moins travailleuse. Plus tard, elle a été prise d'une véritable manie d'écrire. Elle écrivait, écrivaillait constamment et sur n'importe quel sujet, critique théâtrale, critique d'art, essais littéraires, romans, comédies, voire dissertations philosophiques, etc. Elle s'isolait le plus possible, s'enfermait parfois des journées entières, pour « réfléchir », disait-elle, pour « vivre avec elle-même ». Elle était devenue du commerce le plus désagréable, trouvant à redire à tout, argumentant, controversant, argutiant sur tout, contredisant tout le monde, se fâchant, s'emportant, faisant des scènes, mais ensuite pleurant et demandant pardon, car, dans son désordre, elle était restée affectueuse et bonne. .Survint, vers l'âge de 23 ans, une contrariété d'amour, qui acheva de troubler ce cerveau chancelant. La malade tomba alors, vers 24 à 25 ans, dans un véritable état d'apathie, d'indifférence absolue, de dégoût pour toutes choses, d'abandon, de tristesse et d'inactivité. A l'époque où je suis mandé près d'elle, elle ne veut plus sortir, elle ne veut plus se lever, elle ne veut plus s'habiller. Littéralement elle ne fait plus rien, absolument rien. Elle n'écrit même plus. Constamment elle reste couchée, et l'on a toutes les peines du monde à la faire lever de temps à autre. Tout lui est égal, dit-elle, car « elle sait bien que c'est fini pour elle et qu'elle va devenir folle ». Toutefois elle ne déraisonne pas, elle ne commet aucun acte incorrect, elle n'a ni visions, ni hallucinations, non plus que phénomènes nerveux d'un autre ordre. Mais elle est sujette à des phobies passagères ; ainsi, dernièrement, elle n'osait plus parler, et cela dans la crainte bizarre de « ne plus savoir parler ». De même, elle n'écrit plus, parce qu'elle « n'ose plus écrire, etc.... »

Il va sans dire que plusieurs médecins ont été consultés pour elle. Nombre de médications ont été prescrites (campagne, isolement, hydrothérapie, électricité, toniques, antispasmodiques, valériane, alexine, etc., mais nul bénéfice n'en a été obtenu. Pour la première fois j'ai parlé (sans grand espoir, je l'avoue), d'un essai de traitement spécifique, mais le conseil, je crois, n'a pas été suivi ([1]).

---

1. Remarque singulière, dont l'intérêt n'échappera pas au lecteur.

Ces divers caractères sur lesquels je viens d'insister, à savoir : débilité d'intelligence et, plus spécialement encore, *puérilisme*, intelligence partielle ou, comme on l'a dit, intelligence « à *lacunes*, à *tiroirs* » ; instabilité mentale, besoin de vagabondage, etc. ; je les retrouvai trait pour trait ces derniers jours, en lisant la très intéressante description qu'ont donnée les docteurs Ettore Levi et Guiseppe Franchini, de l'état mental et moral d'un *géant* de 66 ans, *hérédo-syphilitique* et *tabétique*, spécialement au point de vue de sa mentalité particulière. « Cet homme, disent-ils, a toujours été un débile comme intelligence. A l'école, il ne put apprendre qu'à lire et à écrire ; aujourd'hui encore, il ne sait pas faire une addition de deux chiffres ; il ignore les choses les plus élémentaires d'histoire et de géographie, et cependant il connaît assez bien les poètes et les auteurs dramatiques ; il écrit très correctement ; il a une certaine facilité à rimer ; il a même composé quantité de sonnets, de poèmes et de drames qui ont été joués sur les théâtres de Florence.... Il a toujours été enfantin dans ses conceptions, ses désirs, sa conduite.... Ayant hérité de son père d'une fortune assez rondelette, il l'a dépensée en quelques années, achetant mille petites bêtises, régalant ses amis et se régalant lui-même, surtout de pâtisseries.... Son admiration va toujours aux soldats du grand Duc, dont les uniformes le charment et

En d'autres cas, le trouble cérébral porte plus spécialement sur les *sentiments affectifs*. Les sujets ainsi touchés perdent tout sentiment d'amitié pour les proches, voire pour des parents autrefois chéris, voire jusque pour leur mère. Une des malades précitées avait pris en horreur, et cela sans le moindre motif, une sœur qu'elle avait toujours beaucoup aimée. De même une jeune fille de 18 à 19 ans perdit toute affection pour sa mère. Elle ne lui témoignait pas la moindre tendresse, elle lui parlait et en parlait avec une indifférence absolue. Elle s'était tout à fait désintéressée d'elle et de presque tous les siens. « C'est drôle, dit-elle un jour à sa gouvernante, *je n'aime plus maman.* »

V. **Dégénérescence psycho-morale. — Criminalité.** — De l'exagération ou de la combinaison des divers troubles précédents, on a vu dériver pour certains cas, à coup sûr bien plus rares, un véritable état de **dégénérescence psycho-morale** *qui confine à l'aliénation*. Ce qui a fait dire, non sans raison, que « de tels sujets sont sur la frontière de la folie. »

Quelques exemples de ces tares complexes de l'intelligence, du sens moral et des facultés affectives, sont encore à citer pour compléter ce difficile sujet. Je les emprunterai à des sujets qui, — soit dit à l'avance et en bloc, pour n'avoir pas à le répéter à propos de chacun des faits qui vont suivre, — étaient tous affectés de la tare hérédo-syphilitique la plus incontestable.

A..., collégien de 18 ans, né presque microcéphale, éprouvé dans son enfance par divers accidents d'hérédo-syphilis, devenu

qu'il décrit sans cesse.... Son enthousiasme aussi est grand pour ses cannes. dont il a toute une collection, les unes petites, d'autres massives et gigantesques. Il raconte avec détails les origines et l'histoire de chacune; il a dédié une poésie à une petite canne qu'il a eue à quatorze ans. Actuellement, il en a une énorme, lourde et noueuse, qu'il chérit comme un enfant et dont il ne se séparerait pour rien au monde.... Il a passé sa vie à changer de places et à s'adonner le plus souvent à une vie de vagabondage absolue.... Il ne prend aucun soin de sa personne. ses habits et son corps sont déplorablement sales. Dans ces dernières années, ses habitudes de vagabondage étant devenues plus accentuées et, ses ressources budgétaires ayant baissé, il se laissa tomber dans la saleté la plus repoussante et son corps était toujours couvert de vermine, etc.

Ajoutez que diverses dystrophies (persistance de la membrane pupillaire de Wagendorff et *ectropium uvae*, atrophies et hypertrophies osseuses) le recommandaient encore à l'attention. — Une réaction de Wassermann, faite sur lui ces derniers temps. s'était montrée, dit-on, nettement positive. (Contribution à la connaissance du gigantisme). *Nouvelle iconographie de la Salpêtrière*, juillet, 1909.

plus tard obèse et sub-hystérique, se met à écrire à une cuisinière, véritable maritorne, peu faite pour inspirer l'amour, une série de lettres empreintes de la passion la plus ardente et comme inspirées de la nouvelle Héloïse.

B..., autre collégien du même âge, intelligent mais bizarre et déjà fortement névropathe, vient un jour réclamer cyniquement à sa mère une forte somme d'argent, pour mettre dans ses meubles « une femme très honnête » dont il vient de faire connaissance au Moulin-Rouge.

C..., âgé de 23 ans, ne trouve rien de mieux, pour obtenir des subsides de son oncle en faveur d'une chanteuse de café-concert, que de le menacer de divulgations calomnieuses.

Cette sorte de dégénérescence psycho-morale conduit à des actes qui, dans l'adolescence, peuvent être excusés au titre d'enfantillages dont l'auteur n'a pas eu la mesure, mais qui, dans un âge plus avancé deviennent des fautes, des actes immoraux, coupables, disons même, pour quelques-uns, *criminels.*

Ainsi, un jeune homme de 19 ans, cérébrataxique, devint sujet à des sortes de crises d'exaltation avec colères folles et violences. Dans l'une de ces crises il a frappé et failli tuer sa mère. Plusieurs fois il a annoncé, même étant calme, qu'il la tuerait.

F..., 35 ans, jusqu'alors très correct et irréprochable, se laisse aller un jour à des actes immoraux sur de jeunes enfants. « Ces actes, écrivait à mon père son médecin qui est également son ami, sont d'autant plus surprenants de sa part, que jamais, au grand jamais, il n'avait prêté au moindre soupçon de ce genre. Il avait même, et il la mérite, je crois, la réputation d'une moralité exemplaire.... Au reste ce qui est plus surprenant encore, ou plutôt je me trompe, ce qui est en accord avec ce qu'il a fait, c'est qu'il ne se rend pas compte de sa culpabilité, c'est qu'il n'a pas ou ne paraît pas avoir conscience de l'*immoralité* des actes qu'il a commis.... Il est devenu comme *inconscient.* »

Exemple de même ordre.

G... 19 ans, névropathe, émotif, déséquilibré, bizarre, partage et dilapide avec un ami une forte somme que ce dernier s'est procurée par un vol. Poursuivi pour ce fait, il s'étonne. Il ne comprend rien, positivement (comme je m'en suis assuré plu-

sieurs fois en causant avec lui) à la culpabilité de son acte.
« Puisque ce n'est pas moi qui ai pris l'argent, répétait-il sans
cesse, qu'est-ce qu'on a à me dire? » Impossible de lui faire comprendre ce que son action a de contraire à la plus élémentaire
morale. On l'eût condamné qu'à coup sûr on eût condamné,
dans toute l'acception du mot, un innocent, un inconscient,
tout au moins, disons le mot, un *amoral*.

Le Dr Barthélemy a cité 3 cas de *kleptomanie* observés sur des
hérédo-syphilitiques avérés.

Le même observateur a relaté tout au long la navrante histoire
d'une fille hérédo-syphilitique qui, criblée de stigmates d'hérédo-
syphilis, fut éprouvée pour une part au moins égale dans son état
psychique et tomba dans un état de *dégénérescence morale*. Dès
le jeune âge elle fut conduite à l'onanisme par du prurit vulvaire
et se livra à cette passion avec fureur. Survint naturellement une
violente hystérie. Plus âgée, c'est-à-dire ayant à peine 17 ans,
« elle fut prise d'une véritable *érotomanie* et ne pouvait plus se
passer d'hommes ». Elle se livrait alors à de véritables *chasses
à l'homme*, prenant tout ce qui lui tombait sous la main; elle
avait jusqu'à 5 ou 6 coïts par jour [1]. De chute en chute,
paresseuse et refusant de travailler, elle en arriva à la maison
publique.

J'ai de même dans mes notes un cas de ce genre, relatif à une
malheureuse malade qui, paraît-il, jeune fille, était « une perle
de douceur, d'innocence et de pureté, » puis qui, mariée, devint,
en l'espace de quelques mois, complètement et absolument impu-
dique, éhontée, érotomane, prit un amant, deux amants, trois
amants, se fit avorter plusieurs fois, tomba dans l'extrême

---

1. Elle devint alors sujette à toute une série de phénomènes nerveux anormaux :
« d'abord *hémianesthésie gauche*, avec prédominance des membres supérieurs où la
transfixion de la peau n'était perçue que sous forme d'une légère piqûre ; — puis
troubles vaso-moteurs : sueurs fréquentes et abondantes de tout le corps, surtout aux
aisselles et à la région génitale. — *Hyperhydrose palmaire et plantaire*. — Puis, *cha-
touillements vulvaires*, comparables à la sensation produite par le frôlement d'une
plume ou la marche d'un hanneton. A ce moment, « impossibilité de résister à l'onanisme ». Et alors, au bout de quelques minutes, bourdonnements d'oreilles, puis
perte de connaissance. — Plusieurs fois la malade fut trouvée sans connaissance,
étalée sur la dalle dans les cabinets de la salle. — Au moment des règles, *hyperexci-
tation* très vive ; la malade disait éprouver à ce moment une sensation spéciale à
pétrir les bras de ses compagnes et à les pincer jusqu'au sang, etc., etc. » (*Annales
de dermat. et de syphilis*, 1899, p. 268.)

débauche, puis qui par remords, essaya plusieurs fois de se tuer. Elle n'y parvint qu'à la quatrième fois.

Encore une inconsciente, une *amorale* sur laquelle les vindictes de la loi auraient pu s'abattre bien injustement.

Deux mots encore sur un point particulier, en raison de l'intérêt tout spécial qu'il comporte. On jugera si cette digression est superflue.

A quels dangers n'expose-t-elle pas pour le *métier militaire*, la mentalité que je viens de décrire? Ainsi cérébralement constitué, l'hérédo-syphilitique aura-t-il jamais la docilité, la souplesse de caractère, l'effacement de la personnalité, qui ferait de lui un sujet disciplinable, un soldat?

L'espérer serait une erreur. D'avance, un tel sujet est tout préparé pour être un indiscipliné, un *indisciplinable*; et l'on pressent quelles seront alors les conséquences d'un tel état de choses (1).

J'ai en mémoire un cas de ce genre relatif à un individu, à un « fils de famille », qui, après avoir fait dans la vie civile toutes les sottises imaginables, s'engagea, subit au régiment une pluie de punitions, puis fut envoyé finalement aux bataillons d'Afrique. Là ce fut bien pis : condamnations sur condamnations, vie infernale, encellulement perpétuel, etc...; si bien qu'il écrivait à son père : « Quoi qu'il arrive, je suis bien certain de rester endetté vis-à-vis de l'État de pas mal d'années de prison, alors même que je vivrais aussi vieux qu'un patriarche. » Il mourut à la peine, cela va sans dire.

---

1. Il est positivement des natures rebelles, maladivement rebelles à toute discipline, et pour lesquelles ce que l'on a spirituellement appelé l'*indiscipline morbide* est un besoin de nature. Que deviendront de tels sujets, quand il leur arrivera volontairement ou involontairement d'être versés dans un milieu militaire, *a fortiori* d'être internés dans un pénitentier militaire? Quel rôle, donc, à la fois scientifique et humanitaire, ont à jouer les médecins de l'armée vis-à-vis de tels hommes! M. le docteur Granjux faisait entendre dernièrement, devant la Société de médecine militaire, de nobles paroles que je regrette de ne pouvoir reproduire ici : « Il est nécessaire, disait-il en substance, que les médecins de ces pénitenciers fassent systématiquement, au point de vue mental, l'examen de tous les détenus militaires et leur constituent des dossiers qui les suivront. On évitera de la sorte que des *irresponsables* soient condamnés, en même temps qu'on rendra service à l'armée en éliminant de son sein des éléments de qualité inférieure. Il serait même utile de faire le *dépistage* de tous les *suspects* au point de vue de l'intégrité mentale; ce serait là de la bonne prophylaxie, etc., etc.

VI. *Suicide*. — Et ce n'est pas tout, car un gros fait mérite encore d'être signalé, disait mon père en terminant la leçon à laquelle est emprunté ce qui précède. Et ce fait n'est rien moins que celui-ci : *fréquence et fréquence notable du suicide chez les hérédo-syphilitiques*. Je ne trouve pas moins, en effet, dans ses notes, de sept cas de suicide ou de tentative de suicide, originairement imputables à l'hérédo-syphilis (six sur des hommes, et un sur une femme). Et rien d'étonnant à cela, car c'est à cela que devaient, que ne pouvaient manquer d'aboutir ces grands états névropathiques que je viens de décrire.

Plaçons ici deux remarques :

I. — *A priori* on ne s'attendrait guère à voir le suicide prendre place dans la scène morbide, à l'époque jeune de l'existence où s'épanouit le plus l'hérédo-syphilis, car c'est bien le moins, pour être dégoûté de la vie, d'en avoir usé. Eh bien, tout au contraire le suicide, ou la tentative de suicide (c'est tout un) ne sont pas choses rares dans le jeune âge. Sur sept cas de cet ordre, j'en compte *un seul* à 35 ans, sur une femme, et cela contre *six* autres sur de tout jeunes gens, à la *vingtième année* ou *au-dessous*. A savoir :

A 20 ans.	2 cas
A 18 ans.	2 cas
A 17 ans.	1 cas

Et, enfin, le croira-t-on?

A 14 ans (!).	1 cas

II. — Quant aux causes, aux modalités pathogéniques qui préparèrent ces suicides, voici ce que j'ai pu en apprendre.

Pour la femme, elle avait eu dans son enfance des accidents hystériques très accentués. Dans sa jeunesse elle avait repris le dessus, se portait bien, paraissait bien constituée; était grande, élancée, de belle apparence; elle jouissait de toutes les aisances de ce monde; n'avait aucun souci, aucun ennui. Mais elle était entrée dans le tabès depuis deux ou trois ans. Probablement, elle fut effleurée à cette époque par la paralysie générale, associée fréquente du tabès, témoigna de quelques craintes imaginaires, puis se suicida brusquement.

Quant aux six autres cas observés sur de tout jeunes gens (dans la vingtième année ou au-dessous), ils se produisirent vraiment sans causes, ou sous l'influence de causes enfantines, mais toujours, invariablement, dans une disposition d'esprit prédisposante, hystérique, névropathique, etc. Pour deux de ces cas, le suicide succéda à une impulsion soudaine, non réfléchie, à ce qu'on appelle un coup de tête, (une fois, véritable accès de rage, à la suite d'une querelle avec un ami; une autre fois très vive contrariété d'amour-propre, tout à fait disproportionnée avec le motif).

Un cas concerne un sujet nettement hystérique. Deux cas sont imputables à la neurasthénie mélancolique, hypocondriaque.

Un dernier cas, enfin (celui qui se produisit à 14 ans), est resté absolument inexpliqué.

XXXIII

AFFECTIONS DE LA MOELLE

Ce ne sera que justice de placer ici en vedette de cet exposé ce qui fut le premier exemple d'une myélite hérédo-syphilitique. Ce cas fut observé par J. Hutchinson et H. Jackson sur un sujet au seuil de l'âge adulte[1]. Il se résume en ceci.

Obs. CLXVIII (J. Hutchinson et H. Jackson). — *Paraplégie chez un jeune homme de 18 ans hérédo-syphilitique.*

Quelques prodromes d'engourdissement dans les mains et les pieds. Puis, difficulté et bientôt impossibilité de la marche et de la station. Peu après, impossibilité absolue de mouvoir les doigts et les bras; légers mouvements seulement conservés dans les membres inférieurs. Incontinence absolue des urines et des matières fécales. Traitement par le bichlorure de mercure et la révulsion spinale. Amélioration rapide et rétablissement progressif du mouvement et de la sensibilité.

Or, d'autre part, d'après les auteurs (à coup sûr juges compétents en la matière), hérédité spécifique dûment démontrée dans ce cas par l'habitus du sujet (apparence d'un enfant de 14 ans) par des stigmates oculaires (kératite et iritis) et des stigmates dentaires tout à fait caractéristiques.

D'où cette conclusion pour les auteurs que ce cas doit être rapporté à la syphilis héréditaire, qui a produit « une inflammation et un épaississement général du canal vertébral et de la base du cerveau. »

L'année suivante, le Dr Zambaco publiait, dans son important ouvrage sur les *Affections nerveuses syphilitiques*, l'observation d'un homme, qui, affecté de syphilis héréditaire, fut atteint vers 22 ans d'une paralysie des membres inférieurs.

Si quelques doutes pouvaient subsister encore après ces deux cas sur l'authenticité des accidents médullaires d'hérédo-syphilis, il

1. *The medical Times and Gazette*, 1861, t. II, p. 83.

n'en fut plus de même quand parut l'observation célèbre de Bartels qui date de 1884 (¹).

Tout à fait probante par l'autopsie qui l'accompagne, cette observation se résumait en ceci :

Obs. CLXIX (Bartels). — *Hérédo-syphilis. Paraplégie à 22 ans. Guérison par traitement spécifique. A l'autopsie, gomme comprimant la moelle.*

Femme de 22 ans, hérédo-syphilitique, affectée depuis plusieurs années de syphilides serpigineuses du cou et de la face. De 1862 à 1872 récidives multiples de ces syphilides sous la même forme. En outre, accidents syphilitiques nombreux : fistule lacrymale, lésions osseuses du nez, dactylites, gommes, etc. En 1870, invasion des phénomènes paraplégiques. « Il se produisit peu à peu une paralysie qui affecta d'abord les extrémités inférieures, puis les extrémités supérieures ; de sorte que la malade fut forcée de rester couchée sans faire aucun mouvement et que pendant longtemps on dut lui donner des aliments qu'elle n'aurait pas été capable de prendre ». Traitement spécifique ; guérison complète en mars 1871.

Quelque temps après, récidive des symptômes paralytiques, qui envahissent d'abord le bras gauche, puis la jambe gauche, puis le bras droit, puis enfin la jambe droite. Sensibilité intacte des membres paralysés ; paralysie des sphincters de la vessie et de l'anus. Escarres au sacrum et aux omoplates. Albuminurie légère. Traitement par les frictions mercurielles et l'iodure de potassium ; amélioration lente ; guérison en 1872.

Quelques mois plus tard, récidive d'affection spécifique (syphilides, gommes, etc.). En outre, détérioration de l'état général, affaiblissement, amaigrissement. Hémoptysies, toux, diarrhée ; réapparition de l'albumine dans l'urine ; œdème des malléoles ; puis anasarque. Finalement, émaciation, marasme et mort.

Indépendamment de nombreuses lésions que je passerai sous silence, l'autopsie révéla ce qui suit.

« Au devant de l'articulation de l'atlas avec la base du crâne, entre l'atlas et l'axis, existe une tuméfaction d'une teinte douteuse qu'à la coupe on reconnaît être un foyer caséeux ramolli. Moitié gauche de la moelle allongée aplatie et élargie. On ne trouva aucune autre anomalie dans les organes nerveux centraux. »

Évidemment, ajoute Bartels, les phénomènes paralytiques avaient été produits par une **gomme placée au devant des articulations des vertèbres supérieurs** et **comprimant la moelle** ; ils disparurent après qu'une partie de la gomme eût été résorbée et qu'elle eût ainsi diminué de volume.

1. *Les maladies des reins*, trad. Edelmann. Paris, 1884, p. 523.

Sur le cadavre, on trouva encore la moitié gauche de la moelle légèrement aplatie.

Puis, vint en 1896 le très important mémoire du regretté Dr **Gilles de la Tourette** sur la syphilis héréditaire de la moelle. L'auteur ne s'est pas borné dans ce travail à enregistrer et commenter des observations déjà connues de myélites hérédo-syphilitiques ; il a de plus enrichi le sujet de son propre fonds en y ajoutant plusieurs cas dignes d'un haut intérêt, notamment en ce qui nous touche, les quatre suivants :

Obs. CLXX (Dr Gilles de la Tourette). — *Hérédo-syphilis. Paraplégie flasque. Début à* 19 *ans* 1/2.

Relative à un sujet hérédo-syphilitique de 19 ans 1/2 qui est pris d'une paralysie flasque des membres inférieurs, puis, bientôt après, de grands vertiges, avec diplopie, troubles de l'articulation des mots, fourmillements dans un bras et faiblesse de ce bras, etc. Traité spécifiquement, il guérit d'une façon presque complète. Diagnostic de localisation probable : *méningite gommeuse siégeant aux environs du sillon bulbo-protubérantiel.*

Obs. CLXXI (Dr Gilles de la Tourette). — *Hérédo-syphilis. Myélopathie. Début à* 34 *ans.*

Cas analogue au précédent, consistant encore en une localisation de la syphilis héréditaire sur la région cervicale de la moelle, le bulbe et la base du cerveau; mais très remarquable particulièrement, en raison de l'âge où apparut sur le malade cette manifestation d'hérédité.

(Sommaire). Femme de 35 *ans.* — Après divers prodromes (vomissements, étouffements, troubles de la marche, etc.) vertiges et ictus comateux. Paralysie des membres inférieurs et du bras gauche. Ptosis droit. Incontinence d'urine. Vertiges. Réflexes abolis. Pas de troubles d'intelligence. Myosis, nystagmus, etc. [1].

Hérédité démontrée chez cette malade par divers stigmates, et tout particulièrement par le fait d'une *polymortalité extrême* dans la famille. Elle était fille

---

1. Le docteur Nonne a publié, en 1893, une observation qui offre beaucoup d'analogie avec les faits précédents :

« Il s'agit d'une femme de 20 ans, qui fut atteinte d'une paralysie flasque subaiguë des membres inférieurs et d'une parésie de même nature des membres supérieurs. La sensibilité était à peu près intacte ; il se fit une paralysie transitoire des sphincters. On pensa à la syphilis acquise, mais en présence de certains stigmates déjà anciens (lésions de la voûte palatine, de la luette et de l'épiglotte, cicatrices du cou, etc.), on conclut à la syphilis héréditaire.

Traitement anti-syphilitique, qui donna rapidement un résultat satisfaisant.

Dans ce cas encore, la lésion siégeait dans les parties supérieures de la moelle, peut-être dans le bulbe. De plus, la paralysie était flasque. »

d'une femme qui avait eu 19 enfants, dont 15 étaient morts en bas âge et par le fait d'accidents cérébraux. Un seul frère survivant était entaché, lui aussi, d'hérédité spécifique et présentait les stigmates dentaires d'Hutchinson.

Ma troisième observation, poursuit le même auteur « montre que la syphilis héréditaire tardive peut, elle aussi, réclamer le type auquel le Dr Erb a attaché son nom et que pour ma part, j'ai pro posé d'appeler *forme commune* de la syphilis médullaire, tant sa fréquence est grande par rapport aux autres myélopathies syphilitiques ». Elle se résume en ceci :

Obs. CLXXII (Dr Gilles de la Tourette). — *Hérédo-syphilis. Myélopathie* (forme spasmodique). *Début vers 34 ans.*

Femme de 5o ans, actuellement traitée à Saint-Louis pour une gomme de l'os frontal en voie de guérison. Prise presque subitement d'une faiblesse dans les jambes et les bras qui passe bientôt à l'état de parésie sans jamais aboutir au degré d'une paralysie vraie. Incontinence d'urine qui persiste. Constipation opiniâtre. Exagération des réflexes rotuliens, surtout à gauche. Trépidation épileptoïde très marquée. Traitement spécifique qui guérit les lésions osseuses, mais ne produit aucune amélioration de la lésion spinale. (Il faut dire que celle-ci existait depuis plus d'un an au moment où ce traitement a été commencé et qu'il en est souvent ainsi lorsqu'on n'intervient pas tout à fait au début de la paraplégie spasmodique syphilitique.)

Hérédité syphilitique ressortant des stigmates dentaires, de la petite taille (1 m. 34), de la polyléthalité de sa famille (8 morts sur 12, et en bas âge), etc.

Enfin, une dernière observation de M. Gilles de la Tourette est relative à une localisation de syphilis héréditaire sur la moelle lombo-sacrée ou mieux sur les nerfs qui en émergent.

Obs. CLXXIII. — *Hérédo-syphilis. Myélopathie lombo-sacrée. Début à 35 ans.*

Dans cette observation, c'est à l'âge de 35 ans que la malade commence à ressentir les premiers symptômes de son affection. Limités au début à des sensations étranges dans les membres inférieurs (tapis s'interposant entre le sol et les pieds), ces phénomènes, tout d'abord légers et passagers, s'aggravèrent en quelques mois, terme auquel le Dr Gilles constata les symptômes suivants :

Jambes lourdes et faibles rendant la marche très difficile et la course complètement impossible.

Engourdissement des membres inférieurs et des fesses; insensibilité presque complète au pourtour de l'anus, du périnée et des parties génitales, et perte pour ainsi dire absolue de toute conscience de la défécation et de la miction.

Réflexes rotuliens très forts, surtout à gauche où il existe un léger degré de trépidation spinale. Signe de Romberg.

D'autre part, hérédité spécifique formellement attestée par des stigmates dentaires.

Sur cette indication, prescription d'un traitement spécifique (pilules de Dupuytren et iodure de potassium).

Sept mois après, la guérison était complète. La malade marchait normalement, pouvait courir, avait repris l'usage régulier de la miction et de la défécation. Signe de Romberg disparu, réflexes rotuliens redevenus normaux.

« Que si maintenant, dit l'auteur, nous voulions préciser le siège de la lésion, il n'est pas difficile, de par les symptômes observés et en particulier de par les limites de l'anesthésie, de dire que nous nous sommes trouvé en présence d'une *lésion des racines inférieures de la moelle ou du cône terminal.* Ce sont les nerfs de la queue de cheval qui ont été envahis par un processus très probable de méningo-myélite gommeuse et la localisation de la lésion en a permis la curabilité sous l'influence du traitement spécifique. »

L'année qui suivit le remarquable mémoire, dont l'analyse précède, fut marquée par un travail non moins important d'un autre élève de la grande école de la Salpêtrière, M. le Dr **G. Gasne**, de si regrettable mémoire. La savante étude qu'il consacra aux localisations spinales de la syphilis héréditaire contient au moins *trois cas* qui ont trait à notre sujet spécial. Je citerai l'un d'eux *in extenso* parce qu'il est relatif à un point des plus importants sur lequel j'aurai bientôt à insister tout spécialement.

Obs. CLXXIV (Dr Gasne). — *Hérédo-syphilis. Myélopathie spasmodique. Début à 5o ans.*

Début en pleine santé et d'une façon presque subite de douleurs en ceinture au niveau des lombes, surtout du côté gauche, avec engourdissement, douleurs sourdes dans tout le membre gauche et affaiblissement considérable de ce membre. Pas de traitement sérieux. Un an plus tard, la jambe droite est prise de la même façon; puis, consécutivement, surviennent de l'incontinence d'urine et des matières fécales; puis des crampes dans les mollets; puis enfin, ptosis de la paupière gauche et diplopie.

Un an plus tard, les phénomènes paralytiques subissent une recrudescence marquée qui amène le malade à l'hôpital.

A cette époque les troubles de la locomotion sont très accentués. Démarche spasmodique. Le malade s'avance à l'aide de deux cannes en trainant les pieds sur le sol.

Pas d'atrophie musculaire. Réflexe rotulien très exagéré à droite, où existe de la trépidation spinale.

Réflexes des membres supérieurs exagérés.

Douleurs assez vives dans les membres inférieurs; douleurs en ceinture.

Sphincters vésical et anal fonctionnant mal; de temps en temps incontinence d'urine et des matières fécales. Abolition du sens génital.

Ce malade n'a jamais contracté la syphilis, mais il est certainement entaché de syphilis héréditaire. Il présente des stigmates dentaires qui suffiraient à eux seuls à trahir son origine : mâchoire supérieure asymétrique ; édentation précoce; incisives en tournevis avec échancrures semi-lunaires d'Hutchinson ; érosions pointillées et érosions en sillon ; atrophie cuspidienne de plusieurs grosses molaires; canines atrophiées et portant des érosions.

Retard du développement général. A commencé à marcher seulement vers 4 ans. Convulsions dans l'enfance. Enfin, tout enfant, ce malade avait déjà eu une première atteinte de myélite. A l'âge de 4 ans il avait « les jambes raides » et présentait de la trépidation spinale. Cet état s'était pourtant amendé et, vers 14 ou 15 ans la marche s'effectuait assez bien.

A 39 ans, toutefois, le malade était assez bien pour pouvoir se marier. Sa femme robuste et saine eut 6 grossesses, qui se terminèrent ainsi : 2 fausses couches, 3 enfants morts, dont 2 morts en tout bas âge, un enfant âgé de 9 ans, très nerveux et très chétif.

Depuis l'époque déjà quelque peu éloignée (96 et 97) où les cas qui précèdent ont été publiés, nombre d'autres cas de même ordre ont vu le jour. Les relater ici me semblerait labeur bien monotone et superflu, car je juge la preuve faite en faveur d'une invasion plus ou moins tardive des myélites hérédo-syphilitiques. Je demande grâce cependant pour les deux suivants, parce qu'ils ont trait à un point essentiel dans l'histoire des manifestations de ce genre, je veux parler de la possibilité d'échéances d'*apparition tout à fait tardive*, dont il va être bientôt question.

La première est relative à une femme de 43 ans (*qu'on note l'âge*) que j'ai vue et longtemps étudiée dans le service de mon père, avec l'ensemble symptomatologique complet d'une *paraplégie spasmodique* remontant à quelques années et dérivant à coup sûr d'une hérédité spécifique.

Obs. CLXXV (personnelle). — *Hérédo-syphilis. Paraplégie spasmodique. Début à 33 ans.*

C'est vers l'âge de 33 *ans* que la malade a ressenti les premières atteintes de cette affection. A cette époque, elle a commencé, dit-elle, à se fatiguer rapidement et à ressentir à la moindre marche une lassitude extrême des jambes.

Progressivement la marche devint de plus en plus pénible, de plus en plus difficile; et, depuis 3 ans, la malade peut à peine marcher seule.

Elle marche lentement, les jambes raides, à peine fléchies, en traînant lourdement ses pieds sur le sol, qu'elle accroche à tout instant, et en usant ses chaussures, à leur pointe et surtout sur leur bord interne.

Pas d'atrophie des membres inférieurs, force musculaire intacte. Assez fréquemment crampes dans les mollets. Réflexes rotuliens très exagérés ; trépidation épileptoïde très accusée.

Depuis 3 ans, incontinence d'urine permanente, et parfois crises de rétention. Depuis la même époque, incontinence des matières fécales.

Pas de troubles de la sensibilité ni de l'intelligence.

Aucun souvenir et aucun signe de syphilis acquise. En revanche, la malade est une hérédo-syphilitique avérée.

Sa mère a été contaminée par son mari. Elle a eu neuf grossesses qui se sont terminées de la façon suivante : une fausse couche, deux enfants morts en tout bas âge, un mort d'accidents pulmonaires, et cinq survivants, dont plusieurs, au dire de la malade, ont eu différentes lésions osseuses ou cutanées.

La malade présente, en outre, des stigmates certains de syphilis héréditaire. A savoir :

Développement très tardif et incomplet. Très petite taille. Asymétrie faciale ;

Maux d'yeux persistants dans l'enfance, kératite parenchymateuse de l'œil droit ;

Dentition très défectueuse. Édentation très rapide. Érosions dentaires linéaires, etc. ·

Il en est de même pour l'observation suivante où l'on voit une paraplégie spasmodique faire invasion sur un hérédo-syphilitique *de la quarante-deuxième à la quarante-troisième année* et coexister cinq ans plus tard avec une syphilide ulcéreuse aussi typique que possible, laquelle, toutefois, en raison surtout de son échéance tardive, n'avait pas manqué d'être méconnue et prise pour un ulcère variqueux.

Obs. CLXXVI (A. Fournier). — *Hérédo-syphilis. Paraplégie spasmodique faisant invasion à 42-43 ans, et coexistant à 49 ans avec un ulcère gommeux de la jambe.*

X..., âgé de 48 ans, entre dans le service de clinique de Saint-Louis pour une large ulcération de la jambe gauche en forme de 8 de chiffre, ulcération que limitent deux grands segments de circonférence exactement arciformes. Cette lésion date de dix mois, et elle a résisté à différentes médications qui ont été prescrites à l'Hôtel-Dieu.

La situation de cette plaie, sa configuration si particulière, l'état de ses bords, l'aspect du fond trahissent immédiatement le caractère syphilitique (ulcère gommeux typique).

L'interrogatoire et l'examen du malade, absolument négatifs en ce qui concerne la syphilis acquise, démontrent facilement son origine hérédo-syphilitique. Seul survivant, avec un frère âgé de 50 ans, sur dix enfants (dont six sont morts en bas âge), le malade présente, en outre, des stigmates qui ne peuvent laisser de doute sur son hérédité spécifique.

Infantile, réformé du service militaire pour défaut de taille (à peine 1ᵐ,52),

X... a été affecté dans l'enfance d'une orchite syphilitique, qui se reconnaît aujourd'hui à l'atrophie et à la sclérose très dure du testicule.

Tibias très arqués, pieds mal formés.

Aux yeux, irrégularités pupillaires très accusées.

Le nez est tout à fait écrasé à sa base, et présente cette malformation congénitale si fréquente chez les hérédo-syphilitiques, décrite ordinairement sous le nom de *nez camard* ou *nez en pied de marmite.*

Stigmates de l'appareil dentaire, notamment au niveau d'une incisive médiane supérieure, qui présente une échancrure semi-lunaire tout à fait caractéristique.

Ces différents stigmates permettent à coup sûr de considérer ce malade comme un hérédo-syphilitique, et de rapporter à cette hérédité tout à la fois l'ulcération gommeuse qu'il porte à la jambe, et la paraplégie d'Erb qu'il me reste à signaler sur lui.

Ce malade, âgé de 48 ans, a senti depuis plusieurs années sa marche devenir pénible et lourde.

Il marche les jambes légèrement écartées, et en traînant les pieds sur le sol.

Depuis quatre ans, il éprouve une incontinence d'urine continue et, de temps à autre, une incontinence des matières fécales.

A l'examen, on trouve les réflexes patellaires très exagérés et une trépidation épileptoïde, marquée surtout et presque exclusivement du côté gauche.

Tous ces troubles si spéciaux ont débuté, au dire du malade, il y a quatre ou cinq ans ; c'est donc vers l'âge de *42 ou 43 ans* qu'aurait débuté l'affection médullaire qui se traduit aujourd'hui par les symptômes d'une paraplégie spasmodique syphilitique commune, et que l'on retrouve à l'âge de 48 ans, en coïncidence avec une ulcération gommeuse de la jambe comme expression d'une syphilis héréditaire tardive.

Des observations qui précèdent, comme aussi de nombre d'autres analogues qu'il serait superflu de produire, se dégagent quelques enseignements pour le pathologiste. Je les résumerai brièvement :

I. — Ainsi que le signalent M. le Pr Dejerine et le Dr Thomas dans leur remarquable Traité des maladies de la moelle, *l'hérédo-syphilis médullaire a bien plus de* **tendance à diffuser sur les centres nerveux** » *que la syphilis acquise.* « *Il est rare,* disent-ils, *qu'elle frappe la moelle sans avoir endommagé antérieurement et simultanément le cerveau*; on a même prétendu que *la moelle n'est jamais atteinte isolément* et que *l'encéphale est toujours plus sérieusement affecté qu'elle* (Siemerling). »

II. — Deux conséquences. — De là : 1° le **polymorphisme**, non pas seulement fréquent, mais *habituel, des myélopathies hérédo-syphilitiques*; polymorphisme relevant tantôt de localisations de lésions sur des segments divers du système nerveux (cerveau, moelle allongée, moelle spinale); tantôt de localisations de lésions sur des étages divers de l'axe rachidien (moelle cervicale, moelle dorsale, moelle dorso-lombaire, queue de cheval; — tantôt aussi de conditions inexplicables ou du moins encore inexpliquées. Exemple : c'est un fait remarqué que la *fréquence du signe d'Argyll Robertson dans les myélopathies hérédo-syphilitiques* : or, quelle explication fournir à ce phénomène?

2° De là, aussi, cette richesse, cette **multiplicité de symptômes** souvent remarquée dans ces myélopathies héréditaires, où l'on observe souvent côte à côte des manifestations cérébrales, médullaires et nerveuses bizarrement associées (comme dans quelques-unes des observations précitées. En l'espèce, *une forme médullaire, purement et exclusivement médullaire, est même presque une rareté.*

III. — *De ces formes mixtes, la plus commune est, sans contredit, la forme cérébro-spinale.*

IV. — Sans contredit, également, *les myélopathies hérédo-syphilitiques ont une prédilection* **marquée pour les formes spasmodiques.**

Celles-ci, en effet, sont infiniment plus communes que les paraplégies flasques, flaccides, qui sont même presque rares relativement.

C'est, me semble-t-il, le Dr Gilles de la Tourette qui le premier, ou tout au moins l'un des premiers, a signalé ce fait. Déniant au professeur Erb, en faveur de son maître l'illustre Charcot, la découverte de l'entité morbide décrite sous le nom de paraplégie spasmodique de la syphilis, il se refusait à la qualifier du nom de paraplégie d'Erb et lui assignait comme synonyme la dénomination de « *forme commune* des paraplégies syphilitiques ». Pour lui, la paraplégie vraie, la paraplégie « à membres morts », comme disent les malades, n'était qu'une forme exceptionnelle et rare de myélite spécifique.

V.— Une dernière proposition, la plus importante de toutes en ce qui concerne notre sujet spécial, se formule ainsi :

Les myélopathies hérédo-syphilitiques sont susceptibles d'entrer en scène non pas seulement à l'âge adulte, mais à des termes plus ou moins avancés de cet âge adulte; — c'est-à-dire, pour préciser, **non pas seulement au delà de 20 ans**; mais **au delà de la trentième, voire, semble-t-il au delà de la quarantième année.**

Et, en effet, je ne trouve dans mes relevés pas moins de huit observations bien formelles, bien authentiques, irrécusables à mes yeux pour attester ce fait. Voici mes preuves.

Échéances d'apparition des myélopathies hérédo-syphilitiques :

			AUX TERMES DE :
D'après une observation	du Dr A. Fournier.	33 ans.
—	—	du Dr Gilles de la Tourette. . .	34 —
—	—	du Dr Gilles de la Tourette. . .	35 —
—	—	du Dr Mendel.	35 —
—	—	(personnelle)	42 —
—	—	du Dr Gasne.	49 —
—	—	du Dr Gasne	50 —

De tels résultats ne seront pas à coup sûr sans provoquer la surprise, et moi-même d'ailleurs je suis le premier surpris d'avoir à les produire, tant ils contrastent, tant ils détonnent (qu'on me passe le mot) avec ceux des précédents chapitres. Dois-je ou non les attribuer à ces hasards de série qui faussent quelquefois les statistiques les plus sincères? Je ne puis juger la question, qui ne saurait au reste trouver de solution que dans une enquête nouvelle. A tout le moins j'en retiendrai la signification minima, qui peut se formuler ainsi :

Les myélopathies hérédo-syphilitiques sont **susceptibles d'échéances tardives,** *dont il serait encore impossible de préciser la fréquence exacte, mais qui en tout cas ne sauraient être taxées d'exceptions ni même de raretés.*

XXXIV

MALADIE DE RAYNAUD

C'est de nos jours, seulement, qu'on s'est préoccupé de rechercher s'il existait ou non un rapport étiologique entre la syphilis
et la maladie de Raynaud.

Ce rapport a été établi d'abord avec la syphilis *acquise* et,
depuis lors, confirmé par des faits nombreux. — Il a été ensuite
établi avec la syphilis héréditaire.

C'est mon père, si je ne me trompe, qui a montré le premier fait
de maladie de Raynaud observé sur un héréditaire.

Restait à savoir si la maladie de Raynaud peut se produire par
hérédité, dans un âge plus ou moins avancé de la vie. Ce point
vient d'être formellement établi par une belle observation de M. le
Dr Brocq, présentée à la Société de Dermatologie (juin 1911). Voici
ce cas :

Obs. CLXXVII (Dr Brocq). — « Il y a quelques mois, j'ai été
appelé en ville, avec mon ami M. le Dr Babinski, à donner mes soins
à un jeune homme d'une trentaine d'années atteint, depuis fort
longtemps, de maladie de Raynaud et qui en avait déjà subi de fort
cruelles atteintes les années précédentes. Cette année la crise était
tout particulièrement intense, le gros orteil droit était entièrement
sphacélé et la gangrène semblait gagner rapidement les autres
orteils et le pied. Les douleurs étaient atroces. Leur caractère à
crises vespérales et nocturnes m'inspira quelques doutes au point
de vue de l'existence possible d'un élément syphilitique et, malgré

l'insuccès de nos premières recherches dans ce sens, nous instituâmes un traitement mixte par les frictions hydrargyriques et l'iodure de potassium. Le résultat fut rapidement favorable : les douleurs diminuèrent, puis disparurent en quelques jours et la gangrène s'arrêta. Sur ces entrefaites, le père du malade vint à Paris et il nous confessa qu'il avait eu la syphilis avant la naissance du malade. Ce fait nous paraît donc absolument probant. Il démontre que, dans certains cas, la syphilis héréditaire peut provoquer l'apparition du processus morbide dit maladie de Raynaud.

XXXV

PELADE

Existe-t-il quelque relation entre l'hérédo-syphilis comme cause et la pelade comme effet?

Il y a quelques années la question n'eût même pas été posée. Aujourd'hui elle se pose et s'impose.

Comment de telles modifications ont-elles pu à si bref délai se produire dans les esprits? Sommairement, le voici :

On ne songeait guère à établir une relation quelconque entre syphilis et pelade quand, au Congrès dermatologique de Paris (en 1900), mon père vint faire une communication sur ce sujet. Il apportait cette vérité nouvelle; « qu'il n'est pas rare de voir au cours de la syphilis, spécialement dans ses premières années, se produire un état peladique ou pseudo-peladique de la chevelure ou, plus rarement, de la barbe; état tout à fait assimilable comme objectivité clinique aux dépilations de la pelade. Ce qu'on voit alors, disait-il, ce sont des îlots de dénudation pilaire à surface absolument chauve, à surface *bille de billard*; — îlots généralement peu nombreux; — très nettement circonscrits; — faisant brutalement contraste avec l'état d'intégrité on de quasi-intégrité de la chevelure ou de la barbe; — îlots peu durables, mais très sujets à récidiver; — et surtout, je le répète, îlots d'apparence non pas seulement peladoïde, mais réellement peladique, etc.

Cette assertion, qui dénonçait un lien de parenté quelconque entre deux états morbides généralement considérés comme étrangers l'un à l'autre, surprit plutôt qu'elle ne frappa. Elle fut considérée comme une nouveauté non encore démontrée et resta sans écho.

Dix ans plus tard, cette même question fut reprise par un des élèves de mon père M. le Dr Sabouraud, et une série d'études nouvelles amenait cet observateur aux conclusions suivantes, certes très inattendues : « Je me crois en mesure d'affirmer que *beaucoup de pelades sont d'origine syphilitique*; quelquefois d'origine acquise, mais bien plus souvent d'*origine héréditaire*.

Il précisait même en ajoutant : la pelade peut survenir, comme suite d'une *syphilis acquise*, auquel cas elle apparaît 9 ans, 12 ans, 20 ans après l'accident initial, presque toujours parmi les plus tardifs des accidents tertiaires; mais *bien plus souvent elle est d'origine hérédo-syphilitique*. Elle peut survenir alors à *tout âge*, chez l'enfant, chez l'adolescent et chez l'adulte.

Et finalement : A mon avis, la *syphilis sera placée plus tard en première ligne des facteurs étiologiques de la pelade* ([1]).

Ce qui d'ailleurs, ajoutait encore le même auteur, atteste l'authenticité de ces pelades hérédo-syphilitiques, c'est la coexistence très fréquente avec elles de témoignages d'hérédo-syphilis, tels que dystrophies de toute nature (dystrophies dentaires, oculaires, auriculaires, etc.; kératites interstitielles, malformations osseuses, rachitisme, tibia en lame de sabre, bosses craniennes; — commémoratifs familiaux de fausses couches, de mort-naissances, de convulsions, d'épilepsie, etc.

Aussi bien s'est-il cru autorisé à tenter la preuve de la pelade hérédo-syphilitique par le traitement mercuriel. « Les résultats qu'il en a obtenus, dit-il, n'ont pas toujours été régulièrement heureux; mais, plusieurs fois ils ont été significatifs, tel le suivant :

Obs. CLXXVIII (Dr Sabouraud).

Un malade de 38 ans vient le consulter pour une grande pelade dénudant toute la partie antérieure du crâne. — Son père est mort de paralysie générale. — Un de ses frères a été affecté d'une perforation palatine, diagnostiquée syphilitique, traitée et guérie comme telle. — Traitement par l'huile grise. — Une semaine après la fin du traitement, du duvet commence à apparaître sur le cuir chevelu ; la repousse générale s'accentue de jour en jour. — Trois mois après, la tête est entièrement recouverte de cheveux normaux.

Revu un an plus tard; aucune rechute.

De même, M. le Dr Milian, autre élève de mon père, a relaté deux cas de pelade traités avec succès par l'arséno-benzol. L'un de ces cas est relatif à une pelade hérédo-syphilitique, et l'autre à une pelade par syphilis acquise.

De même aussi, d'après M. le Dr Jacquet, la pelade « serait *fréquente chez les syphilitiques, plus fréquente encore peut-être chez les*

---

1. *Annales de dermatologie*, 1910, p. 545.

hérédo-syphilitiques. C'est là un fait, qui pour lui, serait incontestable. Mais tout est de l'interpréter. Et voici comment il l'interprète pour sa part.

« La syphilis, dit-il, agit-elle directement? Ou ne fait-elle que favoriser l'action des causes proprement peladogènes?

A mon sens, c'est cette dernière interprétation qui est la bonne. »

« Il faut remarquer d'abord : 1° que d'une façon générale, la syphilis et l'hérédo-syphilis favorisent la morbidité et en particulier la morbidité dermatologique, à peu près en tout genre. « Ce n'est pas seulement la pelade, c'est le prurigo, le lichen, le psoriasis, l'eczéma, etc., qui sont plus fréquents dans la syphilis acquise ou héréditaire.

« 2° Ce n'est pas seulement la syphilis, mais la plupart des grandes infections et tous les grands ébranlements organiques qui favorisent l'éclosion de la pelade; ainsi, elle est fréquente aussi chez les tuberculeux et hérédo-tuberculeux, dans la convalescence des fièvres graves, notamment la fièvre typhoïde, chez les névropathes, chez les surmenés, chez les goutteux. »

Voilà deux ordres de considérations qui tendent à faire admettre l'influence indirecte.

D'autre part, chez la plupart des syphilitiques que j'ai soignés pour la pelade, celle-ci s'expliquait par les causes peladogènes ordinaires; je publierai prochainement à cet égard des faits topiques.

« Au total, d'accord avec MM. Fournier, Sabouraud et Milian sur la fréquence de cette relation, je crois peu à la pelade de nature syphilitique, et je pense que les résultats thérapeutiques sus-énoncés peuvent s'expliquer tout autrement que par l'action dite spécifique. »

Enfin, pour M. Sabouraud, « si la syphilis contribue à la genèse de la pelade, comme cela paraît possible dans 25 et probable dans 14 pour 100 des cas de pelade pris au hasard, la réaction de Wasserman ne montrerait que dans 10 cas pour 100 l'existence de la syphilis *active* chez le peladique. D'où il suit, en définitive que, dans la genèse de la pelade, la syphilis apparaîtrait *non comme une cause première et directe,* mais comme une *cause accidentelle relativement rare,* ayant probablement le rôle d'une cause *adjuvante aggravante,* mais d'importance secondaire. »

XXXVI

CONCLUSIONS

Je crois qu'en terminant cette étude il ne sera pas sans avantage
de réunir en un tableau d'ensemble les enseignements divers
qu'elle nous a fournis relativement à la clinique, le diagnostic et
le pronostic de l'hérédo-syphilis au cours de l'âge adulte, et je dirai :

I. — Relativement aux échéances de ces manifestations :

Que ces échéances peuvent se produire presque *à tout âge* ;

Qu'elles s'observent le plus fréquemment et de beaucoup sur
les *jeunes étapes de l'âge adulte* ;

Qu'elles sont au contraire d'autant plus rares que le sujet avance
davantage vers la maturité ;

Enfin, qu'elles ne sont plus qu'exceptionnelles dans la vieillesse.

II. — Comme conséquence, qu'un médecin a l'obligation,
quand se présente à lui un cas douteux pouvant être de nature
syphilitique, de chercher l'origine de cette syphilis présumée non
pas seulement dans une contamination personnelle du sujet
(syphilis acquise) ; mais dans une contamination *d'ordre héréditaire*, et cela, quel que soit l'âge du sujet ; car, je le répète, **on
peut être affecté de syphilis héréditaire à tout âge.**

Trop longtemps a vécu le déplorable préjugé du sujet « *trop âge*
pour être touché par la syphilis héréditaire ».

III. — En tant que nature d'accidents :

Que toutes les manifestations qui traduisent l'hérédo-syphilis
tardive, celles de l'âge adulte comme les autres, sont des accidents
syphilitiques *d'ordre tertiaire* ; et, pour une bonne part aussi, des
accidents de l'ordre de ceux que mon père et tout le monde après
lui ont qualifiés du nom de *parasyphilitiques*.

IV. — En tant que localisations :

Que les manifestations de l'hérédo-syphilis de l'âge adulte sont susceptibles des *sièges les plus variés*, à la façon du reste de tous les accidents tertiaires de la syphilis ;

Mais que les plus fréquentes d'entre elles dans une période avancée de l'existence restent encore celles qui, sous une forme ou sous une autre, affectent le *système nerveux*, ce système « victime par excellence de la syphilis » et cela tout autant de la syphilis héréditaire que de la syphilis acquise.

V. — Au point de vue séméiologique :

Que, d'une façon générale, l'*hérédo-syphilis est d'un diagnostic plus difficile, plus délicat, que la syphilis acquise.*

Et cela se conçoit, car l'origine d'une affection syphilitique se dérobe d'autant plus facilement qu'elle se perd plus avant dans le passé. En l'espèce, ce diagnostic n'est réalisable que par une enquête méthodiquement instituée sur le malade, ses ascendants, ses collatéraux.

Que, finalement, la spécificité d'origine héréditaire n'est reconnaissable que d'après des considérations, des caractères, des stigmates d'un ordre particulier, en un mot d'après un ensemble séméiologique tout spécial que je me suis efforcé de grouper dans une publication préalable[1].

VI. — Au point de vue des dangers à en redouter pour l'individu et pour l'espèce :

Que *le pronostic de la syphilis héréditaire tardive est toujours sérieux et le plus souvent grave, voire des plus graves.*

C'est qu'en effet, comme je viens de le dire, cette syphilis héréditaire se compose d'accidents toujours tertiaires, souvent viscéraux, et souvent aussi dangereusement localisés sur le système nerveux ; — sans parler d'autres manifestations plus redoutables encore, d'ordre parasyphilitique.

C'est, enfin, d'autre part, que cette syphilis constitue souvent une *surprise* ; à ce titre, elle risque bien des fois de rester mécon-

---

1. *Recherche et diagnostic de l'hérédo-syphilis.* Masson.

nue, par conséquent d'être soustraite au seul traitement qui pourrait lui être profitable.

Que l'on réunisse maintenant cette syphilis héréditaire de l'âge adulte à la syphilis héréditaire de l'adolescence, déjà si grave, et surtout à la syphilis héréditaire du tout jeune âge, si puissamment, si extraordinairement meurtrière, on composera de la sorte un ensemble, un tout, du pronostic le plus sombre.

De là cette conséquence finale : que *l'hérédo-syphilis est bien plus redoutable que la syphilis* et qu'elle constitue un fléau bien plus néfaste.

En effet, bien plus souvent que cette dernière, l'hérédo-syphilis **s'en prend à la vie** ; bien plus souvent que cette dernière, elle **tue**.

La mort, en somme, n'est qu'une terminaison assez rare dans la syphilis acquise ; elle est bien vingt fois plus commune dans l'hérédo-syphilis, elle est constamment à l'ordre du jour, pourrait-on dire, relativement aux jeunes. On voit avec elle dans le jeune âge et surtout dans le tout jeune âge, ce qu'on ne voit guère qu'avec elle, à savoir des *hécatombes, de véritables hécatombes*, des familles décimées, anéanties, parfois même des monstruosités comme celles-ci :

15 avortements en série (cas de mon père) ;

19 avortements en série (cas du Dr Ribemont-Dessaignes) ;

17 morts sur 20 enfants (cas du Dr Jullien) ;

21 morts sur 26 enfants (cas du Dr Giraud Teulon) ;

29 morts sur une progéniture de 35 enfants issus, en deux mariages, d'un homme syphilitique.

On le voit, en fait d'horreur, l'hérédo-syphilis peut en revendre à la syphilis.

VII. — Finalement, de si lamentables résultats conduisent à une dernière conclusion pratique qu'il me reste à formuler, à savoir :

Que *la nécessité d'une révision*, disons mieux, d'une *réforme absolue s'impose relativement aux méthodes thérapeutiques à mettre en œuvre contre l'hérédo-syphilis.*

Jusqu'à ce jour, en général et sauf exceptions rares, on n'a guère réagi contre l'hérédo-syphilis que d'une façon *curative*, c'est-à-dire, en la traitant quand on la voit à l'œuvre, et c'est tout. On constate ses manifestations quand elles se sont produites, et l'on s'occupe alors d'y remédier. Rien de mieux, mais on se borne là. Or, cela est-il suffisant? Assurément non. On veut autre chose aujourd'hui; l'aspiration actuelle évidemment est pour une autre méthode, méthode consistant à combattre l'hérédo-syphilis en germe, à la combattre quand elle existe déjà, même sans s'être encore manifestée.

Les méthodes **préventives**, en un mot, voilà ce que le bon sens réclame contre l'hérédo-syphilis.

Or, les méthodes de ce genre, en fait-on aujourd'hui l'usage et tout l'usage qu'on en pourrait faire? disons mieux, qu'on en *devrait* faire? Spécifions.

Que se passe-t-il actuellement dans les diverses occurrences où de telles méthodes pourraient être d'un utile secours? Je spécifie :

1° Voici une femme qui commence une grossesse du fait d'un homme syphilitique. S'en préoccupe-t-on beaucoup? Par occasions rares, bien rares, oui; mais en général non; en tout cas, dans la bourgeoisie quelquefois, mais, dans le peuple, *jamais*.

Et, dans les cas où le médecin est consulté à ce sujet, s'il arrive quelquefois que la femme soit invitée à tenter un traitement prophylactique en vue du fœtus, combien est-il plus commun, pour telle ou telle de nombreuses raisons que j'aurais à dire, que la femme, c'est-à-dire l'enfant soit abandonné au bon vouloir de la maladie.

J'en appelle sur ce point au témoignage de tous les praticiens. Dans les Maternités, par exemple, quelle est la proportion des femmes syphilitiques accouchant sans traitement spécifique institué au cours de leur grossesse contre celle des femmes ayant au contraire subi un traitement préventif?

2° Seconde occurrence : l'enfant conçu dans les conditions que je viens de dire vient de naître, et le voici né sain, je suppose, sain d'apparence tout au moins, et restant tel, je suppose encore quelques semaines, puis quelques mois. On le déclare indemne et l'on ne s'en préoccupe plus. Puisqu'il n'a rien, croit-on, à quoi servirait de le traiter?

Qu'advient-il alors? Rien, bien entendu, si en réalité l'enfant a été procréé sain. Mais, au cas contraire, quel est l'avenir? Fatalement, alors, explosion soit prochaine, soit lointaine, d'un accident tertiaire, et l'on sait quelle peut en être la terminaison. On connaît la gravité de l'hérédo-syphilis des premières années; on connaît par ce volume la gravité de l'hérédo-syphilis tardive.

Eh bien, le bon sens proteste ici contre l'*expectation béate*, pour dire qu'en telle occurrence il y a **autre chose à faire que de ne rien faire**, que d'abandonner un enfant à l'évolution spontanée, au bon vouloir de la maladie.

Autre chose à faire, ai-je dit; je précise. A savoir :

Ce qui est à faire, ce qu'il faut faire, c'est :

1° *Observer* cet enfant suspect, l'étudier médicalement et de toute façon, en vue de *déterminer si, oui ou non, il a été touché par l'hérédité syphilitique*. Pour juger la question, nous avons aujourd'hui la **science des stigmates**, inaugurée par J. Hutchinson, poursuivie par mon père, et je m'honore bien fort d'ajouter quelque peu aussi par moi. Or, il est bien rare, au moins à un certain âge, que cette science des stigmates nous refuse la solution du problème.

Et voici que, de date toute récente, un nouveau procédé nous offre encore son concours pour dépister la syphilis, cela grâce à une investigation bio-chimique, dite réaction de Wassermann.

2° Puis, si l'enfant est jugé hérédo-syphilitique, se hâter de le mettre à l'abri de décharges possibles, probables, voire le plus souvent certaines, de la maladie, et cela par une thérapeutique **préventive**.

« Quelle raison, disait mon père dans une de ses leçons, aurions-nous de ne pas agir ainsi, c'est-à-dire de ne pas intervenir préventivement? Quelle raison de ne pas faire pour cet enfant ce que nous faisons pour tout malade qui vient de prendre la syphilis. Je dis plus : *nous n'avons pas le droit de ne pas agir ainsi*. Ne pas agir ainsi serait une *immoralité, voire une immoralité criminelle*. »

Ce traitement préventif, je ne prétends pas, bien entendu, qu'on ne le tente jamais. Mais ma petite expérience me permet de dire qu'on ne le met pas en pratique *aussi souvent*, en tout cas aussi complètement et aussi longtemps qu'on devrait le faire. Qu'on me permette de préciser.

1° A mon sens, l'enfant issu d'une souche syphilitique doit être traité avant sa naissance si les conditions où se trouve le géniteur suspect rendent probable ou même possible pour l'enfant une hérédité syphilitique.

2° A mon sens encore, cet enfant, même né sans manifestations syphilitiques actuelles, doit être traité, si le dit géniteur est dans des conditions qui rendent probable cette hérédité; et, bien plus obligatoirement encore, si cette hérédité est démontrée par quelque stigmate.

3° Et j'ajouterai finalement : la prudence commande que, comme intensité et surtout comme durée, le traitement de l'hérédo-syphilis ne soit pas inférieur à celui de la syphilis acquise. Car les dangers sont les mêmes, de part et d'autre, voire pires encore (comme je l'ai établi dans l'un des paragraphes précédents) pour l'hérédo-syphilis.

Je ne dirai rien de plus, car je n'ai pas à rechercher pour l'instant les indications de ce traitement spécial, non plus qu'à aborder la difficile question de savoir quels sont les enfants en faveur desquels on instituera cette intervention prophylactique, et quels sont ceux pour lesquels on pourra la juger superflue.

Je ne dirai rien non plus des méthodes thérapeutiques auxquelles, en l'espèce, il conviendra de donner la préférence, etc. Ce sont là tous sujets qui devront être étudiés, médités longuement, et qui formeront le canevas d'une publication ultérieure, publication que j'ambitionne d'entreprendre, car le sujet est d'un intérêt pratique considérable et tentant; publication, en tout cas, à laquelle celle-ci ne pouvait qu'utilement, je pense, servir de préface.

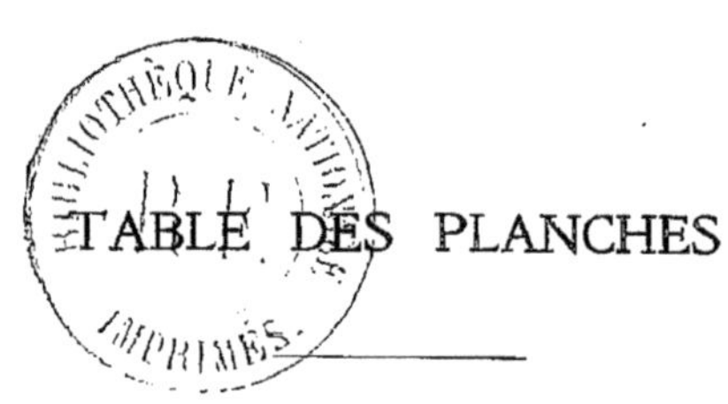

TABLE DES PLANCHES

Pages.

Planche I. — *Gommes ulcérées de la jambe* simulant l'ulcère strumeux. Apparition à l'âge de 24 ans 8

Planche II. — *Ulcères gommeux multiples de la jambe* faisant une première invasion à 36 ans 20

Planche III. — *Gomme en nappe ulcérée* simulant l'ulcère variqueux. Deuxième invasion à 47 ans. 20

Planche IV. — *Gomme en nappe ulcérée* simulant l'ulcère variqueux. Troisième invasion à 48 ans (Les photographies II, III et IV ont été prises sur la même malade à 36, 47 et 48 ans) 20

Planche V. — *Syphilide tuberculo-croûteuse du nez.* — Invasion à 24 ans. 22

Planche VI. — *Syphilide lupiforme mutilante du nez.* — Nature syphilitique longtemps méconnue. Destruction de la moitié du nez. A 25 ans récidive et nature syphilitique alors reconnue. Traitement spécifique. Modification immédiate de la lésion et cicatrisation rapide. 24

Planche VII. — Deux lésions : 1° A la main, *syphilide papulo-tuberculeuse laminée* psoriasiforme avec nodules gommeux ulcérés sur sa frontière externe ; — 2° A la lèvre, *syphilides papuleuses* à papules petites, croûtelleuses, d'aspect secondaire. Invasion à 28 ans. 28

Planche VIII. — *Gomme en nappe ulcérée, phagédénique,* contournant toute la jambe sur une hauteur de 22 à 26 centimètres. Longtemps méconnue comme nature, cette lésion guérit en quelques semaines sous l'influence d'un traitement spécifique. Invasion à 34 ans. 34

Planche IX. — *Syphilide génitale.* — Phagédénisme serpigineux. Prise pour une lésion d'ordre tuberculeux, la lésion persiste 10 ans. Reconnue comme symptôme d'hérédo-syphilis et traitée comme telle, elle guérit en l'espace de quelques semaines. Début à 33 ans. 38

Planche X. — *Syphilide tuberculo-croûteuse* de modalité serpigineuse excentrique, observée sur un sujet de 24 ans, hérédo-syphilitique de seconde génération, et ayant débuté à l'âge de 5 ans. 40

Planche XI. — *Syphilide gommeuse* en nappe ulcéreuse. — Lymphangite scléro-œdémateuse. — Pachydermie. — « *Jambe en·poteau* ». Femme de 48 ans. 44

Planche XII. — *Phagédénisme génital* longtemps pris pour un phagédénisme chancrelleux et traité comme tel, sans résultat. — Reconnue comme d'origine hérédo-syphilitique, la lésion est soumise à un traitement spécifique. Modification immédiate et guérison rapide. Homme de 29 ans 58

Planche XIII. — *Syphilome chancriforme de la verge*, pris d'abord pour un chancre syphilitique. Guérison très rapide dès que la lésion, rapportée à sa véritable origine, fut soumise à un traitement ioduré. Lésion survenue à l'âge de 26 ans 64

Planche XIV. — *Syphilome chancriforme de la verge*, simulant un chancre syphilitique. Lésion survenue à l'âge de 38 ans. 66

Planche XV. — *Ostéomes gommeux et nécroses de la région des choanes*, observés sur un jeune homme hérédo-syphilitique âgé de 24 ans . . . 70

Planche XVI. — *Rhumatisme hérédo-syphilitique.* — Multiplicité de localisations. Polymorphisme : 1° *hydarthrose symétrique de Clutton*; — 2° rhumatisme déformant des mains (v. planche XVII). Jeune fille de 24 ans 116

Planche XVII. — *Rhumatisme hérédo-syphilitique.* — Multiplicité de localisations. — Polymorphisme : 1° *rhumatisme déformant des mains*; — 2° hydarthrose symétrique de Clutton (v. planche XVI). Jeune fillle de 24 ans (même malade que celle de la planche précédente) 126

Planche XVIII. — *Rhumatisme hérédo-syphilitique.* — Arthropathies déformantes des pieds. En coïncidence : syphilides gommeuses. Femme de 56 ans. 128

Planche XIX. — *Rhumatisme hérédo-syphilitique.* — Multiplicité des localisations. Lésions chroniques déformantes des mains. Arthropathies. Jeune fille de 17 ans. 130

Planche XX. — *Rhumatisme hérédo-syphilitique.* — Multiplicité de localisations. Arthropathies chroniques déformantes des orteils. Jeune fille de 17 ans (même malade que celle de la planche XIX. 130

Planche XXI. — *Rhumatisme hérédo-syphilitique* : forme congénitale de Barthélémy. 132

Planche XXII. — *Laxité articulaire.* — Luxations spontanées, volontaires, récidivantes, observées chez un homme hérédo-syphilitique âgé de 26 ans. 134

Planche XXIII. — *Gommes ganglionnaires ramollies et ulcérées.* — Jeune fille hérédo-syphilitique âgée de 18 ans. 138

Planche XXIV. — *Gommes ganglionnaires ulcérées simulant « l'écrouelle tuberculeuse »* observées sur un homme hérédo-syphilitique âgé de 48 ans. 140

TABLE DES MATIÈRES

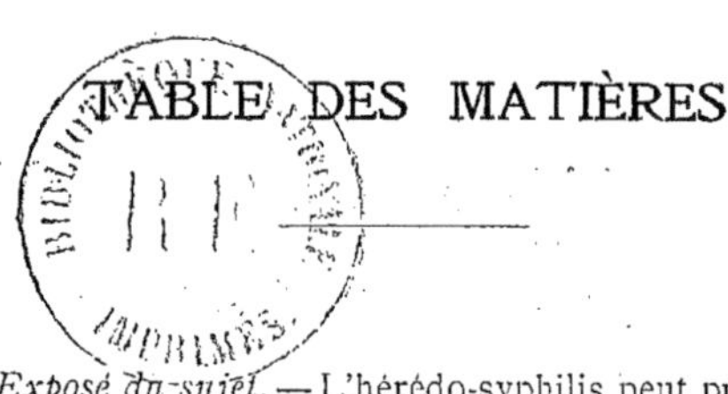

Pages.

CHAPITRE I. — *Exposé du sujet.* — L'hérédo-syphilis peut produire nombre des accidents qui lui sont propres, non seulement dans les premières périodes de la vie (enfance et adolescence), mais à des étapes bien autrement avancées, c'est-à-dire dans l'âge adulte; voire parfois aussi dans l'âge mûr; voire encore, mais bien plus rarement, dans la vieillesse. 1

Intérêt pratique qui se rattache à cette notion de l'hérédité tardive. . . 7

CHAPITRE II. — *Échéances tardives de l'hérédo-syphilis.* — Quelles peuvent-elles être ? 10

CHAPITRE III. — *Enseignement qui s'en déduit.* — Quel que soit l'âge de la vie où le médecin constate un accident pouvant être rapporté à une affection syphilitique, il a l'obligation de rechercher la cause possible, l'origine possible de cet accident, non pas seulement dans une infection acquise, mais dans une infection héréditaire. 13

CHAPITRE IV. — *Quels symptômes peuvent servir d'expressions à l'hérédo-syphilis d'échéance tardive?.* 15

CHAPITRE V. — *Affections cutanées.* — Type usuel : ulcère gommeux. Évolution. Diagnostic. 18

CHAPITRE VI. — *Affections cutanées.* — Second type : syphilide tuberculeuse proprement dite ou lupus syphilitique de forme sèche. 27

Formes atténuées, superficielles, psoriasiformes, affectant le type secondaire 28

CHAPITRE VII. — *Lésions gommeuses.* — Gommes du tissu cellulaire sous-cutané : gommes en nappe. 34

Tumeurs gommeuses du tissu cellulaire. 35

Complications de l'ulcère gommeux :

1° Lymphangite éléphantiaque 38

2° Phagédénisme 39

CHAPITRE VIII. — *Ulcère gommeux dégénéré.* — Nombre d'ulcérations des membres inférieurs qu'on observe dans la période adulte de l'hérédo-syphilis et qui vaguement sont taxées « d'ulcères variqueux » ne sont autres que des ulcères gommeux dégénérés et relèvent comme origine de la syphilis héréditaire 42

CHAPITRE IX. — *Gommes des espaces intersplanchniques.* — Cellulite gommeuse pelvienne 48

CHAPITRE X. — *Affections tégumentaires des organes génitaux* 58

CHAPITRE XI. — *Localisations naso-gutturales* 70

CHAPITRE XII. — *Lésions de la bouche* 76

Chapitre XIII. — *Affections oculaires.* 82

Chapitre XIV. — *Affections de l'oreille.* 95

Chapitre XV. — *Ostéopathies.* 101
  1° Forme ostéalgique. 104
  2° Forme à localisations multiples 106
  3° Forme scrofuleuse 107
  4° Forme déformante, hypertrophique, dite maladie de Paget. . . 111

Chapitre XVI. — *Arthropathies.* 114
  1° Forme d'hydarthrose : synovite symétrique de Clutton 115
  2° Forme d'ostéo-arthropathie se subdivisant elle-même en modalités
    secondaires qui sont. 117
    1° Ostéo-arthrite proprement dite. 118
    2° Ostéo-arthropathie hyperostosique, « pseudo-tumeur blanche des
      syphilitiques ». 123
    3° Arthrite ostéophytique 123
    4° Rhumatisme chronique déformant. 124

Chapitre XVII. — *Laxité articulaire.* — Luxations spontanées, volontaires, récidivantes 133

Chapitre XVIII. — *Affections ganglionnaires.* 135
  Adénopathies gommeuses : fausse scrofule ganglionnaire de l'hérédo-
  syphilis. 137

Chapitre XIX. — *Affections laryngées.* 143

Chapitre XX. — *Affections du système circulatoire.* 148
  1° Affections cardiaques. 149
  2° Affections artérielles 152

Chapitre XXI. — *Affections du système pulmonaire.* — Pneumopathies
  hérédo-syphilitiques. 158

Chapitre XXII. — *Affections hépatiques* 166

Chapitre XXIII. — *Affections de la rate.* — « Splénomégalies ». . . . 177

Chapitre XXIV. — *Affections rénales* 189

Chapitre XXV. — *Affections du système sexuel* 195
  1° Chez l'homme : sarcocèle spécifique. 195
  2° Chez la femme. 199
    1° Stérilité 200
    2° Aménorrhée 201
    3° Dysménorrhée 202
    4° Ménorrhagies. Métrorrhagies. 204
    5° Lésions utérines et annexielles. 205
  Rapports de la syphilis avec le cancer utérin. 207
  Influence nocive de l'hérédo-syphilis sur l'embryon 208

Chapitre XXVI. — *Affections du système nerveux.* — I. *Céphalée* . . . 215

Chapitre XXVII. — II. *Épilepsie* 221
  Épilepsie larvée 235
  Pronostic et traitement 238

Chapitre XXVIII. — III. *Encéphalopathies.* 240
  Indication et importance du traitement d'épreuve dans les cas d'encéphalopathie hérédo-syphilitique restés douteux 247

CHAPITRE XXIX. — IV. *Affections des nerfs* 252
 1° Paralysies oculaires. 252
 2° Paralysies « en bouquet » des paires craniennes. 254
 3° Paralysies des paires rachidiennes. 257

CHAPITRE XXX. — V. *Tabès.* 258
 La syphilis héréditaire produit le tabès tout comme la syphilis acquise. 258
 Échéances du tabès hérédo-syphilitique. 262
 Différence de physionomie entre le tabès par syphilis acquise et le
  tabès hérédo-syphilitique au point de vue des accidents nerveux
  constatés sur les lignées ascendante et collatérale du malade. . . . 264

CHAPITRE XXXI. — VI. *Paralysie générale.* 268
 La paralysie générale hérédo-syphilitique de l'âge adulte reprend
  l'allure habituelle et les symptômes classiques de la paralysie
  générale commune 269
 Échéances de la paralysie générale hérédo-syphilitique de l'âge adulte. 274
 Pronostic héréditaire de la paralysie générale. 275

CHAPITRE XXXII. — VII. *Névroses* 278
 1° Neurasthénie. 278
 2° Hystérie. 280
 3° Hystéro-neurasthénie 283
 4° Cérébrataxie 287
 5° Dégénérescence psycho-morale. Criminalité 292
 6° Suicide. 296

CHAPITRE XXXIII. — VIII. *Affections de la moelle.* 298
 Différents enseignements se dégagent des observations :
 1° L'hérédo-syphilis médullaire a bien plus de tendance à diffuser sur
  les centres nerveux que la syphilis acquise 305
 2° Polymorphisme habituel des myélopathies hérédo-syphilitiques et
  multiplicité de symptômes dans ces myélopathies héréditaires. . 305
 3° De ces formes mixtes la plus commune est sans contredit la forme
  cérébro-spinale 306
 4° Prédilection marquée des myélopathies hérédo-syphilitiques pour
  les formes spasmodiques 306
 5° Échéances d'apparition fréquentes à des termes avancés de l'âge
  adulte 306

CHAPITRE XXXIV. — *Maladie de Raynaud* 308

CHAPITRE XXXV. — *Pelade* 310

CHAPITRE XXXVI. — *Conclusions.* — Conclusions relatives :
 1° Aux échéances possibles des manifestations 313
 2° Au diagnostic 313
 3° A la nature des accidents. 313
 4° Aux localisations possibles des accidents. 314
 5° Aux méthodes séméiologiques du diagnostic. 314
 6° Au pronostic de l'affection : pronostic relativement plus grave que
  celui de la syphilis acquise. 314
 7° Aux méthodes thérapeutiques. — Nécessité d'une réforme capitale
  dans le traitement. Ce traitement ne doit pas être seulement
  curatif; il doit surtout être préventif. 315

69698. — Imprimerie LAHURE, rue de Fleurus, 9, à Paris.

MASSON ET CIE, ÉDITEURS

LIBRAIRES DE L'ACADÉMIE DE MÉDECINE

120, BOULEVARD SAINT-GERMAIN, 120 — PARIS — VI° ARR.

PR. N° 683 ▦ ▦ ▦ ▦ ▦ ▦ ▦ ▦ ▦ ▦ ▦ ▦ ▦ ▦ ▦ ▦ OCTOBRE 1911

EXTRAIT DU CATALOGUE MÉDICAL [1]

RÉCENTES PUBLICATIONS

Vient de paraître :

LA
NOUVELLE PRATIQUE
MÉDICO-CHIRURGICALE
ILLUSTRÉE

DIRECTEURS ;
E. BRISSAUD, A. PINARD, P. RECLUS
Professeurs à la Faculté de Médecine de Paris
SECRÉTAIRE GÉNÉRAL : HENRY MEIGE

CHIRURGIE — MÉDECINE — OBSTÉTRIQUE — THÉRAPEUTIQUE — DERMATOLOGIE — PSYCHIA-
TRIE — OCULISTIQUE — OTO-RHINO-LARYNGOLOGIE — ODONTOLOGIE — MÉDECINE MILITAIRE
MÉDECINE LÉGALE — ACCIDENTS DU TRAVAIL — BACTÉRIOLOGIE CLINIQUE — HYGIÈNE —
PUÉRICULTURE — MÉDICATIONS — RÉGIMES — AGENTS PHYSIQUES — FORMULAIRE

Conditions de Publication

La NOUVELLE P. M. C. ILLUSTRÉE forme :

8 VOLUMES grand in-8°, reliés maroquin rouge, tête dorée, dos plat, fers spéciaux, comprenant un ensemble de *8000 pages* avec plus de *2200 figures* et environ *75 planches hors texte*.

TOME I.	Abasie. Blennorragie.	} 44 fr.	TOME V.	Labyrinthe. Omoplat.	} 44 fr.
TOME II.	Blépharites. Diabète.		TOME VI.	Ongles. Peste.	
TOME III.	Diaphragme. Genou.	} 44 fr.	TOME VII.	Pétéchies. Séborrhée.	} 44 fr.
TOME IV.	Gérodermie. Kystes.		TOME VIII.	Sein. Zymothérapie.	

Prix de l'ouvrage complet : 176 fr.

COLLECTION DE PRÉCIS MÉDICAUX

Cette collection s'adresse aux étudiants, pour la préparation aux examens, et à tous les praticiens qui ont besoin d'ouvrages concis, mais vraiment scientifiques, qui les tiennent au courant.

Introduction
à l'Étude de la Médecine

Par G.-H. ROGER
Professeur à la Faculté de Médecine de Paris, Médecin de l'hôpital de la Charité.

QUATRIÈME ÉDITION, REVUE ET AUGMENTÉE

1 volume petit in-8° de xiv-780 pages, avec un lexique des termes techniques. Cartonné toile anglaise souple . . . . **10 fr.**

Précis de ▨ ▨ ▨ ▨ ▨ ▨ ▨
▨ ▨ Physique Biologique

Par G. WEISS
Professeur agrégé à la Faculté de Paris, Ingénieur des Ponts et Chaussées.

DEUXIÈME ÉDITION, REVUE ET CORRIGÉE

1 vol. petit in-8° de xii-556 pages, avec 570 fig., cart. toile anglaise souple. **7 fr.**

Précis de Chimie Physiologique

Par Maurice ARTHUS
Professeur de Physiologie à l'Université de Lausanne.

SIXIÈME ÉDITION, REVUE ET AUGMENTÉE

1 volume petit in-8° de vi-403 pages, avec 118 figures et 2 planches hors texte en couleurs, cartonné toile anglaise souple. . . . . **6 fr.**

Vient de paraître :

Précis de Biochimie

Par E. LAMBLING
Professeur à la Faculté de Médecine de l'Université de Lille.

1 vol. de xxiv-600 pages . . . . **8 fr.**

===== MÉDECINE =====

Manuel de ✣ ✣ ✣ ✣ ✣ ✣ ✣ ✣ ✣ ✣ ✣ ✣ ✣
✣ ✣ ✣ ✣ ✣ ✣ ✣ Pathologie interne

Par G. DIEULAFOY

Professeur de Clinique médicale à la Faculté de Médecine de Paris,
Médecin de l'Hôtel-Dieu, Membre de l'Académie de Médecine.

SEIZIÈME ÉDITION

entièrement refondue et considérablement augmentée.

4 vol. in-16 diamant, comprenant ensemble 4300 pages, avec figures en noir et en couleurs et 9 planches hors texte en couleurs, cartonnés à l'anglaise, tranches rouges. . . . . **32 fr.**

CHARCOT — BOUCHARD — BRISSAUD

TRAITÉ DE MÉDECINE

DEUXIÈME EDITION, ENTIÈREMENT REFONDUE, PUBLIÉE SOUS LA DIRECTION DE MM.

BOUCHARD	BRISSAUD
Professeur à la Faculté de Médecine de Paris, Membre de l'Institut.	Professeur à la Faculté de Médecine de Paris, Médecin de l'Hôpital St-Antoine.

10 volumes grand in-8°, avec figures dans le texte. . 160 francs.

Chaque volume est vendu séparément :

Tome I, **16** fr. ; Tome II, **16** fr. ; Tome III, **16** fr. ; Tome IV, **16** fr. ;
Tome V, **18** fr. : Tome VI, **14** fr. ; Tome VII, **14** fr. ; Tome VIII, **14** fr. ;
Tome IX, **18** fr. ; Tome X, avec table analytique des 10 volumes, **18** fr.

Vient de paraître :

Leçons de ✣ ✣ ✣ ✣ ✣ ✣ ✣ ✣ ✣
✣ ✣ ✣ ✣ Clinique Médicale

(*Saint-Antoine*, 1909-1910)

Par R. GOUGET

Professeur agrégé, Médecin de l'Hôpital Tenon.

1 vol. in-8°, de VIII-370 pages, avec figures dans le texte . . . . **8 fr.**

MÉDECINE

G.-M. DEBOVE
Doyen honoraire de la Faculté de Médecine de Paris, Membre de l'Académie de Médecine.

Ch. ACHARD
Professeur de Pathologie générale à la Faculté,
Médecin des Hôpitaux.

J. CASTAIGNE
Professeur agrégé à la Faculté,
Médecin des Hôpitaux.

DIRECTEURS

Manuel des
Maladies du Foie
et des Voies Biliaires

Par J. CASTAIGNE et M. CHIRAY

1 vol. de 884 pages, avec 300 figures dans le texte. . . . . **20** fr.

Manuel des
Maladies du Tube digestif

TOME I

BOUCHE, PHARYNX, ŒSOPHAGE, ESTOMAC

PAR

G. PAISSEAU, F. RATHERY, J.-Ch. ROUX

1 vol. grand in-8° de 725 pages, avec figures dans le texte . . . . **14** fr.

TOME II

INTESTIN, PÉRITOINE, GLANDES SALIVAIRES, PANCRÉAS

PAR MM.

M. LOEPER, Ch. ESMONET, X. GOURAUD, L.-G. SIMON, L. BOIDIN et F. RATHERY

1 vol. grand in-8° de 810 pages, avec 116 figures dans le texte. . . . . **14** fr.

Manuel des
Maladies des Reins
et des Capsules surrénales

PAR MM.

J. CASTAIGNE, E. FEUILLIÉ, A. LAVENANT, M. LOEPER R. OPPENHEIM, F. RATHERY

1 vol. in-8°, avec figures dans le texte . . . . **14** fr.

TRAITÉ

DES

Maladies du Nourrisson

PAR

Le Docteur A. LESAGE
Médecin des Hôpitaux de Paris.

1 volume in-8° de VI-736 pages, avec 68 figures dans le texte. . . . . . . **10 fr.**

---

150 Consultations Médicales
pour les Maladies des Enfants

Par le Dr Jules COMBY
Médecin de l'Hôpital des Enfants-Malades.

1 volume in-16 de IV-292 pages, cartonné toile. . . . . **3 fr. 50**

TRAITÉ

DES

Maladies de l'Enfance

DEUXIÈME ÉDITION, REVUE ET AUGMENTÉE

PUBLIÉE SOUS LA DIRECTION DE MM.

J. GRANCHER ET **J. COMBY**
PROFESSEUR A LA FACULTÉ DE PARIS, | MÉDECIN DE L'HOPITAL DES ENFANTS MALADES.

5 volumes grand in-8°, avec figures dans le texte . . . . **112 francs**

Vient de paraître

Grandes et petites Obésités

CURE RADICALE

Par le Dr Francis HECKEL

Préface de M. HUCHARD
de l'Académie de Médecine.

1 volume grand in-8, de XI-555 pages, avec 70 figures formant 12 planches hors texte . . . . **12 francs**

BIBLIOTHÈQUE DE THÉRAPEUTIQUE CLINIQUE
à l'usage des Médecins praticiens

Thérapeutique usuelle des Maladies de l'Appareil Respiratoire

Par le Dr A. MARTINET
Ancien interne des Hôpitaux de Paris.

1 volume in-8° de IV-295 pages avec 36 figures, broché. . . . . **3 fr. 50**

Les Régimes usuels

PAR LES DOCTEURS

P. LEGENDRE	A. MARTINET
Médecin de l'Hôpital Lariboisière.	Ancien interne des Hôpitaux de Paris.

1 volume in-8° de IV-434 pages, broché. . . . . **5 fr.**

I. Régimes à l'état normal. — II. Régimes systématiques. — III. Régimes dans les maladies. — IV. Alimentation artificielle. — V. Annexes.

Les Aliments usuels

COMPOSITION — PRÉPARATION
par le Dr A. MARTINET

DEUXIÈME ÉDITION, REVUE ET AUGMENTÉE

1 volume in-8° de VI-352 pages, avec figures . . . . **4 fr.**

Les Médicaments usuels

par le Dr A. MARTINET

TROISIÈME ÉDITION, REVUE ET AUGMENTÉE, CONFORME AU CODEX DE 1908

1 volume in-8° de XIV-516 pages . . . . **5 fr.**

Les Agents Physiques usuels

*Climatothérapie — Hydrothérapie — Kinésithérapie
Thermothérapie — Electrothérapie — Radiumthérapie*

**Par les Drs A. MARTINET, MOUGEOT, P. DESFOSSES, DUREY
DUCROCQUET, DELHERM, DOMINICI**

1 vol. in-8° de XVI-633 pages, avec 170 figures et 3 planches . . . . **8 fr.**

CLINIQUE HYDROLOGIQUE

PAR LES DOCTEURS

F. BARADUC (de Châtel-Guyon) — FÉLIX BERNARD (de Plombières)
M. E. BINET (de Vichy) — J. COTTET (d'Evian) — L. FURET (de Brides)
A. PIATOT (de Bourbon-Lancy) — G. SERSIRON (de la Bourboule)
A. SIMON (d'Uriage) — E. TARDIF (du Mont-Dore)

1 volume in-8 de X-636 pages. . . . . **7 fr.**

Aide-Mémoire de Thérapeutique

PAR MM.

G.-M. DEBOVE
Doyen honoraire de la Faculté de Médecine
Professeur de Clinique
Membre de l'Académie de Médecine

G. POUCHET
Professeur de Pharmacologie et Matière
médicale à la Faculté de Médecine de Paris,
Membre de l'Académie de Médecine

A. SALLARD
Ancien interne des Hôpitaux de Paris.

**DEUXIÈME ÉDITION, ENTIÈREMENT REVUE ET AUGMENTÉE
CONFORME AU CODEX DE 1908**

1 *volume in-8° de* VIII-911 *pages, imprimé sur 2 colonnes, cartonné toile.* **18** *fr.*

Traité élémentaire de Clinique Médicale

PAR

G.-M. DEBOVE et A. SALLARD

1 volume grand in-8° de XVI-1296 pages, avec 275 figures. Relié toile . . . . . **25** fr.

Vient de paraître :

LA PRATIQUE NEUROLOGIQUE

PUBLIÉE SOUS LA DIRECTION DE
PIERRE MARIE
Professeur à la Faculté de Médecine de Paris, Médecin de la Salpêtrière.

PAR MM.

**O. CROUZON, G. DELAMARE, E. DESNOS, Georges GUILLAIN,
E. HUET, LANNOIS, A. LÉRI, François MOUTIER,
POULARD, ROUSSY**

SECRÉTAIRE DE LA RÉDACTION : **O. CROUZON**

1 vol. gr. in-8°, de XVIII-1408 p., avec 302 fig. dans le texte. Relié toile. **30** fr.

La Méningite + + + + + + + + + + +

+ + + + + + + + + Cérébro-spinale

Par ARNOLD NETTER

Professeur agrégé à la Faculté de Médecine de Paris,
Médecin de l'Hôpital Trousseau,
Membre de l'Académie de Médecine.

et ROBERT DEBRÉ

Ancien interne lauréat des hôpitaux.

1 volume in-8°, de 300 pages, avec 54 figures et 3 planches hors texte
en couleurs. . . . . **8 fr.**

La méningite cérébro-spinale s'impose aujourd'hui à l'attention des médecins, en raison de ses manifestations multiples dans les diverses parties du globe. D'autres motifs encore en font un sujet d'actualité; la clinique, la bactériologie, l'épidémiologie, la thérapeutique ont enregistré des progrès signalés, auxquels les auteurs de ce livre ont particulièrement contribué. Le moment était particulièrement propice pour les exposer dans une monographie, aussi impartiale et aussi objective que possible. On trouvera dans cet ouvrage, soigneusement étudiées et complètement mises au point, les données scientifiques et pratiques sur l'épidémiologie, la bactériologie, la clinique, l'anatomie et la physiologie pathologiques, la thérapeutique et la prophylaxie de la méningite cérébro-spinale.

Ce livre a été rédigé avant tout pour des médecins. Les praticiens sont donc sûrs d'y trouver tous les renseignements qui leur seront utiles pour soigner les méningitiques.

TRAITÉ

D'HYGIÈNE MILITAIRE

PAR

G.-H. LEMOINE

Médecin principal de première classe,
Professeur d'Hygiène à l'École d'application
du Service de Santé militaire du Val-de-Grâce,
Membre du Conseil supérieur d'Hygiène de France.

1 vol. grand in-8° de XXIV-758 pages, avec 89 figures dans le texte, broché. . . **12 fr.**

Technique du Diagnostic

par la méthode

DE DÉVIATION DU COMPLÉMENT

Par P.-F. ARMAND-DELILLE

Ancien chef de clinique de la Faculté de Médecine de Paris.

1 volume in-8°, de 200 pages, avec 25 figures dans le texte et 1 planche
hors texte en couleurs, cartonné toile. . . . . **5 fr.**

TRAITÉ
D'HISTOLOGIE

PAR

A. PRENANT
Professeur à la Faculté de Paris.

P. BOUIN
Professeur à la Faculté de Nancy.

L. MAILLARD
Chef des travaux de Chimie biologique à la Faculté de Paris.

Fig. 449. — *Epithélium bronchique* (branche de 1 centimètre de diamètre) chez l'homme. — *c. v.*, cellules vibratiles. — *c. m.*, cellule muqueuse présentant à sa surface un reste de la bordure ciliée et des corpuscules basaux. — *c. i.*, cellules moyennes ou intercalaires. — *c. b.*, cellules basales. — *m. b.*, tissu conjonctif condensé au-dessous de l'épithélium en une épaisse membrane basale. × 500.

TOME I

CYTOLOGIE GÉNÉRALE

ET

SPÉCIALE

1 vol. gr. in-8° de 977 pages, avec 791 figures dont 172 en plusieurs couleurs. . . . . **50 fr.**

TOME II et dernier

HISTOLOGIE

ET

ANATOMIE MICROSCOPIQUE

1 vol. gr. in-8° de XL-1199 pages, avec 572 figures dont 31 en plusieurs couleurs. . . . . . **50 fr.**

Vient de paraître :

Chaleur animale
et Bioénergétique

PAR

JULES LEFÈVRE
Agrégé de l'Université
Lauréat de l'Institut et de la Société de Biologie.

PRÉFACE DE M. **A. DASTRE**, de l'Institut et de l'Académie de Médecine,
Président de la Société de Biologie,
Professeur de physiologie générale à la Sorbonne.

1 volume gr. in-8° de 1107 pages, avec 210 figures dans le texte, broché. **25 fr.**

OUVRAGE COMPLET

Abrégé d'Anatomie

PAR

P. POIRIER
Professeur d'Anatomie
à la Faculté de Médecine de Paris.

A. CHARPY
Professeur d'Anatomie
à la Faculté de Médecine de Toulouse.

B. CUNÉO
Professeur agrégé à la Faculté de Médecine de Paris.

TOME I. — **EMBRYOLOGIE — OSTÉOLOGIE — ARTHROLOGIE — MYOLOGIE.**
1 vol. grand in-8° de 560 pages, avec 402 figures en noir et en couleurs.

TOME II. — **CŒUR — ARTÈRES — VEINES — LYMPHATIQUES — CENTRES NERVEUX — NERFS CRANIENS — NERFS RACHIDIENS.**
1 vol. grand in-8° de 500 pages, avec 248 figures en noir et en couleurs.

TOME III. — **ORGANES DES SENS — APPAREIL DIGESTIF ET ANNEXES — APPAREIL RESPIRATOIRE — CAPSULES SUR-RÉNALES — APPAREIL URINAIRE — APPAREIL GÉNITAL DE L'HOMME — APPAREIL GÉNITAL DE LA FEMME — PÉRINÉE — MAMELLES — PÉRITOINE.**
1 vol. grand in-8° de 562 pages et 326 figures.

3 volumes in-8°, formant ensemble 1620 pages avec 976 figures en noir et couleurs dans le texte, richement reliés toile. . . . . . . **50** fr.

Traité de Physiologie

PAR

J.-P. MORAT
PROFESSEUR A L'UNIVERSITÉ DE LYON

Maurice DOYON
PROFESSEUR ADJOINT A LA FACULTÉ DE MÉDECINE
DE LYON.

5 vol. grand in-8°. En souscription (Août 1910). **60** *fr.*

Volumes publiés :

TOME I. — **Fonctions élémentaires.** — 1 vol. grand in-8°, avec 194 figures. **15** fr.
TOME II. — **Fonctions d'innervation.** — 1 vol. grand in-8°, avec 263 figures. **15** fr.
TOME III. — **Fonctions de nutrition.** — 1 vol. grand in-8°, avec 173 figures. **12** fr.
TOME IV. — **Fonctions de nutrition** (*suite et fin*). — 1 vol. grand in-8°, avec 167 figures. **12** fr.

Sous presse : TOME V et dernier. — **Fonctions de relation et de reproduction.**

ANATOMIE

P. POIRIER — A. CHARPY

TRAITÉ
d'ANATOMIE HUMAINE

NOUVELLE ÉDITION, ENTIÈREMENT REFONDUE PAR

A. CHARPY ET **A. NICOLAS**
Professeur d'Anatomie à la Faculté Professeur d'Anatomie à la Faculté
de Médecine de Toulouse. de Médecine de Paris.

AVEC LA COLLABORATION DE

O. AMOEDO — ARGAUD — A. BRANCA — R. COLLIN — B. CUNÉO — G. DELAMARE
PAUL DELBET — DIEULAFÉ — A. DRUAULT — P. FREDET — GLANTENAY — A. GOSSET
M. GUIBÉ — P. JACQUES — TH. JONNESCO — E. LAGUESSE — L. MANOUVRIER
P. NOBÉCOURT — O. PASTEAU — M. PICOU — A. PRENANT — H. RIEFFEL — ROUVIÈRE
CH. SIMON — A. SOULIÉ — B. DE VRIESE — WEBER

5 volumes grand in-8°, avec figures en noir et en couleurs. . . . . **160 fr.**

TOME I. — (*3e édition, refondue*) : Introduction. Notions d'embryologie. Ostéologie.
Arthrologie, avec 825 *figures* . . . . **20 fr.**

TOME II. — 1er Fasc. (*3e édition, entièrement revue*): Myologie, avec 351 *fig*. » fr.
2e Fasc. (*2e édition entièrement revue*): Angéiologie (Cœur et Artères), Histologie,
avec 150 *figures* . . . . **8 fr.**
3e Fasc. (*2e édition, entièrement revue*): Angéiologie (Capillaires. Veines), avec 83
figures. . . . . , ... **6 fr.**
4e Fasc. : **Les Lymphatiques** (*2e édition, entièrement revue*) avec 126 *fig* . . . **8 fr.**

TOME III. — 1er Fasc. (*2e édition, entièrement revue*) : **Système nerveux** (Méninges.
Moelle. Encéphale.) Embryologie, Histologie, avec 265 *fig* . . . . **10 fr.**
2e Fasc. (*2e édition, entièrement revue*): Système nerveux (Encéphale), avec 131
figures. . . . . **10 fr.**
3e Fasc. (*2e édition, entièrement revue*) : **Système nerveux** (Les Nerfs. Nerfs crâniens.
Nerfs rachidiens), avec 228 *figures* . . . . **12 fr**

TOME IV. — 1er Fasc. (*2e édit., entièrement revue*) : **Tube digestif**, avec 201 *fig*. **12 fr.**
2e Fasc. (*2e édit., entièrement revue*): **Appareil respiratoire**, avec 121 *fig*.. . **6 fr**
3e Fasc. (*2e édit., entièrement revue*): **Annexes du tube digestif. Péritoine.** 1 *vol*.
avec 448 *figures*. . . . . **16 fr.**

TOME V. — 1er Fasc. : **Organes génito-urinaires** (*2e édition, entièrement revue*), avec
431 *figures* . . . . **20 fr.**
2e Fasc. (*2e édit. entièrement revue*) : **Les organes des sens. Les Glandes surré-
nales**, avec 544 *fig*. . . . . **25 fr.**

Vient de paraître :

PRÉCIS ÉLÉMENTAIRE
d'Anatomie, de Physiologie
et de Pathologie

Par P. RUDAUX
Ancien chef de clinique de la Faculté de Médecine à la Maternité de Beaujon,
Accoucheur des Hôpitaux de Paris.

Avec une Préface par le **Professeur RIBEMONT-DESSAIGNES**
DEUXIÈME ÉDITION, ENTIÈREMENT REFONDUE

1 vol. in-8, de XXIV-783 pages avec 538 figures, cartonné toile. . . . . . . **9 fr.**

Petite
Chirurgie Pratique

PAR

TH. TUFFIER
Professeur agrégé à la Faculté de Médecine de Paris,
Chirurgien de l'Hôpital Beaujon.

P. DESFOSSES
Ancien interne des Hôpitaux de Paris,
Chirurgien du Dispensaire de la Cité du Midi.

TROISIÈME ÉDITION, REVUE ET AUGMENTÉE

1 vol. petit in-8° de XII-570 pages, avec 325 fig., cartonné à l'anglaise. **10 fr.**

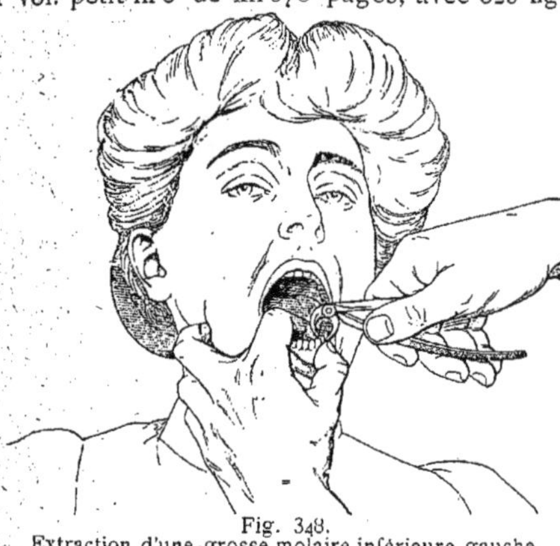

Fig. 348.
Extraction d'une grosse molaire inférieure gauche.

Écrire pour les infirmières, les étudiants et les jeunes praticiens, un livre élémentaire contenant tout ce qu'il est indispensable de connaître en petite chirurgie, tel est le but que se sont proposé les auteurs. Le succès a répondu à leur tentative, puisqu'ils présentent aujourd'hui au public médical une troisième édition. Celle-ci a été soigneusement revue, élaguée de toutes les méthodes surannées et inutiles, et augmentée au contraire de toutes les nouvelles acquisitions scientifiques.

Des figures très nombreuses et très claires illustrent et commentent le texte de ce petit volume qui rendra les plus grands services aux praticiens et à tous ceux qui soignent ou entourent des malades.

Manuel de
Dentisterie Opératoire

par Edward C. KIRK, D. D. S.

Professeur de Clinique dentaire à l'Université de Philadelphie
Directeur de "The Dental Cosmos".

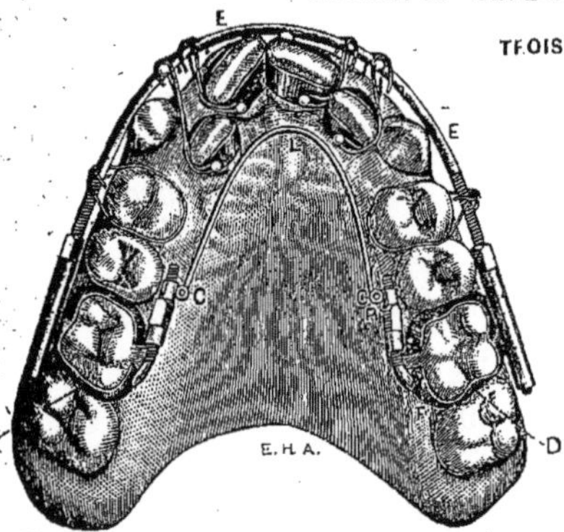

Fig. 734. — Arcade supérieure élargie au moyen de l'arcade d'expansion ajustée de la façon habituelle et renforcé par le levier à ressort L.

TROISIÈME ÉDITION, REVUE ET AUGMENTÉE

ADAPTATION FRANÇAISE

PAR

Raymond LEMIÈRE

Docteur en Médecine
et Chirurgien dentiste
de l'Université de Paris,
Docteur en chirurgie dentaire
à l'Université
de Philadelphie,
Démonstrateur à l'École
dentaire de Paris.

1 vol. grand in-8° de IV-856 pages
avec 875 figures dans le texte. **30 fr.**

MÉDECINE OPÉRATOIRE
DES VOIES URINAIRES

Anatomie Normale et

Anatomie Pathologique Chirurgicale

Par J. ALBARRAN

Professeur de clinique des Maladies des Voies urinaires à la Faculté de Médecine de Paris, Chirurgien de l'Hôpital Necker.

1 volume grand in-8°
de XII-992 pages, *avec 561 figures dans le texte en noir et en couleurs*

Relié toile . . . . **35** fr.

Dans ce volume, l'auteur a voulu exposer les procédés opératoires employés par lui pour le traitement des maladies de l'appareil urinaire qui nécessitent l'intervention chirurgicale ; il n'a pas cru utile d'indiquer toutes les variantes, il a voulu seulement, par sélection, exposer les procédés opératoires, dont il a reconnu la supériorité.

Enfin, sachant l'importance capitale des soins post-opératoires, le professeur Albarran n'a pas hésité à donner un minutieux développement à la description des soins à donner aux opérés.

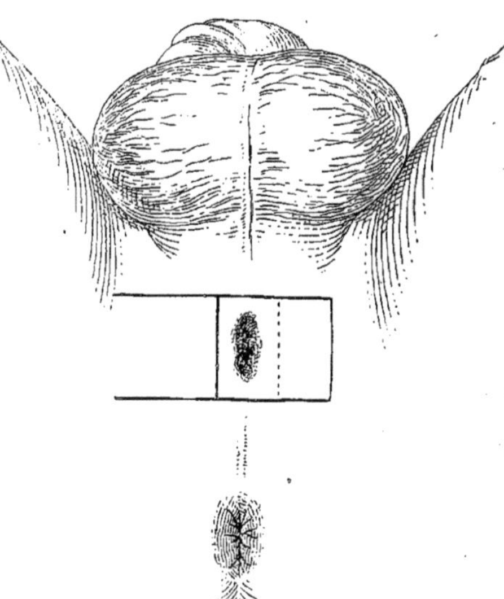

Fig. 486. — Autoplastie à lambeaux de l'Urètre périnéal. Procédé de Guyon. 1er temps.

La Période ❦ ❦ ❦ ❦ ❦ ❦ ❦ ❦ ❦ ❦ ❦ ❦
❦ ❦ ❦ ❦ ❦ ❦ ❦ ❦ Post-Opératoire

Soins, Suites et Accidents

PAR

Salva MERCADÉ

Ancien Interne, Lauréat (médaille d'or) des Hôpitaux de Paris,

1 vol. gr. in-8° de VI-550 p. avec 82 fig. dans le texte, cart. toile anglaise. **10** fr.

SIXIÈME ÉDITION, REVUE ET AUGMENTÉE DU

Traité de
Chirurgie d'urgence

PAR

Félix LEJARS

Professeur agrégé à la Faculté de Médecine de Paris,
Chirurgien de l'Hôpital Saint-Antoine, Membre de la Société de Chirurgie.

1 vol. grand in-8° de VIII-1185 pages, avec 994 figures, et 20 planches hors texte, relié toile . . . . **30 fr.**

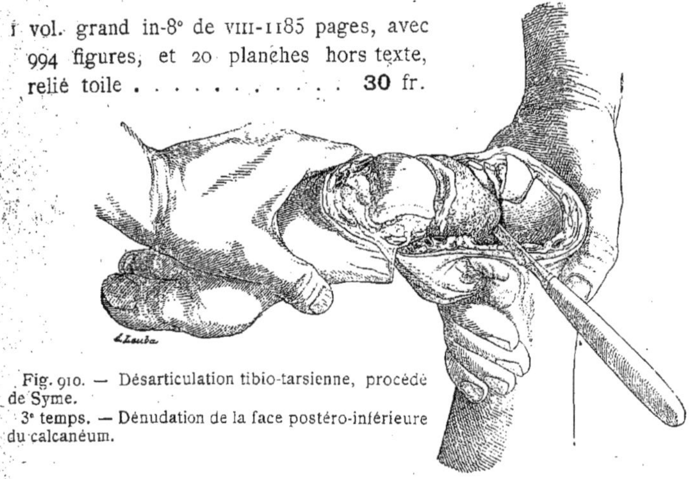

Fig. 910. — Désarticulation tibio-tarsienne, procédé de Syme.
3ᵉ temps. — Dénudation de la face postéro-inférieure du calcanéum.

Des principales
Affections Chirurgicales
dans l'Armée

PAR

le Dʳ A. MIGNON
Professeur au Val-de-Grâce.

1 vol. gr. in-8°, de IV-541 pages, avec 183 figures dans le texte . . . . **10 fr.**

TRAITÉ
DE
TECHNIQUE OPÉRATOIRE

PAR

Ch. MONOD | **J. VANVERTS**
Agrégé à la Faculté de Médecine de Paris, | Chirurgien des hôpitaux de Lille,
Chirurgien honoraire des hôpitaux, | Ancien interne, lauréat des Hôpitaux de Paris,
Membre de l'Académie de Médecine. | Membre corresp. de la Société de Chirurgie.

DEUXIÈME ÉDITION, ENTIÈREMENT REFONDUE

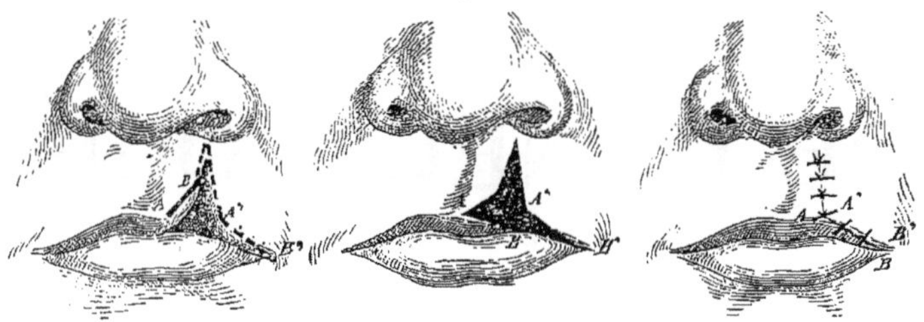

Procédé de Mirault.

Fig. 1. — Tracé du lambeau A B et de l'avivement (indiqué en pointillé) B A'B'.   Fig. 2. — Le lambeau A B est rabattu, l'avivement a été pratiqué.   Fig. 3. — Sutures, opération terminée.

2 volumes grand in-8°, formant ensemble XII-2016 pages avec 2337 fig. dans le texte. . . . . **40 fr.**

Nouvelle Édition

PRÉCIS
DE
TECHNIQUE OPÉRATOIRE

PAR LES

Prosecteurs de la Faculté de Médecine de Paris

Avec introduction par le Professeur **Paul BERGER**

Pratique courante et Chirurgie d'urgence, par VICTOR VEAU, 3e *édition.*
Tête et cou, par CH. LENORMANT, 3e *édition.*
Thorax et membre supérieur, par A. SCHWARTZ, 2e *édition.*
Abdomen, par M. GUIBÉ, 2e *édition.*
Appareil urinaire et appareil génital de l'homme, par PIERRE DUVAL, 3e *édit.*
Membre inférieur, par GEORGES LABEY, 2e *édition.*
Appareil génital de la femme, par R. PROUST, 2e *édition.*
7 volumes. — *Chaque volume cartonné toile et illustré de plus de 200 figures* . . . . **4 fr. 50**

OBSTÉTRIQUE — CHIRURGIE

Précis ▨▨▨▨▨▨▨▨▨▨

▨▨▨▨▨ d'Obstétrique

PAR

A. RIBEMONT-DESSAIGNES
Professeur à la Faculté de Paris,
Membre de l'Académie de Médecine.

G. LEPAGE
Professeur agrégé à la Faculté de Paris,
Accoucheur de l'Hôpital de la Pitié.

SIXIÈME ÉDITION, ENTIÈREMENT REFONDUE

1 volume grand in-8° de 1420 pages, avec 568 figures dans le texte dont 400 dessinées par **M. Ribemont-Dessaignes**. Relié toile . . . . **30 fr.**

TRAITÉ

DE GYNÉCOLOGIE

Clinique et Opératoire

Par

Samuel POZZI

Professeur de Clinique gynécologique à la Faculté de Médecine de Paris,
Membre de l'Académie de Médecine, Chirurgien de l'Hôpital Broca.

QUATRIÈME ÉDITION, ENTIÈREMENT REFONDUE

AVEC LA COLLABORATION DE **F. JAYLE**
Chef de Clinique à la Faculté de Paris.

2 vol. grand in-8° de XVI-1500 pages, avec 894 figures, reliés toile. **40 fr.**

Précis de Manuel Opératoire

Ligatures des Artères, Amputations, Résections, Appendice

NOUVELLE ÉDITION, COMPLÈTEMENT REVUE ET AUGMENTÉE
DE FIGURES NOUVELLES

PAR

L.-H. FARABEUF

Professeur à la Faculté
de Médecine de Paris.

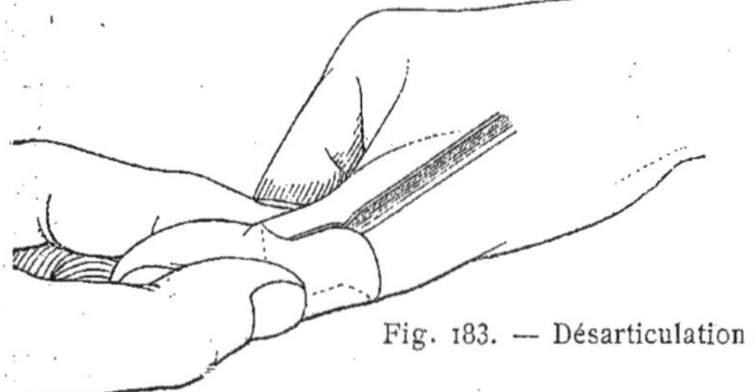

Fig. 183. — Désarticulation du pouce.

1 vol. in-8° de XVIII-1902 pages, avec 862 fig. dans le texte . . . . **16 fr.**

DIVERS

ALBARRAN et IMBERT. — Les Tumeurs du Rein, par MM. J. ALBARRAN, professeur à la Faculté de Paris, et L. IMBERT, agrégé à la Faculté de Montpellier. 1 vol. grand in-8°, avec 106 figures . . . . **20 fr.**

— Exploration des Fonctions rénales : *Étude médico-chirurgicale*, par J. ALBARRAN. 1 vol. gr. in-8°, avec 143 figures et tracés en couleurs. . . . . **12 fr.**

ARSONVAL (D'), GARIEL, CHAUVEAU, MAREY. — Traité de Physique biologique, publié sous la direction de MM. D'ARSONVAL, GARIEL, CHAUVEAU, MAREY. Secrétaire de la rédaction : **G. WEISS**, agrégé à la Faculté de Paris.

    TOME I. — *Mécanique, Actions moléculaires, Chaleur.* 1 vol. in-8° de 1150 pages, avec 591 fig. . . . . **25 fr.**

    TOME II. — *Radiations, Optique.* 1 vol. in-8° de 1160 pages, avec 665 figures et 3 planches hors texte en noir et en couleurs . . . . **25 fr.**

    TOME III. — *Electricité, Acoustique* (*Sous presse*).

    Les tomes I et II sont vendus **25 fr.** chacun. On souscrit à l'ouvrage complet au prix de **70 fr.** — Ce prix restera tel jusqu'à la publication du tome III.

BROCA. — Leçons cliniques de Chirurgie infantile, par A. BROCA, chirurgien de l'hôpital Tenon (Enfants-Malades), professeur agrégé.

    2° SÉRIE. 1 vol. in-8° broché, avec 99 figures . . . . **10 fr.**

— Précis de Chirurgie cérébrale, par AUG. BROCA. 1 vol. avec figures . . . **6 fr.**

CALMETTE. — L'Ankylostomiase, *maladie sociale* (*anémie des mineurs*), par A. CALMETTE, directeur de l'Institut Pasteur de Lille, et M. BRETON, avec un *Appendice*, par E. FUSTER. 1 vol. in-8°, avec figures dans le texte. . . . . **5 fr.**

— Les Venins (*les animaux venimeux et la sérothérapie anti-venimeuse*), par A. CALMETTE. 1 vol. in-8°, de XVI-396 pages, avec 125 fig. Relié toile . . . . **12 fr.**

— Recherches sur l'épuration biologique et chimique des Eaux d'égout, par A. CALMETTE, avec la collaboration de MM. E. ROLANTS, E. BOULLANGER, F. CONSTANT, L. MASSOL, de l'Institut Pasteur de Lille, et de M. le professeur A. BUISINE, de la Faculté des Sciences de Lille.

    TOME I. — (*Épuisé*).

    TOME II. — (*Épuisé*).

    TOME III. — 1 vol. gr. in-8°, avec 50 figures . . . . **8 fr.**

    TOME IV. — 1 vol. gr. in-8°, avec 30 fig. et 5 planches hors texte. . . . . . **8 fr.**

    TOME V. — 1 vol gr. in-8°, avec figures et graphiques et 5 planches hors texte. **6 fr.**

    TOME VI. — 1 vol. in-8°, avec 32 fig., 34 graphiques et 2 planches hors texte. **6 fr.**

    (1er *Supplément*) **Analyse des Eaux d'Égout**, par E. ROLANTS, chef de laboratoire à l'Institut Pasteur de Lille. 1 vol. gr. in-8°, avec 31 figures. . . . . **4 fr.**

CHANTEMESSE et PODWYSSOTZKY. — Processus généraux (*Pathologie générale expérimentale*), par les Drs CHANTEMESSE, professeur à la Faculté de Paris, et PODWYSSOTZKY, professeur à l'Université d'Odessa.

    TOME I. — 1 vol. gr. in-8° avec 162 figures en noir et en couleurs. . . . . **22 fr.**

    TOME II. — 1 vol. gr. in-8°, avec 94 figures en noir et en couleurs . . . . **22 fr.**

GAUTIER (A.). — Cours de Chimie minérale et organique, par ARMAND GAUTIER, membre de l'Institut, professeur à la Faculté de Paris. 2 vol. grand in-8° avec figures.

    I. *Chimie minérale.* 2° *édition.* 1 vol. grand in-8°, avec 244 fig. dans le texte. **16 fr.**

    II. *Chimie organique. Troisième édition*, mise au courant des travaux les plus récents, avec la collaboration de MARCEL DELÉPINE, professeur agrégé à l'École supérieure de pharmacie. 1 vol. gr. in-8°, avec figures . . . . **18 fr.**

— L'Alimentation et les Régimes chez l'homme sain ou malade. *Troisième édition, revue et corrigée*, 1 vol. in-8° de VIII-756 pages, avec figures . . . . **12 fr.**

DIVERS

HENNEQUIN et LŒWY. — **Les Fractures des Os longs (Leur traitement pratique)**, par les docteurs J. Hennequin, membre de la Société de Chirurgie, et Robert Lœwy, 1 vol. in-8°, avec 215 figures . . . . **16 fr.**

JUNGANO et DISTASO. — **Les Anaérobies**, par M. Jungano et A. Distaso, préface par M. le Professeur Metchnikoff. 1 vol. in-8°, de xii-228 pages, avec 58 figures dans le texte . . . . **5 fr.**

KIRMISSON. — **Traité des Maladies chirurgicales d'origine congénitale** par le Pr Kirmisson. 1 vol. in-8°, avec 311 fig. et 2 planches en couleurs. . . **15 fr.**

— **Les Difformités acquises de l'Appareil locomoteur pendant l'enfance et l'adolescence**, par le Pr Kirmisson. 1 vol. in-8°, avec 430 figures . . . . . **15 fr.**

LANDOUZY et LABBÉ. — **Planches murales destinées à l'Enseignement de l'Hématologie et de la Cytologie**, publiées sous la direction de L. Landouzy, professeur à la Faculté de Paris, et Marcel Labbé, chef de laboratoire à la clinique de l'hôpital Laënnec. 15 planches tirées sur papier toile très fort et munies d'œillets, avec texte explicatif rédigé en français, allemand, anglais . . . . **60 fr.**

LANNELONGUE. — **Leçons de clinique chirurgicale**, par O. Lannelongue, professeur à la Faculté de Paris. 1 vol. gr. in-8°, avec 10 fig. et 2 planches. **12 fr.**

LAPERSONNE et CANTONNET. — **Manuel de Neurologie Oculaire**, par F. de Lapersonne, professeur à la Faculté de Paris, et A. Cantonnet, chef de clinique à la Faculté de Paris. 1 vol. in-8 carré de xvi-368 pages, avec 106 fig. dans le texte et une planche hors texte en couleurs . . . . **6 fr.**

PASTEUR (Institut). — **Collection de planches murales destinées à l'enseignement de la Bactériologie**, publiée par l'Institut Pasteur de Paris. 65 planches du format 80×62 centimètres, tirées sur papier toile très fort et munies d'œillets, avec texte explicatif rédigé en français, allemand, anglais. Prix de la collection. **250 fr.** Chaque planche séparément, **4** fr. Le texte explicatif, **3** fr.

PROUST (R.). — **La Prostatectomie dans l'hypertrophie de la prostate:** *prostatectomie périnéale et prostatectomie transvésicale*, par R. Proust, agrégé à la Faculté de Paris, chirurgien des hôpitaux. 1 vol. grand in-8°, avec 100 figures. . . . **10 fr.**

RECLUS. — **L'Anesthésie localisée par la cocaïne**, par le Dr Paul Reclus, professeur à la Faculté de Paris. 1 vol. petit in-8°, avec 59 figures dans le texte. **4 fr.**

ROGER. — **Les Maladies infectieuses**, par G.-H. Roger, professeur à la Faculté de Paris, 1 vol. in-8° de 1520 pages, publié en 2 fasc., avec figures. . . . . **28 fr.**

— **Digestion et Nutrition**, par G.-H. Roger, 1 vol. gr. in-8°, de xiv-624 pages, avec 33 fig. dans le texte . . . . **10 fr.**

— **Alimentation et Digestion**, par G.-H. Roger, 1 vol. gr. in-8°, de xi-524 pages, avec 57 fig. dans le texte. . . . . **10 fr.**

WEISS (G.). — **Physiologie générale du Travail musculaire et de la Chaleur animale**, par G. Weiss, professeur agrégé à la Faculté de Médecine de Paris, Ingénieur des Ponts et Chaussées. 1 vol. in-8° de xii-268 pages . . . . . . **6 fr.**

WURTZ et BOURGES. — **Ce qu'il faut savoir d'Hygiène**, par R. Wurtz, professeur agrégé à la Faculté de Médecine de Paris, médecin des hôpitaux, et H. Bourges, ancien chef du Laboratoire d'hygiène de la Faculté de Médecine de Paris. 1 vol. petit in-8°, de vi-333 pages, avec figures dans le texte. . . . . . **4 fr.**

WURTZ et THIROUX. — **Diagnostic et Séméiologie des maladies tropicales**, par R. Wurtz, Agrégé, Chargé de cours à l'Institut de Médecine coloniale de Paris, et A. Thiroux, Médecin-major de première classe des troupes coloniales. 1 vol. grand in-8°, de xii-544 pages, avec 97 figures en noir et en couleurs. . . . . **12 fr.**

Encyclopédie Scientifique ✤ ✤ ✤ ✤ ✤
✤ ✤ ✤ ✤ ✤ ✤ ✤ des Aide-Mémoire

Publiée sous la direction de **H. LÉAUTÉ,** Membre de l'Institut

Au 15 Octobre 1911, 410 VOLUMES publiés

Chaque ouvrage forme un vol. petit in-8°, vendu : Br., **2** fr. **50**. Cart. toile, **3** fr.

DERNIERS VOLUMES MÉDICAUX PUBLIÉS

dans la *SECTION DU BIOLOGISTE*

AUDIBERT. — *Le processus Eberthien. Qu'est-ce que la fièvre typhoïde ?* par V. AUDIBERT, Professeur suppléant de clinique à l'École de Médecine de Marseille. Médecin des Hôpitaux.

BAZY. — *Maladies des Voies urinaires, Urètre, Vessie,* par le Dr BAZY, 4 vol. I. *Moyens d'exploration et traitement.* 2ᵉ éd. II. *Séméiologie.* III. *Thérapeutique générale. Médecine opératoire.* IV. *Thérapeutique spéciale.*

BERGÉ. — *Guide de l'Étudiant à l'hôpital,* par A. BERGÉ, 2ᵉ édit.

DE BEURMANN ET GOUGEROT. — *Les nouvelles Mycoses : Exascoses (ex-Blastomycoses), oïdiomycoses, sporotrichoses, botrytimicoses, oosporoses, hémisporose,* par De BEURMANN, Médecin de l'Hôpital Saint-Louis, et GOUGEROT, Agrégé à la Faculté de Médecine de Paris.

BONNIER. — *L'Oreille,* par PIERRE BONNIER. 5 vol. I. *Anatomie de l'oreille.* II. *Pathogénie et mécanisme.* III. *Physiologie : Les Fonctions.* IV. *Symptomatologie de l'oreille.* V. *Pathologie de l'oreille.*

BORDIER. — *Technique radiothérapique,* par H. BORDIER, professeur agrégé à la Faculté de Médecine de Lyon.

BROCQ ET JACQUET. — *Précis élémentaire de Dermatologie,* par MM. BROCQ et JACQUET, médecins des hôpitaux de Paris. 2ᵉ éd. 5 vol. I. *Pathologie générale cutanée.* II. *Difformités cutanées, éruptions artificielles, dermatoses parasitaires.* III. *Dermatoses microbiennes et néoplasies.* IV. *Dermatoses inflammatoires.* V. *Dermatoses d'origine nerveuse. Formulaire thérapeutique.*

FAISANS. — *Maladies des Organes respiratoires. — Méthodes d'Exploration, Signes physiques,* par le Dr LÉON FAISANS, médecin de l'hôpital de la Pitié. *Quatrième édition.*

JACQUET. — *Traitement de la Syphilis* par L. JACQUET, médecin de l'hôpital Saint-Antoine, et M. FERRAND, interne à l'hôpital Broca.

KERMORGANT. — *Hygiène coloniale,* par le Dr A. KERMORGANT, de l'Académie de médecine.

LABIT ET POLIN. — *Le Péril vénérien,* par MM. LABIT et POLIN, médecins principaux de l'armée.

LE DANTEC. — *La Matière vivante,* par F. LE DANTEC, chargé de cours à la Sorbonne. *Deuxième édition.*

MENETRIER ET AUBERTIN. — *La Leucémie myéloïde,* par P. MENETRIER, professeur agrégé, et CH. AUBERTIN, ancien interne des hôpitaux.

MERKLEN. — *Examen et Séméiotique du Cœur,* par le Dr PIERRE MERKLEN, médecin de l'hôpital Laënnec, et J. HEITZ. *Quatrième édition.* 2 vol.

SERGENT ET BERNARD. — *L'Insuffisance surrénale,* par E. SERGENT, ancien interne, médaille d'or des Hôpitaux, et L. BERNARD, chef de clinique adjoint à la Faculté. *Ouvrage couronné par la Faculté de Médecine de Paris.*

SIMON. — *Les Applications thérapeutiques de l'eau de mer,* par le Dr ROBERT-SIMON.

SPINDLER. — *Les amétropies et leur correction par les lunettes,* par HENRI SPINDLER, médecin-major de l'armée.

VINAY. — *La Ménopause,* par CH. VINAY, professeur agrégé à la Faculté de Médecine de Lyon, médecin des hôpitaux.

COLLECTIONS

L'ŒUVRE MÉDICO-CHIRURGICAL
Dr CRITZMAN, directeur.

SUITE DE
MONOGRAPHIES CLINIQUES
SUR LES QUESTIONS NOUVELLES
En Médecine, en Chirurgie et en Biologie

La science médicale réalise journellement des progrès incessants. Les traités de médecine et de chirurgie auront toujours grand'peine à se tenir au courant. C'est pour obvier à ce grave inconvénient que nous avons fondé ce recueil de Monographies, avec le concours des savants et des praticiens les plus autorisés.

Chaque monographie est vendue séparément. . . . . **1 fr. 25**

Il est accepté des abonnements pour une série de 10 Monographies consécutives, au prix à forfait et payable d'avance de **10** francs pour la France et **12** francs pour l'étranger (port compris).

DERNIÈRES MONOGRAPHIES PUBLIÉES (Août 1911).

37. **Pathogénie et traitement des névroses intestinales,** *en particulier de la « Colite » ou entéro-névrose muco-membraneuse,* par le Dr GASTON LYON.
38. **De l'Enucléation des fibromes utérins,** par Th. TUFFIER, professeur agrégé.
39. **Le Rôle du Sel en Pathologie,** par le P^r CH. ACHARD.
40. **Le Rôle du Sel en Thérapeutique,** par le P^r CH. ACHARD.
41. **Traitement de la Syphilis,** par le professeur GAUCHER.
42. **Tics,** par le Dr HENRY MEIGE.
43. **Diagnostic de la Tuberculose par les nouveaux procédés de laboratoire,** par le Dr NATTAN-LARRIER, chef de clinique de la Faculté de Paris.
44. **Traitement de l'hypertrophie prostatique par la prostatectomie,** par R. PROUST, professeur agrégé à la Faculté de Paris.
45. **De la Lactosurie,** par M. CH. PORCHER, professeur à l'Ecole vétérinaire de Lyon.
46. **Les Gastro-entérites des nourrissons.** *Etude clinique,* par le Dr A. LESAGE,
47. **Le Traitement des gastro-entérites des nourrissons et du choléra infantile,** par le Dr A. LESAGE.
48. **Les Ions et les médications ioniques,** par S. LEDUC.
49. **Physiologie de l'acide urique,** par P. FAUVEL, docteur ès sciences.
50. **Le Diagnostic fonctionnel du cœur,** par W. JANOWSKI, professeur agrégé à l'Académie médicale de St-Pétersbourg.
51. **Les Arriérés scolaires,** par R. CRUCHET, agrégé à la Faculté de Bordeaux.
52. **Artério-sclérose et Athéromasie,** par le Pr TEISSIER, professeur à l'Université de Lyon.
53. **Les Sulfo-éthers urinaires,** par H. LABBÉ, chef de laboratoire et G. VITRY, chef de clinique à la Faculté de Paris.
54. **Les Injections mercurielles intra-musculaires dans le traitement de la Syphilis,** par le Dr A. LEVY-BING.
55. **Anticorps, antigènes et Méthode de déviation du Complément** (*Le Mécanisme de l'Immunité*) par le Dr P.-F. ARMAND-DELILLE (3e *tirage*).
56. **L'Anaphylaxie et les réactions anaphylactiques** (*Maladie du sérum, cuti et ophtalmo-réaction à la tuberculine*), par le Dr P.-F. ARMAND-DELILLE (2e *tirage*).
57. **Les Sutures vasculaires,** par L. IMBERT, professeur et J. FIOLLE, chef de clinique, à l'Ecole de Médecine de Marseille.
58. **L'Hérédité normale et pathologique,** par CH. DEBIERRE, professeur d'anatomie à l'Université de Lille.
59. **Traitement chirurgical de la tuberculose pulmonaire.** (*Pneumectomie. — Pneumotomie. — Collapsthérapie. — Méthode de Freund*), par les Drs TUFFIER, professeur agrégé à la Faculté de Médecine de Paris, et J. MARTIN, chef de clinique chirurgicale à la Faculté de Montpellier.
60. **La Rachicentèse,** par MM. P. RAVAUT, médecin des hôpitaux de Paris, GASTINEL et VELTER, internes des hôpitaux de Paris.
61. **Les Métaux colloïdaux électriques en thérapeutique,** par MM. L. BOUSQUET et H. ROGER, chefs de clinique à la Faculté de Montpellier.
62. **De la Névralgie intercostale.** (*Etude des symptômes accusés par les malades*), par le Dr W. JANOWSKI.
63. **Traitement du Cancer inopérable,** par TH. TUFFIER, professeur agrégé.
64. **La Gymnastique respiratoire chez les Enfants.** par le Dr PAUL DESFOSSES, chirurgien du dispensaire de la Cité du Midi, chirurgien adjoint de Hertford British Hospital, avec la collaboration de Mme BURMAN ÖBERG, gymnaste diplômée de l'Institut Royal ds Stockholm.

LA
PRESSE MÉDICALE

JOURNAL BI-HEBDOMADAIRE

Paraissant le Mercredi et le Samedi

Par numéros de 16 pages, grand format, avec de nombreuses figures noires

Direction scientifique :

F. DE LAPERSONNE
Professeur
de Clinique ophtalmologique
à l'Hôtel-Dieu.

E. BONNAIRE
Professeur agrégé,
Accouch. et professeur en chef
de la Maternité.

J.-L. FAURE
Professeur agrégé,
Chirurgien de l'Hôpital Cochin.

L. LANDOUZY
Doyen de la Faculté de Médecine,
Professeur de Clinique médicale,
Membre de l'Acad. de Médecine.

M. LETULLE
Professeur à la Faculté.
Médecin de l'Hôpital Boucicaut,
Membre de l'Acad. de Médecine.

H. ROGER
Professeur de Pathologie expé-
riment., Médecin de l'Hôtel-Dieu,
Membre de l'Acad. de Médecine.

M. LERMOYEZ
Méd de l'Hôpital Saint-Antoine,
Membre de l'Acad. de Médecine.

F. JAYLE
Ex-chef de Clin.gyn. à l'Hôp.Broca
Secrétaire de la Direction.

Rédaction :

P. DESFOSSES, J. DUMONT, SECRÉTAIRES DE LA RÉDACTION

ABONNEMENTS :

Paris et Départements. . . . 10 fr. | Union postale. . . . . . . 15 fr.

Les Abonnements partent du commencement de chaque mois.

Le Numéro : Paris, 10 centimes. Départements et Étranger, 15 centimes.

BULLETIN DE L'ACADÉMIE DE MÉDECINE

PUBLIÉ PAR MM.

S. JACCOUD, Secrétaire perpétuel, et G. WEISS, Secrétaire annuel.

Abonnement annuel: PARIS, SEINE ET SEINE-ET-OISE, 15 fr.; AUTRES DÉPARTEMENTS, 18 fr.
UNION POSTALE, 20 fr. — LE NUMÉRO, 50 CENTIMES.

Comptes rendus hebdomadaires des Séances
DE LA SOCIÉTÉ DE BIOLOGIE

Abonnement annuel: PARIS ET DÉPARTEMENTS . . . 25 fr. — ÉTRANGER . . . 28 fr.
LE NUMÉRO, 1 fr.

Bulletins et Mémoires
DE LA SOCIÉTÉ DE CHIRURGIE DE PARIS

Publiés chaque semaine par les soins des Secrétaires de la Société.

Abonnement annuel: PARIS, SEINE ET SEINE-ET-OISE, 18 fr., AUTRES DÉPARTEMENTS, 20 fr.
UNION POSTALE, 22 fr. — LE NUMÉRO, 60 CENTIMES.

Bulletins et Mémoires de la Société Médicale

DES HOPITAUX DE PARIS

Abonnement annuel : PARIS, 25 fr. — DÉPARTEMENTS, 26 fr. — UNION POSTALE, 28 fr.
LE NUMÉRO, 1 FRANC.